Auswahl
medicinisch-gerichtlicher
Gutachten

der

Königl. wissenschaftlichen Deputation für das Medicinalwesen,

mit Genehmigung

Eines hohen Ministerii der Geistlichen-Unterrichts- und Medicinal-Angelegenheiten

herausgegeben

von

Dr. Fr. Klug,

Königl. Geheimen Medicinal-Rathe und Professor, Director der Königl. wissenschaftlichen Deputation für das Medicinalwesen, Mitdirector der Königl. Ober-Examinations-Commission, mehrerer gelehrten Gesellschaften Mitgliede.

Erster Band.

Berlin, 1828.
Gedruckt und verlegt
bei G. Reimer.

Vorwort des Herausgebers.

Wie allen Erfahrungswissenschaften durch Aufstellung aus dem Leben entnommener Beispiele vorzüglich genützt wird, so ist dieses auch der Fall mit der Medicin, besonders der gerichtlichen, welche eine nur auf Anschauung und Erfahrung gegründete, alles, was hypothetisch ist, verbannende Doctrin im strengsten Sinne ist.

Mittheilungen medicinisch-gerichtlicher Verhandlungen haben in dieser Hinsicht, schon als treue Darstellungen von Ereignissen im Fache der betreffenden Lehre, ihren unleugbaren und bleibenden Werth, welcher einestheils durch das Interesse und die Belehrung, welche an sich ein Fall vorzugsweise gewährt, anderntheils durch eine fleiſsige und ausführliche Begutachtung desselben erhöhet wird.

Sammlungen solcher Fälle sind verschiedentlich, vorzüglich in früheren Zeiten, veranstaltet, doch auch auſserdem nicht wenige Criminal-Berichte und Gutachten in periodischen, entweder ausschlieſslich der gerichtlichen Medicin, oder der Criminalrechtslehre gewidmeten, oder allgemein ärztlichen Schriften bekannt gemacht worden, und dürfte es daher wohl scheinen, als wären dergleichen nunmehr in hinreichender Anzahl im Druck erschienen, zumal die Verschiedenheit der Fälle überhaupt so groſs nicht ist, daſs nicht mehrere jeder Art in jenen Sammlungen und Schriften leicht aufgefunden werden könnten.

Wenn indeſs die gerichtliche Medicin, als Wissenschaft betrachtet, in den neueren Zeiten rasch vorgeschritten ist und alljährlich sich mehr ausbildet, die Forderungen an Arbeiten in diesem Fach in eben dem Maaſse steigen und eine gröſsere Ausführlichkeit und Vollständigkeit derselben hierdurch nothwendig herbeigeführt wird, wenn aufserdem kein Fall genau dem andern gleich ist, vielmehr, bedingt durch die unendliche Verschiedenheit der einwirkenden Umstände, wie der betroffenen Organismen, ein jeder sich anders gestaltet, jeder auch einer mehrseitigen Betrachtung und Begutachtung fähig ist, so werden Sammlungen der erwähnten Art, und sollten auch neue und unerhörte Fälle darin nicht beleuchtet werden können, dennoch so wenig des Interesse als der Belehrung entbehren und die **Zahl der unnützen** Bücher keineswegs vermehren.

Hiervon überzeugt, hatte ich bereits vor sechs Jahren den Entschlufs gefafst, eine Sammlung der von der Königl. wissenschaftlichen Deputation für das Medicinalwesen verfafsten Gutachten herauszugeben, auch die Genehmigung Eines hohen vorgesetzten Ministerii hierzu nachgesucht und erhalten. Ich habe aber lange mit der Ausführung gezögert, hauptsächlich, weil mir die Mufse mangelte, mich dem sehr mühsamen und Zeit raubenden Geschäfte, unter der vorhandenen nicht geringen Anzahl der Gutachten eine zweckmäfsige Auswahl zu treffen, hin zu geben, theils auch, weil es an einem besondern Antriebe unter sonst wenig begünstigenden Umständen fehlte.

Dieser Antrieb ist indeſs neuerdings dadurch gegeben worden, daſs der Deputation selbst an der Bekanntwerdung des von ihr erstatteten Gutachtens, welches in der Sammlung das erste ist, gelegen war. Die Umstände erlaubten die Hinzufügung von noch mehreren Gutachten, wodurch die gegenwärtige Sammlung entstanden ist, von der ich nur wünsche, daſs sie den ihr gegebenen Titel einer „Auswahl" vollständig und überall rechtfertigen möge.

Es dürfte hier am passenden Orte sein, in der Kürze das Verfahren anzugeben, welches die Deputation in den verschiedenen Zeiträumen seit ihrer Entstehung bei Abfassung ihrer Gutachten, namentlich der Criminal-Gutachten, befolgt hat.

Seitdem dieselbe im Jahre 1810 in der Medicinal-Abtheilung des damaligen Departements der allgemeinen Polizei eingerichtet worden ist, um einen Theil der bis dahin von dem Ober-Collegio medico et sanitatis verwalteten Geschäfte zu übernehmen, sind auch die von den Gerichtshöfen in Fällen, wo die von den Medicinal-Collegien der Provinzen erstatteten ihnen nicht genügten, verlangten Gutachten in Criminal- und andern Angelegenheiten im Auftrage des gedachten Departements und nachher Eines hohen Ministerii der Geistlichen- Unterrichts- und Medicinal-Angelegenheiten, wie früher von dem Ober-Collegio medico, so von der Deputation ertheilt worden.

Letztere behielt hierbei anfänglich noch das bisher üblich gewesene Verfahren des Votirens bei, indem nach den Votis der einzelnen Mitglieder nach einer gewissen Reihefolge von einem Mitgliede das Gutachten ausgearbeitet, dann vorgetragen und von sämmtlichen Mitgliedern unterschrieben wurde. Aber noch in dem nemlichen Jahre wurde hierin eine Aenderung getroffen, und zwar dahin, daſs der Director der Deputation zur Ausarbeitung solcher Gutachten immer zwei Mitglieder, den einen zum Referenten, den andern zum Correferenten ernannte, und war es vornemlich die Pflicht des ersteren, das Gutachten auszuarbeiten. Der Correferent durfte sich begnügen, dem Gutachten des Referenten beizutreten und dieses durch seine Mitunterschrift zu erkennen zu geben. Von dieser Erlaubnifs machten die Mitglieder jedoch nur selten Gebrauch und es unterschieden sich die Correlationen von den Relationen mehrentheils nur dadurch, dafs ersteren die ausführliche Geschichtserzählung nicht, wie den letzteren vorangeschickt war. Die Arbeit des Correferenten konnte daher nicht allein zur Vervollständigung der Relation, sondern auch in geeigneten Fällen für sich als Gutachten benutzt werden.

Mit dem Anfange des Jahres 1817 wurden, gemäfs der im Januar dieses Jahres von Einem hohen vorgesetzten Ministerium ertheilten Instruction, jedesmal zwei Referenten ernannt, so dafs jeder derselben ein vollständiges Gutachten auszuarbeiten hatte, welches der erste Referent versiegelt unmittelbar dem Director der Deputation überschickte. Die Akten gelangten hierauf an den zweiten Referenten, welcher sie nebst der von ihm angefertigten zweiten Relation ebenfalls dem Director Behufs des Vortrages beider Relationen aushändigte, deren eine demnächst von den Mitgliedern angenommen und unterschrieben wurde, nachdem die etwa noch für nöthig erachteten Abänderungen waren getroffen und hinzugefügt worden.

Das eben beschriebene ist das auch noch in diesem Augenblick geltende Verfahren und ist hierdurch nicht allein eine Ausführlichkeit der Geschichtserzählung, sondern auch eine Vollständigkeit der Beurtheilung, wie sie sonst nicht leicht zu erlangen gewesen wäre, erreicht worden. Dafs auch die Ausarbeitung einer species facti ihren grofsen Werth hat, und nicht etwa, wie hin und wieder wohl geäufsert worden, eine vergebliche und überflüfsige Mühe ist, hiervon ist Jeder, welcher die Bearbeitung von Criminal-Gutachten je selbst übernommen hat, ohnehin überzeugt. Aber es unterliegt auch keinem Zweifel, dafs eigentlich die Art, wie die species facti niedergeschrieben worden, uns den Gang der Ideen bezeichnet, welcher den Verfasser des Gutachtens geleitet hat, die Punkte angiebt, auf welche er bei der Beurtheilung einen besondern Werth gelegt und worauf der erkennende Richter nur zurückzugehen hat, wenn er Zweifel erledigt oder andere Punkte in ein helleres Licht gestellt wissen will, ja, dafs selbst eine sorgfältige Ausarbeitung jener species facti Gewähr leistet dafür, dafs auch der Gegenstand gehörig erwogen worden ist.

Aus dem Zeitraume nach dem Jahre 1816 rühren denn auch fast sämmtliche in gegenwärtige Sammlung aufgenommene Gutachten her, indem sowohl in dieser längeren Zeit die meisten, als auch, zufolge des eben beschriebenen Verfahrens, die ausführlicheren Gutachten erstattet worden sind.

Schliefslich bemerke ich, dafs, wie überall, wo collegialische Verhältnisse herrschen, so auch in der Deputation bei den Berathungen abweichende Meinungen entweder ausgeglichen und vereinigt werden, oder nach Mehrheit der Stimmen der Beschlufs gefafst wird, welchen die Deputation als solche vertritt. Die Deputation hat es sich aber in Criminalsachen vorzüglich zum Gesetz gemacht, da, wo ihr Gewifsheit nicht einleuchtet, ihr Urtheil zweifelhaft zu stellen und Wahrscheinlichkeit nach ihren verschiedenen Graden jederzeit da gelten zu lassen, wo das Factum nicht streng zu beweisen war.

Was die Gestalt betrifft, unter welcher ich die Gutachten der Oeffentlichkeit übergeben habe, so ist denselben, mit Ausnahme einiger Abkürzungen und unwesentlicher Aenderungen überall die ursprüngliche Fassung geblieben.

Alle Andeutungen auf Personen- und Ortsverhältnisse sind, um nirgend Anstofs zu geben, von mir sorgfältig vermieden, auch die Verfasser der Gutachten nicht genannt worden.

Ich bin bemüht gewesen, vorzüglich solche Gutachten auszuheben, die von irgend einem besondern Interesse entweder in Hinsicht ihres Inhalts oder der Art der Bearbeitung waren. Die Zahl der frappanten Fälle ist immer nur gering und im Verhältnifs wenige waren nach Inhalt und Bearbeitung in gleichem Maafse zur öffentlichen Bekanntmachung geeignet.

In Betreff der bearbeiteten Gegenstände habe ich möglichst für Abwechselung gesorgt, doch hat in dieser Beziehung mein Bestreben nicht so vollkommen gelingen können, da manche an sich sehr wichtige Gegenstände selten, andere dagegen, z. B. die zweifelhaften Todesarten neugeborner Kinder, unverhältnifsmäfsig oft bei den Criminalgerichtshöfen zur Sprache kommen.

Sollte meinem Unternehmen eine günstige Aufnahme zu Theil werden, so dürfte mich solches zur Fortsetzung dieser Sammlungen bestimmen, und werde ich dann eine sorgfältige und zweckmäfsige Auswahl mir immer mehr angelegen sein lassen.

Berlin, im November 1828.

Dr. Fr. Klug.

Inhalt.

I.

Gutachtliche Aeuſserung

über eine

von dem Professor Heinroth zu Leipzig herausgegebene Schrift:

„Ueber das falsche ärztliche Verfahren bei „criminal-gerichtlichen Untersuchungen zwei- „felhafter Gemüthszustände."

Von Einem hohen Ministerium der Geistlichen- Unterrichts- und Medicinal-Angelegenheiten ist der unterzeichneten wissenschaftlichen Deputation für das Medicinalwesen unterm 31sten Januar d. J. befohlen worden, eine von dem Professor Heinroth zu Leipzig verfaſste, aus Hitzig's Zeitschrift für die Criminal-Rechtspflege in den Preuſs. Staaten etc. Jahrgang 1828. Bd. I. S. 95 f. besonders abgedruckte, mit einem Vorworte des Herausgebers versehene und von demselben mittelst eines Schreibens vom 1sten Jan. d. J. bei Einem hohen vorgesetzten Ministerium eingereichte Schrift: „Ueber das falsche ärztliche Verfahren bei criminal-gerichtlichen Untersuchungen zweifelhafter Gemüthszustände" welche bei der neuen Redaction der gegenwärtig im §. 18. Th. II. Tit. 20. A. L. R. und im §. 230. der Crim. Ordn. enthaltenen Vorschriften in Betracht kommen könnte, gründlich zu beurtheilen und sich gutachtlich darüber zu äuſsern. — Diesem Auftrage hat die unterzeichnete Deputation nach reiflicher Erwägung des Inhalts besagter

Schrift und nach den Ergebnissen der medicinischen Erfahrung im Folgenden zu genügen gesucht.

Der Professor Heinroth hat seine Schrift in zwei Abschnitte getheilt. In dem ersten ist die Beantwortung mehrerer von ihm aufgestellten Fragen enthalten, wodurch er die „Kriterien für die Prüfung und die Resultate psychisch-ärztlicher Gutachten überhaupt" festzustellen gesucht hat; in dem zweiten findet sich eine Beurtheilung von drei in Hitzig's Zeitschrift für die Criminal-Rechtspflege abgedruckten Gutachten.

Bevor aber die unterzeichnete Deputation zur Beurtheilung des ersten und hauptsächlich in Betracht kommenden Abschnitts übergehet, glaubt sie mit einigen Worten den Standpunkt überhaupt bezeichnen zu müssen, von welchem Heinroth den in Rede stehenden Gegenstand betrachtet.

Das Princip des menschlichen Lebens, sagt er, ist die Vernunft, so wie das Materielle nur die Basis ist. — Der Inhalt der Vernunft aber ist das Gebot der Heiligkeit. — Durch den Besitz der Vernunft ist der Mensch frei d. h. zur Selbstbestimmung fähig. — Der Mensch kann aber eben deshalb, weil er frei ist, nicht gezwungen werden, wenn er nicht selbst in den Zwang einwilligt. Diese moralische Freiheit des Menschen wird aber gestört durch seinen Hang zum Bösen. Dadurch, dafs er sich diesem hingiebt, wird er unfrei, mithin wird nie die Unschuld wahnsinnig, sondern nur die Schuld. Der Verlust der Vernunft und Freiheit ist deshalb nicht das Erzeugnifs körperlicher Krankheitszustände, sondern nur der Hingebung zum Bösen und die Seele kann daher eben so gut und zwar nur moralisch erkranken, als der Leib es kann.

In diesen Sätzen sind die Grundlehren der Heinroth'schen Theorie enthalten und alles übrige besteht nur in Folgerungen aus diesen Prämissen. — Allein gerade in diesen Prämissen liegt auch das Falsche der ganzen Lehre. Wenn nämlich Heinroth 1) behauptet, das Princip des menschlichen Lebens sei die Vernunft, so wie das Materielle nur die Basis sei, so ist dies in sofern richtig, als die Vernunft dasjenige ist, durch dessen Besitz sich das menschliche Leben vor jedem anderen auszeichnet. Wenn er ferner 2) behauptet, der Inhalt der Vernunft sei das Gebot der Heiligkeit, so ist dies, wenn auch nicht unrichtig, doch einseitig; denn der Inhalt der Vernunft, um Heinroths Worte zu gebrauchen, ist nicht blos die Idee des Guten und Rechten, sondern es sind dieses ebensowohl auch die anderen höchsten Ideen, des Wahren, Schönen u. s. w., welche der Mensch, vermöge seiner Anlagen in sich zu entwickeln fähig ist. Diese Einseitigkeit ist aber hier nicht ohne Folgen, indem Heinroth damit übereinstimmend die Unheiligkeit als das der Vernunft gradezu Entgegengesetzte und dieselbe Aufhebende betrachtet. — Wenn er ferner 3) behauptet, durch den Besitz der Vernunft sei der Mensch frei, d. h. zur Selbstbestimmung fähig, so ist dieses allerdings richtig, insofern der Mensch beim Mangel der Vernunft unfrei ist, sich nicht nach derselben zu bestimmen vermag, da sie überhaupt nicht vorhanden ist. Allein es ist nicht so zu verstehen, als bestände die menschliche Freiheit eben in der Vernunft selbst, vielmehr ist die Freiheit das Vermögen sich selbst frei zu bestimmen, entweder nach der Vernunft oder auch nicht nach der Vernunft, und ist dieses um deswillen hier zu bemerken, weil Heinroth, oft wenig genau, Vernunft, Freiheit, Heiligkeit, Seeligkeit als gleichbedeutende Begriffe gebraucht hat. — Wenn er aber sagt: der Mensch kann eben deshalb, weil er frei ist, nicht gezwungen werden, wenn er nicht selbst in den Zwang einwilligt, — so findet dies natürlich nur auf den noch mit Vernunft begabten Menschen seine Anwendung, nicht aber auf den unfreien. Wenn ferner 4) behauptet wird: die moralische Freiheit würde gestört durch seinen Hang zum Bösen; dadurch, dafs er sich diesem hingäbe, würde er unfrei, so ist eben diefs der falsche Satz, um den sich alles drehet und aus welchem alle die anderen falschen Folgerungen hergeleitet sind. Denn die menschliche Freiheit ist ja eben das Vermögen sich frei zu bestimmen, den Geboten der Vernunft zu folgen, oder ihnen nicht zu folgen. Folgt der Mensch denselben, so wird er ein tugendhafter, folgt er ihnen nicht, so wird er ein lasterhafter werden. Das sind die unmittelbaren und nothwendigen Folgen und es können daher aus einer Nichtbeachtung der Vernunftgebote zunächst immer nur moralische Geistesgebrechen hervorgehen. Wenn aber auch — was freilich in der Regel durchaus nicht der Fall ist — als entferntere und mittelbare Folgen Geisteskrankheiten durch den Hang zum Bösen sollten hervorgebracht werden können, so erscheint dieser Hang doch immer nur als die entfernte Ursache der Seelenstörung, so dafs zwischen beiden kein nothwendiger und unmittelbarer Zusammenhang Statt findet, und über das Wesen, die sogenannte nächste Ursache der Geisteskrankheiten d. h. über die Natur des dabei im Menschen Statt findenden krankhaften Zustandes, ob derselbe mehr im Geistigen oder Körperlichen begründet ist, durchaus kein Aufschlufs gewonnen wird.

Es erscheint aber auch die Annahme als in sich ungereimt, dafs der Mensch dadurch, dafs er der Vernunft nicht Folge leistet, diese vernichten und sich selbst derselben berauben könne, da ihm doch eben die Freiheit gegeben ist, sich nach derselben zu richten oder nicht zu richten. Wie soll der Mensch einen Theil seiner eigenen Seele tödten, an sich selbst zum theilweisen psychischen Mörder werden können? Wie ist eine solche Annahme mit den Lehren einer geläuterten Psychologie nur irgend vereinbar und zu welchen, wirklich heillosen Folgerungen würde dieselbe führen, wenn sie weiter verfolgt würde? —

Aber auch von der Seite der Erfahrung betrachtet zeigt sich, wie unten näher nachgewiesen werden wird, jene Behauptung als völlig unrichtig, indem der Hang zum Bösen kaum einmal als entfernte occasionelle Ursache der Seelenstörungen in Betracht kömmt, geschweige denn als ihre nächste und unmittelbare Ursache, woraus die Natur derselben hergeleitet werden könnte. Und wie dieser Satz sich als ein falscher zeigt, so sind es denn natürlich auch die daraus abgezogenen Folgerungen „dafs niemals die Unschuld wahnsinnig würde, sondern nur die Schuld; dafs der Verlust der Vernunft und Freiheit nicht das Erzeugnifs körperlicher Krankheitszustände sei, und dafs die Seele eben so gut (moralisch) erkranken könne, als der Leib es kann." — Auf diese allgemeine Auseinandersetzung lassen wir nun die Untersuchung der einzelnen Fragen folgen, welche Heinroth in seiner Schrift aufgeworfen hat. Von diesen ist aber die erste folgende: „Können die sogenannten Gemüths- oder Geisteskrankheiten (Seelenstörungen) von den Aerzten als organische Uebel ihrem Ursprunge, Sitze und Wesen nach dargethan werden?" (S. 10 der oben gen. Schrift.)

Die Medicin, sagt Heinroth, habe nur vier Quellen, aus denen sie die organische Natur der Seelenstörungen ableiten könne, nämlich die Anatomie, Physiologie, Pathologie und Therapie. — Von diesen zeige uns die Anatomie und zwar die pathologische allerdings mannigfache krankhafte Veränderungen und Destructionen in allen Theilen des Organismus, welche aber nicht als die Ursachen der Seelenstörungen betrachtet werden könnten, sondern vor deren Entstehen schon eine zerstörende und umbildende Kraft thätig gewesen sein müsse, welche zugleich den Grund der Krankheitserscheinungen im Gebiete der Vorstellkraft enthalte. — Was zerstört und krankhaft umgebildet sei, sei aus dem Kreise der gesunden oder krankhaften organischen Thätigkeiten getreten und so könne uns denn keine Ausartung des Gehirns oder seiner Umgebungen für eine gleichsam sichtbare Ursache der Seelenstörungen gelten.

Allerdings erhalten wir durch die pathologische Anatomie allein keinen befriedigenden Aufschlufs über die nächste Ursache der Seelenstörungen, über den ihnen unmittelbar zum Grunde liegenden krankhaften Zustand des Seelenorgans, allein in manchen Fällen giebt sie uns doch einiges Licht und weiset uns wenigstens die entfernteren Ursachen nach, die wahrscheinlich der Seelenstörung zum Grunde gelegen haben, und wenn auch nicht behauptet werden kann, dafs die nach dem Tode gefundenen krankhaften Veränderungen und Destructionen in allen Theilen des Organismus grade in der aufgefundenen Beschaffenheit, Ursachen der im Leben Statt gefundenen Krankheiten gewesen sind, so ist es doch sehr wohl möglich und selbst wahrscheinlich, dafs der im O r g a n i s c h e n wurzelnde Krankheitsprozefs, der die aufgefundenen Mifsbildungen hervorgebracht hat, auch auf die Statt gefundene Seelenstörung einen Einflufs behauptet und eine o r g a n i s c h e A n l a g e zu derselben begründet habe. Die Häufigkeit des Vorkommens organischer Fehler, besonders des Gehirns und seiner Umgebungen bei Geisteskranken, scheint auf einen hier Statt findenden ursachlichen Zusammenhang hinzuweisen. Warum fände man sonst so häufig Abflachungen des Schädels, Unregelmäfsigkeit der Durchmesser der Schädelhöle bei Blödsinnigen? Warum so oft ungewöhnliche Dicke und Stärke der Hirnschale, Entartungen der Hirnhäute von mannigfacher Art, Wasseransammlungen zwischen den Hirnhäuten, zwischen ihnen und dem Gehirn, im Gehirn selbst? Warum die specifische Schwere des Gehirns verrückter Personen oft verschieden von seiner Schwere im gesunden Zustande? Warum die Consistenz des Gehirns oft auffallend verändert, die Adergeflechte mifsfarbig, dick, geschwollen, verhärtet und voller Wasserblasen? Die Zirbeldrüse gröfser, kleiner als gewöhnlich, verhärtet und sonst auf verschiedene Weise entartet? Warum so oft Knochenconcremente der harten Hirnhaut bei Menschen, die nach tobsüchtigen Anfällen, nach vorhergegangenen Erscheinungen von Schwindel, Schlaflosigkeit, Kopfschmerz u. s. w. vom Schlage getroffen wurden, oder ihrem Leben durch Selbstmord ein Ende machten? Es ist bekannt, dafs ein Druck auf das entblöfste Gehirn Schläfrigkeit, ein stärkerer, Aufhören der Besinnung und den Tod hervorbringen kann. Ergufs des Blutes in das Gehirn macht blutigen Schlagflufs und man kann zuweilen im Gehirn die Spuren früherer Schlagflüsse nachweisen. Wegnahme gröfserer Massen des grofsen Gehirns macht Unempfindlichkeit und Mangel an aller Gehirnthätigkeit; Erweichung des Gehirns Verstandesschwäche, Vergefslichkeit u. s. w.

Wenn man sagt, ein Gehirnleiden oder eine Gemüthsstörung u. s. w. findet sich zuweilen bei einer krankhaften Beschaffenheit im Gehirne ein, ein anderes Mal nicht, so zeugt dies oft von der Flüchtigkeit der Betrachtung. Wenn grofse Verknöcherungen an der harten Hirnhaut vorhanden sind und das Individuum, in welchem sie vorkommen, lebt mäfsig und in Gemüthsruhe, so kann es alt werden, und erst nach dem Tode erkennt man etwas Fehlerhaftes. Lebte es hingegen in Gemüthsbewegungen, im Mifsbrauch geistiger Getränke, kurz ist Congestion da, dann wirken jene Verknöcherungen höchst nachtheilig. So ist es auch mit den Ergiefsungen zwischen der Arachnoidea und pia mater, wie man sie bei den mehrsten Wahnsinnigen findet, die bei Congestionen den Wahnsinn vielleicht gröfstentheils unterhalten, während lichte Zeiten, besonders kurz vor dem Tode dann eintreten, wenn keine Congestion, sondern vielleicht gar Collapsus statt findet. Daher das Wohlthätige des Ausbruchs der Katamenien, der Hämorrhoiden u. s. w.

Warum finden wir ferner so oft, nachdem der Entwicklung von partiellem Wahnsinn, Melancholie u. s. w. jahrelang die unverkennbarsten Symptome einer gestörten Verdauung vorher gingen, bei den endlich nach langen Leiden Verstorbenen, die deutlichsten Metamorphosen von Leber, Milz, Pankreas, die auffallendsten Verschiebungen und Verwachsungen der Gedärme untereinander? Wie soll es endlich zugehen, dafs nach mechanischen Verletzungen des Schädels und Gehirns nicht blofs Nervenkrankheiten, Epilepsie u. s. w., sondern auch Blödsinn, Raserei entstehen, da hier doch die äufsere Gewalt nicht mehr fortdauert, also nicht als gleichzeitige Wirkung auch die Seelenstörung hervorzubringen vermag, sondern nur allein die durch diese hervorgebrachte organische Verletzung als wirkende Ursache in Betracht kommen kann?

In allen diesen Fällen ist nicht entfernt darzuthun, dafs diese organischen Verletzungen in einem ursachlichen Verhältnisse zu den im Leben statt gefundenen Seelenstörungen nicht gestanden haben können; das Gegentheil ist vielmehr, wegen des häufigen Zusammentreffens beider, sehr wahrscheinlich, und die Annahme, dafs die vor dem Entstehen dieser organischen Abnormitäten thätig gewesene zerstörende und umbildende Kraft nur nebenher diese und zugleich und unabhängig davon die Seelenstörung bewirkt habe, bleibt eine, in den meisten Fällen unerweisliche, Hypothese.

Wäre dies aber auch der Fall, so wird ja eben dadurch, dafs diese zerstörende Kraft im Organischen ihre Wirkungen äufsert, die organische Natur der Geisteskrankheiten erwiesen.

Dagegen dürfen wir aber keinesweges erwarten und verlangen, dafs die pathologische Anatomie uns in jedem Falle einen krankhaften Zustand der Gebilde nachweise. Denn wie wir in vielen Fällen selbst von anerkannt körperlichen Krankheiten keine regelwidrige Beschaffenheit des Materiellen mit unseren Sinnen erkennen, so können wir auch nicht behaupten, dafs bei Individuen, in deren Leichnam sich keine Mifsbildungen auffinden lassen, die vorhergegangene, oft lange dauernde Seelenstörung nicht organischen Ursprunges gewesen sei und eine Behauptung dieser Art würde eben so unbegründet sein, als wenn man behaupten wollte, dafs der nervöse Schlagflufs, das bösartige Nervenfieber, die Hirnerschütterung u. s. w. nicht organisch gewesen seien, weil man, wie es häufig genug der Fall ist, in den Leichen der an diesen Krankheiten Verstorbenen, nicht die mindeste Spur von organischer Veränderung aufzufinden vermochte.

Wenn Heinroth ferner behauptet: „Was zerstört und krankhaft umgebildet sei, sei aus dem Kreise der gesunden oder krankhaften Thätigkeit getreten und keine Ausartung des Gehirns oder seiner Umgebungen könne uns daher für eine gleichsam sichtbare Ursache der Seelenstörungen gelten;" — so ist es einleuchtend, dafs wenn ein Organ zerstört ist, allerdings weder von einer gesunden, noch von einer krankhaften Thätigkeit desselben, sondern von gar keiner mehr die Rede sein kann; also bei einem zerstörten Seelenorgan, weder von gesunder, noch von kranker Seelenthätigkeit, ja von gar keiner Lebensthätigkeit mehr. Ist aber ein Organ krankhaft umgebildet, so ist es eben krankhaft thätig, nicht aber unthätig, welches Tod sein würde und keine Krankheit.

Zum Beweise dienen die häufigen Fälle von Blödsinn mit chronischem Wasserkopf, dessen Dasein schon während des Lebens erkannt wird und der viele Jahre fortdauern kann. Hier kann natürlich nicht behauptet werden, dafs das kranke, mit Wasser umgebene Gehirn aus dem Kreise der organischen Thätigkeit herausgetreten sei. Es fungirt schlecht, krank, blödsinnig, aber es fungirt doch. Ist dies keine sichtbare Ursache einer Seelenstörung? Auch ist niemals der Fall einer gelungenen Heilung dieses Blödsinns vorgekommen, bei Fortdauer der Wasseransammlung.

Die zweite Quelle, aus welcher nach Heinroth die Aerzte die organische Natur der Seelenstörungen sollen herleiten können, die Physiologie nämlich, hat es allerdings mit abnormen Lebenserscheinungen nicht zu thun; einige Data zur Entscheidung der obigen Frage aber giebt sie doch an die Hand, durch die Nachweisung der genauen Verbindung zwischen Leib und Seele in ihrer gesunden Thätigkeit und der nicht geringen Abhängigkeit der Letzteren von dem Zustande des Ersteren. Die Erfahrung lehrt, daſs Abstammung, Temperament, Organisation, Geschlecht, Alter u. s. w. einen entschiedenen Einfluſs auf die Beschaffenheit des psychischen Charakters haben. Es ist namentlich keinem Zweifel unterworfen, daſs die Verschiedenheit der Temperamente ihren Grund im Körperlichen habe und nicht mit Unrecht hat man behauptet, daſs manches Irresein nur eine, über ein gewisses Maaſs hinausschweifende Steigerung des Temperaments sei, woraus denn hervorgeht, daſs auch das Irresein in körperlicher Abweichung begründet sein könne. — Uebrigens ist es schwer begreiflich, wie biblische Sprüche z. B. „Ihr sollt heilig sein, denn ich bin heilig, der Herr, euer Gott! — ferner: Innerlich in euch ist das Himmelreich." u. s. w. hier eine Stelle finden konnten, und es ist nicht zu verkennen, daſs mit den mannigfach gebrauchten Worten: „Gesetz der Freiheit, Heiligkeit, Gebundensein, und Nichtgebundensein durch das Gesetz, eigentlich nur allbekannte und bedingt wahre Sachen auf eine andre Art gesagt worden sind. So heiſst es unter andern: „Wir sind also durch das Gesetz (der Freiheit nämlich) nicht gebunden, nicht Naturwesen, sondern zur Freiheit bestimmt und frei, so weit wir es erfüllen. Das Gesetz bindet uns, d. h. beraubt uns der Freiheit, d. h.

macht uns unselig, nur sobald und so weit wir es nicht erfüllen u. s. w.

Die Pathologie ferner soll nach Heinroth den organischen Ursprung der Seelenstörungen nicht nachweisen können 1) weil die Symptome theils in den Kreis des psychischen Lebens gehörten, theils wenn sie organischer Natur sind, ebensowohl auch sämmtlich vorhanden sein könnten, ohne dafs die mindeste psychische Störung mit denselben verbunden wäre. 2) Weil die Ursachen häufig sowohl in psychischen Dispositionen als Einwirkungen beständen und weil von den angeblichen ursachlichen Momenten organischer Art die Beweise fehlten, dafs sie wirklich ursachliche Momente der Seelenstörungen sind. Aus der blofsen Aufeinanderfolge könne dies nicht geschlossen werden und noch weniger aus dem gleichzeitigen Beisammensein organischer und psychischer Störungen.

Die Erfahrung aber, die hier allein entscheiden kann, spricht deutlich für das Gegentheil. Den meisten Seelenstörungen gehen krankhafte organische Erscheinungen voraus, anderen folgen sie oder begleiten sie, vervielfältigen sich bei ihrer Fortdauer und dauern oft so lange fort, als jene bestehen. — Dadurch wird ein inniger Zusammenhang beider mehr als wahrscheinlich. Eine bestimmte Reihe von physischen Krankheitserscheinungen ist hier nicht erforderlich; grade wie bei andern organischen Krankheiten finden auch hier mannigfache Abwechselungen und Variationen Statt. Zwar können, wie Heinroth ganz richtig bemerkt, alle die gewöhnlich als Begleiter psychischer Krankheiten angeführten Symptome allerdings vorhanden sein, ohne dafs die mindeste psychische Störung damit verbunden wäre; allein auch bei anderen, anerkannt organischen Krankheiten kommt Aehnliches vor. Der Fieberkranke hat Hitze, Durst, Schlaflosigkeit, Veränderung seiner Secretionen, welche Symptome Niemand als nicht wesentlich zum Fieber gehörend betrachten wird; und doch kommen auch alle diese Erscheinungen in eben solchem Verhältnisse zu einander vor, obwohl der Kranke nicht fieberkrank ist. Dasselbe findet bei den psychischen Krankheiten Statt. Man kann appetitlos, verstopft sein, Ausleerungen können unterdrückt, das Gesicht kann roth, blafs und sonst verändert sein, ohne dafs sich eine Spur von Seelenstörung findet. Dagegen aber findet man bei vielen Seelengestörten unverkennbare Merkmale eines damit in Verbindung stehenden organischen Uebelbefindens. Manche Nervenkrankheiten, Schlagflüsse, welche unvollständig eintraten, nicht einmal Lähmungen der Glieder bewirkten, Epilepsieen, Hysterieen, Hypochondrieen, nachdem sie Reihen von Jahren ohne eine Spur von Seelenstörung bestanden und verliefen, gehen endlich über in Geisteskrankheiten, verbinden sich mit diesen, bald als Wahnsinn, bald als periodische oder permanente Tobsucht, bald als Blödsinn, und behaupten diese Verbindung, so manchen Abwechselungen dieselbe auch unterworfen sein mag, bis zum Tode. Irgend eine Beziehung zu dem moralischen Werthe der Individuen läfst sich hierbei nicht auffinden. Eben so gehören manche andere häufig vorkommende Symptome offenbar einer krankhaft thätigen Organisation an, wie zum Beispiel

der

der eigenthümliche Ausdruck der Augen und des Blickes bei vielen Seelengestörten, ihre Gestikulationen, ihre Haltung und Stellung, ihr Gang und die seltsamen Bewegungen ihrer Glieder, die am deutlichsten und auffallendsten erscheinen, wenn sie unbemerkt beobachtet werden. — Bei vielen Geisteskranken bemerkt man einen unangenehmen Geruch ihrer Ausdünstung, eine auffallende Trockenheit, Unthätigkeit und Unempfindlichkeit ihrer Haut, Unordnungen und Veränderungen der natürlichen Ausleerungen, erhöhete Kraft und Ausdauer ihrer Muskeln, die durch die gewöhnlichen, oft heftigen Anstrengungen gar nicht zu ermüden sind, häufig eine Unempfindlichkeit gegen epidemische Einflüsse der Atmosphäre, denen sie in der Regel viel schwerer als Nichtgemüthskranke unterliegen; ferner Unempfindlichkeit gegen Hitze und Kälte, einen grofsen Torpor ihrer Verdauungswerkzeuge, wobei die 4, 6 und 12fachen Gaben drastischer Arzneimittel ohne alle wahrnehmbare Wirkung und Reaction gereicht werden können. Beweisen diese eigenthümlichen Krankheitserscheinungen nicht, dafs die organische Seite des Menschen, die einen wesentlichen Theil der Person, wiewohl nicht in dem Sinne und in der Vorstellungsweise des Prof. Heinroth ausmacht, bei diesen Krankheiten die vorzugsweise leidende sei? Und geht nicht daraus, dafs dieselben Erscheinungen nicht selten auch bei anderen Nervenkrankheiten ohne Verbindung mit Seelenstörungen angetroffen werden, deutlich hervor, dafs sie nicht erst als die Wirkungen von diesen hervortreten können, dafs die Seelenstörungen nicht als die Ursachen derselben angesehen werden dürfen? — Wenn aber auch keine einzige Krankheitserscheinung dieser Art sich darböte, so würde daraus doch nicht folgen, dafs die psychische Krankheit keine organische sein könnte, da es selbst tödtliche organische Krankheiten giebt, deren Ursachen durch die oft ganz unerwarteten Resultate der Leichenöffnungen erst entdeckt werden; so können vasa varicosa im Gehirn durch ihre Zerreifsung plötzlich den Tod verursachen, so die Herzwände verdünnt sein und ruptura cordis entstehen, so vomicae platzen, deren Dasein sich während des Lebens nicht verrieth u. s. w. Durch die grofse Verschiedenheit der Seelenstörungen wird auch eine grofse Mannigfaltigkeit der organischen Symptome herbeigeführt. Eine bestimmte Reihe von Zufällen giebt es daher nicht, so wie dasselbe auch bei anderen Nervenkrankheiten, z. B. Hypochondrie oder Hysterie, der Fall ist. Wie hier, so auch bei den Seelenstörungen, treten sie nicht selten ganz zurück, intermittiren, remittiren und exacerbiren.

Man kann daher nicht das Vorkommen organischer Krankheitssymptome bei Seelenstörungen deshalb leugnen, weil sie eine grofse Mannigfaltigkeit darbieten, weil sie nicht immer dieselben sind und weil sie manchen Arten von Seelenstörungen ganz abzugehen s c h e i n e n, nicht bestimmt bei ihnen erkannt werden.

Wenn aber H e i n r o t h behauptet, die Symptome gehörten zum Theil in den Kreis des psychischen Lebens, wiefern sie sich auf I r r g e f ü h l, I r r w a h n und I r r t r i e b bezögen, welche sämmtlich, auch wenn sie wirklich aus organischen Leiden entspringen sollten, doch offenbar krankhafte Affectionen des empfindenden, vorstellenden und handelnden Wesens, kurz, der Person nach seinem Begriff wären, — so wird hierdurch ja eben zugegeben, dafs organische Leiden die Ursachen seien oder wenigstens sein könnten, welche die irrigen Gefühle, Vorstellungen und Triebe hervorbrächten, so wie eine gesunde Organisation normale Gefühle u. s. w. zur Folge hat; dafs mithin der Causalnexus nicht ein umgekehrter sein könne.

Was denn ferner die Ursachen der Seelenstörungen betrifft, so behauptet Heinroth, dafs zuvörderst die Anlage meistens, wenn nicht immer in einer psychischen Disposition bestehe, und dafs die Behauptung erblicher Anlage nur etwas hypothetisches sei. Daraus, dafs mehrere Glieder derselben Familie seelengestört seien, folge noch nicht, dafs die Anlage erblich sei. Der Grund des gemeinsamen Leidens könne ebensowohl moralisch als organisch sein, z. B. in Erziehungsfehlern, in Familienunglück bestehen. Aber auch angenommen, es gebe organische Anlagen zu Seelenstörungen, so seien sie doch für sich allein nicht hinreichend, diese Krankheiten zu erzeugen.

In der That kann nur eine grofse Befangenheit, eine entschieden vorgefafste Meinung, oder ein grofser Mangel an Erfahrung zu solchen Behauptungen führen.

Jeder psychische Arzt, der seine Wissenschaft praktisch ausübt, wird gewifs oft gefunden haben, dafs die erbliche Anlage eine leider sehr häufig vorkommende, prädisponirende Ursache der Seelenstörungen abgiebt. So wie zu Nerven- und andern organischen Krankheiten die Anlage sich fortpflanzt, so erzeugen wahnsinnige Väter und Mütter nicht selten Kinder, bei denen nach der geringfügigsten Veranlassung, oft ohne alle wahrnehmbare Gelegenheits-Ursache, die Geisteskrankheit ausbricht. In manchen Familien theilten Base, Oheim, Vettern u. s. w. mehr oder weniger dieselbe Anlage und diese ging auf nachkommende Zweige desselben Stammes über. Die Krankheit entwickelte sich unter Umständen, wo von Erziehungsfehlern, Familienunglück u. dgl. gar nicht die Rede sein konnte. Wenn diese moralischen Einflüsse für die Bildung von Seelenstörungen so entscheidend wären, wie viel gröfser würde dann die Zahl dieser Kranken sein und welche Anstalten müfsten vorhanden sein, um nur den geringsten Theil derselben zu fassen. Kaum möchte es ein Dorf, ein Städtchen geben, wo diese moralischen Verhältnisse — Erziehungsfehler und Familienunglück — nicht häufig genug vorkämen. Die Erfahrung lehrt vielmehr, dafs bei einem gesunden Körper, der eine gesunde Seele bedingt, die härtesten Schläge des Schicksals ertragen werden, ohne Zerrüttung des Geistes hervorzubringen, während bei zerrüttetem Körper, bei verstimmtem Nervensystem, oft unter den günstigsten Aufsenverhältnissen sich Seelenstörungen unabwendbar entwickeln.

Die erbliche Anlage mufs aber eine organische sein, wenn auch das anatomische Messer sie nicht nachzuweisen vermag, denn sie erreicht ihre Entwickelung und begünstigt die Entstehung von Seelenstörungen unter den verschiedensten psychischen Einflüssen in allen Ständen und unter den mannigfachsten Verhältnissen, ohne dafs man eine psychische Schädlichkeit, die sie veranlafst hätte, entdecken könnte.

Ein gewisses Alter, eine sitzende Lebensweise, eine bequeme, geschäftslose Lage, der blofse Eintritt des Wochenbettes, sind oft hinreichend, um diese erbliche Anlage zu Seelenstörungen zur Entwickelung zu bringen. Aufser den Gemüthskranken kommen in solchen Familien auch nicht selten hysterische, hypochondrische, epileptische und sonst Nervenkranke von den verschiedensten Nuancen vor. Einige sind entschieden wahnsinnig, andere weniger in die Augen fallend, so dafs eine genaue Bekanntschaft mit ihrer Individualität nöthig ist, um das erbliche Gepräge zu erkennen. Niemand wird bezweifeln, dafs jene Krankheiten organische Krankheiten sind. Wenn sie es aber sind, sollten denn die Seelenstörungen es nicht auch sein, da alle Glieder derselben Familie einem Stamm-Paare angehören und da die Geisteskranken und Nervenkranken denselben geistigen, moralischen und bürgerlichen Einflüssen ausgesetzt waren?

Aufser dieser angeerbten Anlage giebt es auch noch eine angeborene. Kinder von geistig gesunden Eltern können eine solche Anlage mit zur Welt bringen. Alle übrigen Kinder derselben Eltern können gesund, eins aber durch diese Anlage ausgezeichnet sein. Schon von der frühesten Kindheit an zeigt sich ein solches abweichend in seinem Benehmen, in seinem Gesichtsausdruck, begreift schlecht, ist sehr unreinlich, beschränkt, auffallend in seinem Verhalten gegen Geschwister und Eltern, und so kann sich Wahnsinn und Blödsinn schon frühzeitig und lange vor dem Eintritte der Mannbarkeit entwickeln. Von Erziehungsfehlern und Familienunglück kann dabei nichts aufzufinden sein; dieselbe Erziehung, dasselbe Geschick ist allen gemein gewesen und doch unter vielen andern ein geistig eigenthümliches Kind, von einer angebornen Anlage abhängig. Mufs hier die Ursache nicht organisch sein, da der geistig kranke Zustand in seinem Keim oder schon vorhanden erkannt wird, zu einer Zeit wo Seelenstörungen durch psychische Einflüsse noch nicht vorbereitet oder ausgebildet werden können? denn von einer moralischen Entartung kann bei Kindern von wenigen Jahren nicht die Rede sein und was in den ersten fünf Jahren des Lebens sich als Anfang des Uebels zeigte, wird in den späteren Jahren der Mannbarkeit immer deutlicher und mehr entwickelt, ohne Hülfe solcher Umstände, die mit Heinroth „eine freiwillige Trennung des Menschen von der Vernunft" bewirken sollen.

Mancherlei andere körperliche Zustände disponiren aufserdem besonders zu Geisteskrankheiten. So werden Menschen mit schwachen Nerven, von hysterischer Constitution, Individuen, die durch ein anhaltendendes Zimmerleben geschwächt, dem Einflusse der Luft und der stärkenden Einwirkung einer mit Anstrengung und Thätigkeit der Muskeln verbundenen

Lebensweise entzogen sind, nach allen bisherigen Erfahrungen viel leichter geisteskrank, als solche, bei denen die entgegengesetzten Verhältnisse Statt finden.

Ebenso wie die körperliche Anlage, sucht Heinroth denn auch die physischen Schädlichkeiten, als Gelegenheitsursachen der Seelenstörungen zweifelhaft zu machen. Er behauptet, dafs wenn Störungen organischer Prozesse, der Hämorrhoiden, Menstruation, Lochien u. s. w. als Ursachen von Seelenstörungen angesehen würden, so wäre dies irrig, weil hier psychische Erschütterungen vorausgegangen wären, bei deren Einwirkung denn auch diese organischen Processe nicht ungestört hätten bleiben können. — Die Erfahrung lehrt aber hiervon vielfach das Gegentheil.

Häufig entstehen Seelenstörungen allein durch körperliche Einflüsse, welche Unordnungen in den Verrichtungen des Körpers herbeiführen, ohne gleichzeitige psychische Schädlichkeiten, ohne Gemüthsbewegungen, ohne fehlerhafte Erziehung oder eigene Verwahrlosung. So entstehen namentlich zur Zeit der Pubertätsentwickelung neben anderen Nervenkrankheiten, Veitstanz, Epilepsie u. s. w., auch Seelenstörungen, allein durch die Einwirkung physischer Schädlichkeiten: Erhitzung, Erkältung des Körpers, Witterungseinflüsse u. s. w., welche bei oberflächlicher Untersuchung freilich leicht übersehen, durch eine sorgfältige Nachforschung aber entdeckt werden. Dasselbe vermag die Schwangerschaft für sich allein zu bewirken, sobald eine angeborne oder später erworbene Anlage die Entstehung von Nervenkrankheiten und Seelenstörungen begünstigt. Es fehlt nicht an Erfahrungen, daſs eine periodische Melancholie nur während der Schwangerschaft bei Personen eintrat, die vor und nachher sich wohl befanden, und dieſs geschah so oft und war so deutlich und zweifelsfrei, daſs man die neubegonnene Melancholie für ein Zeichen der wieder eingetretenen Schwangerschaft halten konnte. Geistige Einwirkungen von Erheblichkeit fanden dabei gar nicht Statt.

Auf dieselbe Weise kann ferner das Wochenbett wirken. Derselbe gereizte, geschwächte Zustand des Nervensystems, der Wöchnerinnen zu so manchen Nervenkrankheiten geneigt macht, begründet auch die Entstehung von Seelenstörungen, die hier so häufig ohne alle wahrnehmbare geistige Einflüsse zu Stande kommen. Nicht selten entsteht in mehreren Wochenbetten nach einander, zuweilen selbst in allen eine Mania oder Melancholia puerperalis, häufig bei zweckmäſsiger Hülfe leicht heilbar, zuweilen bei versäumter und unzweckmäſsiger Hülfe in eine unheilbare Manie übergehend, wovon sich in jeder groſsen Irrenanstalt Beispiele finden. —

Manche andere physische Schädlichkeiten bringen nicht weniger häufig Seelenstörungen hervor; so die Ursachen der Hypochondrie, Hysterie, der Anomalieen in den Katamenieen, den Hämorrhoiden u. s. w. besonders bei schon vorhandener Anlage. Menschen, die eine sitzende Lebensart führen, wobei die Verdauung gestört, Hämorrhoiden und Menstruation unterdrückt werden, manche Handwerker und Fabrikarbeiter, weibliche Individuen, die einem stillen, mit ununterbrochenem Sitzen verbundenen Berufe sich hingeben, werden viel leichter geisteskrank, als Individuen von entgegengesetzter Beschäftigungsweise, bei denen viel Bewegung in freier Luft, Anstrengung der physischen Kräfte und Beförderung der Verdauung nicht fehlen. Bei jener Lebensweise sind oft nur geringe geistig wirkende Schädlichkeiten, oft auch gar keine nöthig, um selbst geringere Grade organischer Nervenübel bis zur vollendeten Seelenstörung zu steigern. — In andern Fällen werden Seelenstörungen hervorgebracht durch den Mifsbrauch geistiger, das Gehirn erhitzender Getränke; hitzige Fieber mit Entzündungen, Nervenfieber, Ruhren, haben nicht selten ohne vorhergegangene Einwirkung psychischer Einflüsse, Seelenstörungen hervorgebracht und man hat nicht gefunden, dafs irgend ein ethisches Verhältnifs, ein gröfserer oder geringerer Grad von moralischer Bildung und Haltung sich hierbei geltend gemacht hätte.

Ueberhaupt wird Jeder, der oft Gelegenheit hatte zu beobachten, wie und unter welchen Umständen Seelenstörungen am häufigsten zu Stande kommen, gefunden haben, dafs geistige Einflüsse hierbei weit weniger entscheiden, als körperliche, und dafs da, wo die organische Anlage mangelt, die heftigsten Gemüthsbewegungen, die erschütterndsten Einflüsse, unglückliche Liebe, tief gegründeter Gram und Kummer über den Verlust geliebter Verwandten, der Ehre, des Vermögens etc. einwirken, und dauernd einwirken können, ohne dafs eine Seelenstörung die Folge davon wäre; während auf der andern Seite, bei vorhandener Anlage, besonders angeborner, ein unbedeutend scheinender Einflufs hinreicht, um einen hohen Grad von Seelenstörung, oft unheilbarer Art, schnell herbeizuführen.

Heinroth will ferner die organischen Ursachen der Seelenstörungen deswegen nicht anerkennen, weil der nothwendige Zusammenhang zwischen der organischen und psychischen Affection nicht nachgewiesen werden könne, so dafs die erstere deutlich als der Grund der letzteren erschiene. Ein solches Verlangen ist aber durchaus unstatthaft und würde beiläufig nur dann von Heinroth mit Recht gemacht werden können, wenn er uns zuvor in dem Zusammenhange des Seelenlebens mit dem organischen Leben nur die Möglichkeit einer Beeinträchtigung des ersteren, ohne Einflufs auf die organische Natur des Menschen nachgewiesen hätte. Die Nothwendigkeit eines Zusammenhanges zwischen der eingewirkt habenden Schädlichkeit und dem danach und ohne Zweifel dadurch eintretenden Krankheitsprocesse vermögen wir aber in den wenigsten Fällen nachzuweisen. So hat die Pathologie nie nachzuweisen vermocht: den nothwendigen Zusammenhang zwischen der eingeimpften Kuhpockenlymphe und den, vor der Pockenvergiftung schützenden, Pockenpusteln; zwischen der Einwirkung der Nord- und Ostwinde im Winter und den dadurch hervorgebrachten Pneumonieen; zwischen der heilenden Wirkung des Schwefels und der Natur des Krätzgiftes u. s. w., und doch sind dies erwiesene Sachen, die nicht weggeläugnet werden können, obwohl ihre Causalerklärung noch mangelt und der nothwendige Zusammenhang nicht begriffen wird.

Schliefslich sind auch hier die in Irrenanstalten so häufig gemachten Erfahrungen von kritischen Vorgängen, vom Eintreten kritischer Furunkeln, Flechten und andern impetiginösen Processen, Hämorrhoidalblutungen, Drüseneiterungen, Speichelflufs u. s. w. in Erinnerung zu bringen, welche den offenbar eigenmächtig zu Stande gekommenen Genesungsprocefs der Seelenstörung ankündigten und begleiteten, nicht selten bei schon veralteten Fällen, die zur völligen Heilung wenig Hoffnung gaben und die jede Vermuthung, dafs Einwirkungen auf das ethische Verhältnifs sich geltend gemacht haben könnten, ganz ausschlossen.

Was nun endlich viertens die Therapie betrifft, so giebt Heinroth zu, dafs die somatisch behandelnden Aerzte nach der Anwendung ihrer Mittel Heilungen hätten zu Stande kommen sehen; aber er bezweifelt, dafs diese Heilungen durch diese physischen Mittel bewirkt worden wären, so wie er auch die Beobachtungen anficht, wo man durch kräftige Krisen der Natur die Heilung bewirkt gesehen hat. Er räumt zwar ein, dafs der von Esquirol erzählte Fall einer plötzlichen Hebung einer Seelenstörung, die zehn Jahre gedauert hatte, nach dem unerwarteten Wiedereintreten der Katamenieen, in der Wahrheit begründet sein könne, aber er frägt: „wodurch waren die Regeln des jungen Mädchens unterdrückt?" wodurch war sie verwirrt geworden? Wie viele (und warum auch nicht psychische) Einflüsse konnten hier eingewirkt haben? Wie leicht konnte die Unterdrückung der Regeln die Folge einer Gemüthserschütterung sein, welche die eigentliche Ursache der Verrücktheit war, und welche (organische und psychische) Veränderungen bewirkten die Rückkehr der Regeln?" Er tadelt, dafs von allem diesen in dieser Krankheits- und Genesungs-Skizze kein Wort vorkomme und vermuthet — denn für weiter nichts, als jedes Beweises entbehrende Vermuthungen können jene Angaben angesehen werden — dafs bei solchen Kuren entweder geistig heilsame Einwirkungen (von den Aerzten verkannt) sie bewirkt, oder dafs es gar keine wirkliche psychische Krankheiten, sondern nur heftige Angriffe somatischer Krankheiten mit psychischen Reflexen (Typhus, Hirnentzündung, Hundswuth) gewesen seien.

Es kann aber unmöglich angenommen und dem Prof. Heinroth, welcher eigene überzeugende Erfahrungen aus dem Gebiete der Psychiatrie wenigstens noch nicht mitgetheilt hat, eingeräumt werden, dafs alle die Aerzte in England, Frankreich, Deutschland, die sich mancher glücklicher Kuren Geisteskranker rühmen, so schlechte Beobachter gewesen wären, dafs sie bei ihrem Verfahren so wesentliche Gegenstände hätten übersehen, dafs sie etwanige psychisch-heilsame Einwirkungen hätten unbeachtet lassen, dafs sie Typhus, Hirnentzündung, Hundswuth, gar nicht hätten erkennen sollen. Wer mit regem Eifer und wahrer

Theilnahme der Behandlung dieser Unglücklichen sich unterzieht, und nach langer thätiger Bemühung sein Werk glücklich beendigt sieht, der wird gewiſs nicht leicht sich und Andre die ihm halfen ungefragt lassen, was denn hier entschieden, um die Heilung zu vollenden; welche Einflüsse mitwirken konnten, welche möglicher, welche wahrscheinlicher, welche gewisser Weise? Es ist nicht anzunehmen, daſs der Therapeut nach vorhergefaſster Ansicht, Vermuthungen und Wünsche zur scheinbaren Bestätigung jener in die Geschichte hineinlege, die nicht factisch, nicht ermittelt sind. Er wird nicht vollständige Beobachtungen liefern wollen, wenn die objektiven Belege dazu fehlen. Der im Beobachten höchst geübte Esquirol würde so wichtige Momente sicher nicht ignorirt haben, wenn sie sich geltend gemacht, wenn sie eine besondre Beobachtung verdient hätten. Kaum begreiflich ist es aber in der That, wie Heinroth erfahrnen Aerzten die Beschränktheit und einen so groſsen Mangel an praktischem Takt und Uebung hat zutrauen können, daſs sie sich der Kuren von Typhus, Hirnentzündung u. s. w., d. h. von Krankheiten, wie er sie nennt, mit psychischen Reflexen, rühmen sollten, die sie fälschlich für permanente Seelenstörungen gehalten. Während jene schnell vorübergehen, dauern diese Reihen von Monaten und Jahren, andrer augenfälliger Verschiedenheiten nicht zu gedenken.

Heinroth behauptet demnach nicht nur: die Aerzte verständen sich nicht auf das Wesen der Seelenstörungen, nicht auf ihre Veranlassungen, nicht auf ihre Behandlung, sondern sie wüfsten sie auch nicht einmal zu erkennen, indem sie Seelenstörungen geheilt zu haben glaubten, während sie nur ein Typhusfieber, eine Hirnentzündung behandelt hätten.

Wenn wir aber die Erfahrung fragen, durch welches Heilverfahren die Genesung der Geisteskranken herbeigeführt wird, welches Verfahren in Irrenanstalten, wie in der Privatpraxis, in dieser Beziehung am meisten geleistet hat, so ergiebt sich, dafs sich zunächst als von Wichtigkeit gezeigt hat: die Verfolgung der Causalanzeige, die Entfernung der Ursachen, die Hebung und Ausgleichung von somatischen Unordnungen; die Trennung der Kranken von der gewohnten Umgebung; die Anwendung der das Gemein-Gefühl ansprechenden, Schmerzen erregenden künstlichen Geschwüre, erschütternder Mittel; die Herbeiführung eines neuen Lebensverhältnisses mit ungewohnter, ja aufgedrungener Lebensordnung, eine ernste Zucht, fortwährende Beschäftigung, angemessener Unterricht, wobei oft ein fortgesetzter, nach den Kräften des Kranken abgemessener Zwang zur Arbeit Statt finden mufs. — Manche angehende Geisteskranke werden durch die wohlthätigen Quellen in Carlsbad, Marienbad, Franzensbrunn u. s. w. geheilt; viel seltner durch andre Mineralwässer und Bäder, wie Ems, Aachen, Wiesbaden, Gastein, Toeplitz; — Manche durch das Nord- und Ost-Seebad viel leichter und besser, als durch die wärmeren Seebäder in Nizza, Livorno, Genua. Vortrefflich wirken eiskalte Sturzbäder, wogegen warme aromatische,

Seifen-, Schwefelbäder u. dgl. ungleich weniger nützen. Von grofser Wirksamkeit sind die Ekel erregenden, Brechen und Purgiren bewirkenden Mittel, die Beschränkungen der Diät u. s. w., dahingegen bittere, aromatische, stärkende Mittel, eine üppige, nahrhafte Diät häufig nur schaden. Woher diese Verschiedenheit in der Wirkung, wenn es hier blofs auf psychischen Verhältnissen ankäme. Häufig sind schwere Gemüthskranke, die schon versuchten ihr Leben gewaltsam zu enden, von anstrengenden, unter angemessener Aufsicht vorgenommenen Fufsreisen, gegen ihren Willen vorgeschrieben, gesund und froh zurückgekehrt; warum wird dies wirksame Mittel durch eine gemächliche, bequeme, selbst gewählte Weise zu reisen durchaus nicht ersetzt?

Durch alle diese Mittel sind, wie Erfahrungsmäfsig feststeht, viele vollständige, bleibende Kuren permanenter Seelenstörungen bewirkt worden. Ihre Wirkung bezieht sich aber, was keiner weiteren Auseinandersetzung bedürfen wird, zunächst und vorzugsweise auf den Körper, nicht auf die Seele, und es ist durchaus nicht abzusehen, wie alle diese, durch ihre Wirksamkeit berühmt gewordenen Heilmethoden den Sünder, den moralisch Entarteten, den Bösen, wieder auf den Weg der Tugend sollten zurückführen können.

Das steigende Vertrauen des Publikums giebt den Beweis für die Nützlichkeit des angegebenen Verfahrens. Wie sollte der Zudrang der Kranken zu unseren Irrenanstalten so grofs sein, wie die therapeutische Sorgfalt der Aerzte grade für diese Art von Krankheiten so häufig in Anspruch genommen werden, wie dieser Glaube zur Kunst der Aerzte so allgemein, ja in gröfserem Maafse wie früher vorhanden sein, wenn ihre Leistungen nur scheinbar wären? Wie würden so häufig gelungene Fälle von Heilung, von denen so viele Bewohner grofser Städte durch Familien- und Verwandtschaftsverhältnisse Kenntnifs nehmen, zu Stande gekommen sein, wenn die Grundsätze dieser Therapeutik, obwohl sie mit den Prämissen der Heinrothschen Lehren ganz unvereinbar sind, falsche gewesen wären?

Die Behauptung Heinroths: es bemühe sich die somatische Therapie umsonst, Seelenstörungen zu heilen; was sie heile, wären nur organische Uebel, aber keine Seelenstörungen, da ein nicht organisches Uebel durch organische Hülfe nicht beseitigt werden könne, — ist daher völlig unvereinbar mit den Resultaten vieljähriger Erfahrungen lange beschäftigter Irrenärzte. Diese würden nicht von einem Jahrzehnt in das andere, ihrer glücklichen Erfahrungen eingedenk, den durch Nachdenken und Versuche gefundenen Weg einer rationellen Empirie ferner verfolgen, wenn nicht ein häufig glücklicher Erfolg ihrer Bemühungen sie dazu nöthigte; denn welcher Arzt wird eine Heilmethode verlassen, welcher er schon viel verdankt? Unbegründet daher in jeder Hinsicht und befremdend ist die Behauptung Heinroths: die somatische Medicin bemühe sich umsonst, Seelenstörungen zu heilen, und ihre Anwendung zur Ausmittelung vorhandener oder nicht vorhandener Seelenstörungen sei ein falsches Verfahren! — Irrig ist ebenso und mit

den

den Resultaten täglicher Beobachtung im Widerspruch stehend, was Heinroth über die wesentliche Verschiedenheit der zu körperlichen Krankheiten sich hinzugesellenden Delirien und permanenter Seelenstörungen sagt: bei jenen soll die Persönlichkeit (Ichheit) nicht beharren, sondern das Selbstbewufstsein verschwunden sein, weshalb auch die Kranken nach der Genesung nichts mehr von den vergangenen Zuständen wüfsten; bei den eigentlichen permanenten Seelenstörungen soll dagegen das Bewufstsein fortdauern, aber als ein Vernunft-beraubtes, der innere Charakter dieser Seelenstörungen soll die unfreie Persönlichkeit sein und die Kranken sollen sich daher auch ihrer vergangenen Zustände sehr wohl erinnern, zum sichern Zeichen, dafs ihnen das Selbstbewufstsein, die Persönlichkeit oder Ichheit blieb. Ein solcher Unterschied zwischen Delirien, die als Reflexe körperlicher Krankheiten auftreten, und permanentem Wahnsinn ist aber durchaus willkührlich ersonnen und läfst sich in der Natur nicht nachweisen. Im acuten Fieberdelirium, wie im chronischen Wahnsinn können die Kranken gleichviel oder gleichwenig Selbstbewufstsein behalten und nach der Genesung sich gleich deutlich des Vergangenen erinnern oder nicht erinnern; aber in beiden Fällen ist das Bewufstsein ein unfreies, die freie Thätigkeit der Vernunft durch die körperliche Krankheit, die organische Zerrüttung gehemmt. Findet aber eine solche wesentliche Verschiedenheit zwischen den zu somatischen Krankheiten sich gesellenden Delirien und den eigentlichen sogenannten Seelenstörungen nicht statt (die Verschiedenheit liegt aber in andern außerwesentlichen Verhältnissen) und ist die körperliche Beschaffenheit jener Krankheiten nicht zu bezweifeln, so ist auch die organische Natur der permanenten Seelenstörungen erwiesen. Was aber Heinroth anführt über die Art, wie der Seelengestörte, indem er sein Selbstbewußtsein behalte, der Vernunft verlustig gehe, indem nämlich Anfangs er die Vernunft verlasse, die Sünde sich zur Freundin wähle und so zum Sünder werde, dann aber, damit die Seelenstörung zu Stande komme, die Vernunft ihn verlasse (gleichsam als wäre sie über ihre Hintansetzung ungehalten) so ist dies denn doch in der That nichts als ein leeres Bilderspiel und eine Erfindung der Einbildungskraft.

Die zweite nun folgende Frage lautet: Welches ist die Natur der Seelenstörungen, und wer hat über ihr Vorhandensein oder Nicht Vorhandensein unter gewissen Umständen zu entscheiden? Diese Frage beantwortet Heinroth dahin: die Sünde ist die ursprüngliche Krankheit der Seele. Diese Krankheit der Sünde unterscheidet sich aber von der Seelenstörung dadurch, daß in der Sünde die Seele gefesselt wird, in der Gestörtheit hingegen gefesselt ist. Alle Seelenstörung entspringt demnach aus der Sünde und ist mithin nachfolgende Krankheit. Eine organische Beimischung findet dabei allerdings Statt, aber diese ist Folge, nicht Ursache. — Ueber das Vorhandensein oder Nichtvorhandensein von Seelenstörungen kann nur entscheiden der psychische Arzt, der es aber auch im vollen Sinne des

Worts sein, d. h. der die Seelenstörungen als solche, nicht vom organischen Standpunkte aus beurtheilen und behandeln mufs, sondern vom ethisch-psychologischen, indem die eigentliche Heilmethode dieser Zustände nur eine ethisch-psychologische sein kann.

Von diesen Prämissen ist, wie schon oben gezeigt worden, die ganze Ansicht des Verfassers ausgegangen. Die Sünde, die moralische Entartung, soll die innere Bedingung jeder Seelenstörung, und diese demnach die Folge und Wirkung von Verbrechen sein.

Da aber eben diese Prämissen erfahrungswidrig und falsch sind, so zerfällt das ganze System des Verfassers in Nichts, das neue desselben erscheint als irrig und hypothetisch, von allen Erfahrungsgründen entblöfst, das Uebrige aber ist längst bekannt und von allen guten Aerzten stets gewürdigt. Es erscheint aber die Hypothese des Verfassers in so hohem Grade gewagt, unwahrscheinlich an sich und gleich bei der ersten Berührung so abstofsend, dafs man kaum begreift, wie ein Arzt, ein öffentlicher Lehrer es hat wagen können, sie öffentlich auszusprechen. Kein Arzt, der Irren kennt, sie beobachtete, sie behandelte, und sollte er erst seit Kurzem sich diesem Geschäft gewidmet haben, wird einer Behauptung Glauben schenken, der die Erfahrung so entschieden entgegentritt. So wenig die Sünde als solche die Ursache eines Wechselfiebers, einer Wassersucht, einer Schwindsucht sein kann, so wenig kann sie auch die Ursache der Seelenstörungen sein, denn sie hat mit den

Seelenstörungen nicht mehr zu thun als mit der Krätze, mit den Flechten, mit der Engbrüstigkeit; und hiermit wird niemand ein ursachliches Verhältnifs nachzuweisen vermögen. Die Erfahrung, aber, auf welche wir uns berufen lehrt:

1) Dafs eine Menge von Individuen, gegen deren ethische Sinnesart und Moralität im Denken, Wollen und Handeln nicht der entfernteste Verdacht obwaltet, deren früheres und gegenwärtiges Leben nicht reiner und unbescholtener sein kann, dennoch Seelenstörungen unterliegen. — Ist eine angeerbte, angeborne, erworbene Anlage vorhanden, leiden die Menschen an schwachen Nerven, sind sie verzärtelt, verzogen, verwöhnt, so reichen geringe Gemüthsbewegungen, Schrecken, Verdrufs von einiger Heftigkeit u. s. w. schon hin, um sie aus ihren Fugen zu bringen. Nicht weniger sind Schwangerschaften, Wochenbetten, hitzige Fieber, deren Krisen gestört wurden, Unordnung in den Verdauungsorganen, durch vieles Sitzen herbeigeführt, fortgesetzte Anstrengungen ihrer Seelenkräfte Behufs schwieriger Berufsgeschäfte, bei gleichzeitiger feindseliger Einwirkung ungünstiger Jahreszeiten, Witterungsconstitutionen u. s. w. hinreichend, um solche Individuen seelenkrank zu machen. Auch darf nicht unbemerkt bleiben, dafs wir bei manchen Thieren, denen keine Vernunft, keine Tugend, also auch kein Laster zuzuschreiben ist, die Analogie der mehrsten Gemüthskrankheiten, gleich wie der Temperamente, wieder finden.

2) Lehrt die Erfahrung, dafs manche Geisteskranke zwar allerdings ihre moralischen Schwächen

haben, keine ethische Muster sind, vielmehr der moralischen Besserung bedürftig, oft mit einer Hinneigung zum Egoismus, die sich bei Manchen findet, welche an einer partiellen Manie leiden, indem sie ihre Bedeutung, ihren Werth, ihre Kenntnisse, ihre Macht, ihr Vermögen überschätzen; aber sie sind nicht gleich Verbrechern moralisch entartet.

Bei einer solchen egoistischen Richtung des Charakters ist die Entstehung einer partiellen Manie nur dann begünstigt, wenn die organische Anlage vorausgeht und occasionelle Momente verschiedener Art hinzukommen. Wo diese Anlage, diese Gelegenheitsursachen fehlen, da wird der Erfahrung zufolge diese Charakterrichtung für sich allein nie Seelenstörung bewirken. Denn wer vermag wohl die Selbstsüchtigen und andere Sünder ähnlicher Stufe zu zählen, die, ohne je einer Seelenstörung zu unterliegen, ihr ganzes Leben in einer behaglichen Selbstgenügsamkeit zubringen?

3) Lehrt die Erfahrung, dafs viele tausend Verbrecher ihr ganzes Leben hindurch Verbrecher bleiben, ihre lebenslängliche Zuchthausstrafe ertragen, ihre groben Versündigungen aller Art fortsetzen, ohne je Seelenstörungen zu unterliegen. Wie wäre dies möglich, wenn die Heinrothsche Theorie in Wahrheit begründet wäre?

Alle grofsen Zuchthäuser in volkreichen Städten geben von jener Thatsache Zeugnifs. Keinen von allen den Verbrechern hat man verrückt werden sehen, es müfste denn zufällig das Vorhandensein jener organischen Bedingungen zusammentreffen mit einer solchen Lasterhaftigkeit so gut wie die phthisische oder apoplektische Architektur zufällig damit zusammentreffen kann.

Es gewinnt vielmehr fast den Anschein eines umgekehrten Verhältnisses, als das von Heinroth hypothetisch angenommene. Moralische Entartung scheint in manchen Lagen die Bildung von Seelenstörungen zu erschweren. Sie führt nicht selten zur Vorsicht, Besonnenheit, Aufmerksamkeit auf sich selbst, führt eine grofse Thätigkeit und Geschäftigkeit herbei, um beabsichtigte Verbrechen unbemerkt zu begehen und ihre Entdeckung zu verhüten. Eine solche Spannung der Seelenkräfte, mag ihre Richtung auch noch so bösartig und verbrecherisch sein, ist gar nicht geeignet, die Entwickelung von Seelenstörungen zu begünstigen, sondern wird sie eher erschweren.

Die öffentlichen Mädchen in grofsen Städten befinden sich zum grofsen Theil auf der höchsten Stufe moralischer Entartung; Krankheiten aller Art, Gicht, Schwindsucht, Abzehrung und früher Tod bei vielen, selbst Epilepsie und andere Nervenkrankheiten sind die Folgen ihres Gewerbes, höchst selten Seelenstörungen. In solche fallen dagegen viele weibliche Individuen, die mit unbescholtenem Rufe ihrem stillen häuslichen Geschäft in Zucht und Ehrbarkeit hingegeben waren, Mädchen von reinen Sitten, aber vorgerückten Jahren, junge Frauen die ihre Männer früh verloren, Nonnen u. s. w. — unter Verhältnissen also, welche die Befriedigung des Geschlechtstriebes ausschliefsen, und ohne dafs Schuld oder Sünde im gewöhnlichen Sinne dabei im mindesten mitgewirkt hätte.

Da Heinroth übrigens behauptet, die Krankheit der Sünde unterscheide sich von der Seelenstörung dadurch, dafs in der Sünde die Seele gefesselt werde, in der Gestörtheit dagegen gefesselt sei, so folgt daraus, dafs zwischen beiden kein andrer als ein gradweiser Unterschied Statt finde. Denn was gefesselt wird, ist auch schon immer, Anfangs weniger und je länger je mehr gebunden und seiner Freiheit verlustig gegangen. Wodurch wird nun der Moment bestimmt, wo das Gefesseltwerden (die blofse Lasterhaftigkeit) aufhört und das Gefesseltsein (die Seelenstörung) anfängt? Wodurch wird die Verschiedenheit dieser anerkannt verschiedenen Zustände begründet? Was mufs hier hinzutreten, um das Eine in das Andere zu verwandeln? Eine Störung in den organischen Verhältnissen ist hier das den Ausschlag Gebende, die Seelenstörung Begründende und dieses ist es grade, was Heinroth nicht beachtet. Wenn demnach auch Lasterhaftigkeit zur Seelenstörung führen könnte, so würde sie doch immer nur die entfernte Ursache derselben sein, gleich manchen andern, sehr verschiedenartigen Schädlichkeiten und in Beziehung auf das Wesen der Seelenstörungen würde sich daraus nichts folgern lassen. Welche Folgen aber aus einer solchen unbegründeten Ansicht, welche streng genommen keinen Unterschied zwischen Immoralität und Geisteskrankheit gestattet, für die bürgerliche Gesellschaft und für die Ausübung der Rechtspflege entstehen würden, ist zu einleuchtend, als dafs es einer weiteren Auseinandersetzung bedürfte. —

Die folgende, dritte Frage lautet: (S. 35.) In welchen Fällen können überhaupt psychisch-ärztliche Untersuchungen und Gutachten verlangt und in welchen müssen sie entschieden zurückgewiesen werden? — Der Verfasser behauptet: Nicht das Vernunftwidrige der That — denn alle Verbrechen wären vernunftwidrig — mache den Richter und Sachwalter zweifelhaft über den Gemüthszustand der Individuen, sondern die Spuren der Vernunftberaubtheit, oder was dasselbe sei, der Unfreiheit, die in der gesetzwidrigen That erkennbar sein müfsten, wenn dieselbe zu einem zweifelhaften Gegenstande des richterlichen Urtheils werden solle. Diese Spuren könnten aber blofs in der Beschaffenheit des Impulses zu finden sein. Der Impuls zur freien That sei jederzeit ein denkbarer, d. h. sich selbst nicht widersprechender Zweck, dahingegen der Impuls zur unfreien That entweder ganz zwecklos sei oder einen theils sich selbst, theils im Interesse des Individuums, so wie den Mitteln zur Ausführung widersprechenden Zweck in sich begreife. — Nur bei erwiesenen Spuren der Unfreiheit des Thäters soll ein psychisch-ärztliches Gutachten verlangt werden.

Der Verf. zeigt sich hier besorgt, dafs die Aerzte zu oft und ohne Noth gefragt werden und durch ihre Gutachten Zweifel herbeiführen, welche der Strenge der Gesetze und ihrer Anwendung Eintrag thun könnten. — Wo der Impuls zur freien That klar vor Augen liegt, da wird das psychisch-ärztliche Gutachten allerdings unnöthig sein. Aber bei jedem, selbst dem geringsten Zweifel dagegen, bei der geringsten, scheinbaren Spur, — nicht, wie Heinroth will, nur bei erwiesenen Spuren — ist das Einholen des Gutachtens erforderlich, nicht überflüssig und nicht zu fürchten.

Die sächsischen Gerichte scheinen auch so zu verfahren, wie das Gutachten des Doctor Clarus in Leipzig in der Woydzeckschen Sache zeigt, wo, obgleich der Impuls zur freien That klar vor Augen lag, dennoch, — obwohl in diesem psychisch-evidenten Falle ganz überflüssig — ein Gutachten verlangt und gegeben wurde.

Gutachten von erfahrnen und unbefangenen Aerzten gegeben, ohne alle Absicht die Schuld der Inquisiten minder grofs erscheinen zu lassen, vielweniger gegen eigene bessere Ueberzeugung „einen Verbrecher absichtlich zu einem Vernunftberaubten stempeln zu wollen" — solche Gutachten, die nur nach Erfahrungsgründen die objektive Wahrheit des zweifelhaften Vorganges in einem concreten Falle zu finden beabsichtigen und wo sie nicht bis zur Vernichtung jedes Zweifels aufzufinden ist, einen solchen Zweifel fester zu begründen suchen, — solche Gutachten, besonders wenn sie von dem Gepräge gewagter Hypothesen z. B. der Heinrothschen sich möglichst frei erhalten, werden ihren Nutzen nicht verfehlen.

Uebrigens ist noch zu bemerken, dafs keineswegen allein in der Beschaffenheit des Impulses zur That die Spuren der Vernunftberaubtheit zu finden sind, sondern diese sich eben sowohl aus dem Benehmen des Inquisiten vor und während und nach der That, aus seinem gegenwärtigen Zustande u. s. w, ergeben können. Wenn aber Heinroth früher Vernunft und Freiheit und Heiligkeit u. s. w. als gleichbedeutende Begriffe genommen hat, und hier alle Verbrechen als vernunftwidrig bezeichnet, die Spuren der Vernunftberaubtheit oder Unfreiheit aber dem Seelengestörten Zustande beilegt und dann wieder (S. 36.) im geistiggesunden Zustande begangene Verbrechen für freie Handlungen erklärt, — so liefsen sich hier die auffallendsten Widersprüche nachweisen, wie z. B. wo es bei Heinroth heifst: (S. 36. d. a. Schr.) „Wenn ein Weibsbild, der ihr Kind zur Last ist, es ermordet, um es los zu werden, begeht sie eine freie That" — folglich auch eine vernünftige, — folglich auch eine heilige u. s. w., während kurz zuvor alle Verbrechen als vernunftwidrig bezeichnet sind. —

Vierte Frage: Giebt es ein bestimmtes (S. 38.) durch Vernunft und Erfahrung vorgeschriebenes normales Verfahren bei ärztlichen Untersuchungen zweifelhafter Gemüthszustände? — Das hier Gesagte ist zwar im Allgemeinen richtig, aber auch allgemein bekannt, nur leider nicht überall ausführbar. Der ärztliche Inquirent soll zuvörderst prüfen, ob auch der angeblich zweifelhafte Gemüthszustand wahrhaft ein Grund für psychisch-ärztliche Untersuchung sein könne und sei; der Zielpunkt der ärztlichen Untersuchung soll kein andrer sein, als die Beschaffenheit des bestimmten Impulses zur bestimmten That an das Licht zu bringen, deſshalb sei nicht bloſs durch Nachlesen der Akten die Prüfung der That nach allen Umständen erforderlich, sondern auch ein vollständiges Bekanntmachen mit der Individualität des Thäters und möglichst genaue Kunde von dessen Leben. Ohne eine vollständige Bekanntschaft mit der Person des Thäters, aus dessen Leben selbst, sei eine genaue und gründliche Kunde seines Gemüthszustandes zur Zeit der That nicht möglich. Jeder Mensch handle in seinem Charakter, und der Charakter selbst sei etwas, durch das gut oder schlecht geführte Leben Gewordenes; — und es müsse deſshalb ein normales Verfahren bei ärztlicher Exploration zweifelhafter Gemüthszustände nicht bloſs in der Gegenwart verweilen, sondern auch in die Vergangenheit zurückgehen und theils in der Beschaffenheit und den Umständen der That, theils in der ganzen Persönlichkeit des Thäters, wie sie aus seinem Leben hervortritt, ebensowohl die Spuren des freien, als die des unfreien Zustandes verfolgen, weil die Ausfindung des ersteren Zustandes den Erweis des letzteren nicht bloſs unnöthig, sondern sogar unmöglich mache.

Dies Alles ist guten Aerzten längst bekannt und nur zu bedauern, daſs das Licht, wonach Jurist und Arzt hier forschen, gemeiniglich nicht zu erlangen ist, daſs das frühere Leben des Inquisiten meistens unbekannt bleibt, daſs alle Bemühungen, einen tiefern Blick in die früheren menschlichen Verhältnisse des Inquisiten zu thun, gewöhnlich fruchtlos sind. — Heinroth muſs in der That noch nicht häufig in dem Falle gewesen sein, gerichtliche Gutachten über zweifelhafte Gemüthszustände selbst abzugeben, sonst würde er es wissen, dafs ungeachtet der allergründlichsten Untersuchungen vollständiger Criminalakten die geistige und moralische Eigenthümlichkeit des Inculpaten fast niemals vollständig — wie es hier verlangt wird, — sich ermitteln läfst. Wie selten ist über den Lebenswandel des Thäters, über seine erste Erziehung und Ausbildung oder Verbildung irgend eine Auskunft zu erlangen, wie selten Mittheilungen von zuverläfsigen Personen, welche Augenzeugen seines Lebenswandels waren!

Aber auch angenommen, dies Bestreben führte zu einem befriedigenden Resultate, so werden wir doch so häufig dadurch nicht in den Stand gesetzt werden, den kurz vor der That Statt gefundenen Gemüthszustand befriedigend zu würdigen. Was alles kann hier auf den Menschen eingewirkt haben, um seinen Seelenzustand umzuändern, oder seine organische Gesundheit zu trüben und ihn dadurch seelenkrank zu machen? Mit seinem Charakter, mit seinem früheren Leben braucht dies nicht in Verbindung zu stehen, er kann ein anderer Mensch geworden sein, und nicht immer ein schlechterer, oft auch ein kränkerer.

Heinroth hat auch die häufig bestätigte Erfahrung übersehen, dafs Individuen, deren geistige Gesundheit und Moralität bis dahin Niemand bezweifeln konnte, ganz plötzlich und ohne stürmische oder auffallende Veranlassung in Wahnsinn und Tobsucht verfallen, die durch keine Vorläufer sich angekündigt hat, welche den Umgebungen des Kranken wahrnehmbar gewesen wären; ebenso wie auch manche rein körperliche Krankheiten, Schlagflüsse, Eklampsieen u. s. w. plötzlich eintreten, ohne durch die gewöhnlichen Vorboten angekündigt zu sein. — Wenn wir daher auch eine ganz vollständige Lebensgeschichte des Inculpaten, seiner Eltern, Erzieher, seiner Jugendzeit, seines Charakters, seiner geistigen Eigenthümlichkeit, seiner Neigungen, seiner Schicksale uns zu verschaffen im Stande wären, so würde es doch sehr problematisch bleiben, ob wir dadurch Licht bekommen würden über die Natur und den eigentlichen Charakter eines solchen plötzlichen, oft schnell vorübergehenden Furor und über die Zurechnungsfähigkeit hinsichtlich eines während desselben begangenen Verbrechens. Ebenso möchten auch in jenen Fällen von plötzlich eingetretenen schweren Krankheiten rein organischer Art, die genauesten Erkundigungen über die anamnestischen Momente nicht selten eben so wenig über deren Veranlassung und Beschaffenheit irgend ein Licht verschaffen. Demnach kann denn auch dieser Abschnitt nicht befriedigen, und angehende Aerzte, die ihr Verfahren nur nach diesen Vorschriften einrichten zu können glauben, werden Irrthümer begehen, die um so beklagenswerther erscheinen, je wichtiger die Folgen sein können, die sie herbeiführen.

Zur folgenden fünften Frage: Welches sind die Hauptverstöſse gegen ein normales Verfahren bei der ärztlichen Untersuchung zweifelhafter Gemüthszustände? behauptet der Verf.: der erste Verstoſs liege darin, daſs der

Arzt lediglich darauf bedacht sei, Zeichen einer etwanigen Seelenstörung in dem Individuo quaest. aufzufinden, dafs er also nicht frage, ob der Mensch gemüthskrank sei, sondern gleich zu beweisen suche, dafs er es sei. — Sollte aber auch wirklich ein Arzt auf diese Weise verfahren, so würde dies doch keinesweges immer fehlerhaft sein; denn wenn die Sache selbst schon das ob entschieden haben sollte, so könnte der Arzt recht wohl gleich zu dem Nachweis, dafs der Mensch gemüthskrank sei, übergehen. Wenn eine richterliche Behörde fragte: Läfst es sich nach Gründen der medicinischen Erfahrung wahrscheinlich machen, oder gar nachweisen, dafs u. s. w., so kann der Arzt es sparen, mit dem ob sein Geschäft zu beginnen.

Der zweite Verstofs soll dann geschehen, wenn der Arzt sich mit dem blofsen Erweis der Möglichkeit oder Wahrscheinlichkeit einer Seelenstörung in einem bestimmten Falle begnügt, statt ihre Wirklichkeit darzuthun. Hier befindet sich der Verf. in einem grofsen Irrthume und die Beachtung seiner Vorschriften würde von den nachtheiligsten Folgen sein. Der untersuchende Arzt ist nicht nur befugt, sondern auch durchaus verpflichtet, in Fällen, wo keine Gewifsheit zu erlangen ist, den gröfseren oder geringeren Grad von Wahrscheinlichkeit hinsichtlich des Vorhandenseins einer Seelenstörung anzugeben, da dies augenscheinlich von der gröfsesten Wichtigkeit für die richterliche Beurtheilung des Falles ist. Oder sollte etwa der Arzt, der nach seiner besten Ueberzeugung, nach sorgfältiger Benutzung der Akten, nach strenger Prüfung der Person des Inculpaten, solche Thatsachen nicht findet, die ihn zu dem Voto der Wirklichkeit vermöchten, lieber gar nichts sagen? Gelten die Aussprüche: möglich, sehr wohl möglich, wahrscheinlich, sehr wahrscheinlich u. s. w., nichts in forensischer Beziehung? Soll es hier nur heifsen: Ja, oder Nein? — Bekommen die Criminalgerichte nicht sonst auch ärztliche Gutachten, wo es z. B. heifst: Dies Kind hat nach der Geburt gewifs dies wahrscheinlich gelebt? u. s. w. — Ein apodictisches Absprechen, wie Heinroth es vorschlägt, würde grade ein Hauptverstofs gegen die Grundsätze der Beweistheorie im Criminalprozefs sein.

Der dritte Verstofs soll sein, wenn der Arzt in dunkeln und zweideutigen Fällen, wo sich nichts Gewisses entscheiden läfst, es unterläfst, dies anzuzeigen und mit kräftigen Gründen zu belegen. Hiergegen ist nichts zu erinnern, nur steht die Forderung gewissermafsen im Widerspruch mit der vorhergehenden.

Als vierter Verstofs wird angegeben, wenn der Arzt ein unbegründetes oder ungründliches Gutachten abgiebt. Es soll auf überzeugenden Gründen beruhen. Hierbei wird vorausgesetzt, dafs die factischen Umstände, die die Akten ergeben und die Resultate der Prüfung des Inculpaten überzeugende Gründe zulassen. Allein häufig sind die Fälle nicht von dieser Art, die Akten nicht so vollständig und erschöpfend, der Vorgang selbst nicht so klar und zweifelsfrei dargethan, die Auskunft über den Seelenzustand des Inculpaten nicht so befriedigend, dafs der Arzt eine solche Basis zu bilden, seinem Gutachten (was Jeder gern so überzeugend wie möglich geben wird) überzeugende Gründe beizugeben vermöchte.

Der fünfte Verstoſs ferner soll dann begangen werden, wenn der Arzt seine Beweise für das Dasein oder Dagewesensein einer Seelenstörung aus der somatischen Medicin entnehmen wollte; da die somatische Medicin weder über den Ursprung, noch über die Natur der Seelenstörungen Auskunft geben könne? der Arzt soll also seine Gründe nicht aus der körperlichen Beschaffenheit, aus irgend einem organisch-krankhaften Zustande des Individuums ableiten. Aber es giebt gar keine psychische Heilkunde, die nicht zugleich eine somatische wäre. Seele und Leib sind nicht getrennt zu denken, bedingen sich wechselseitig, stehen in einem beständigen wechselseitigen Dependenzverhältnisse, und Seelenstörungen sind, wie oben gegen Heinroth's Ansicht entgegengesetzter Art nachgewiesen ist, immer zugleich organische Krankheiten. Ein gerichtlicher Arzt (oder nach Heinroth ein psychischer Arzt), der bei Ergründung eines zweifelhaften Gemüthszustandes den psychischen Zustand ganz getrennt von den organischen Störungen des Inculpaten betrachten, den physischen Zustand aber ignoriren wollte, würde einen groſsen Verstoſs gegen die ersten Vorschriften der Erfahrung begehen. Wenn ein Epileptischer, ein in der Pubertätsentwickelung Begriffener, eine Kindbetterin, ein eingewurzelter Hypochondrist, ein der Trunkenheit Ergebener, eines zweifelhaften Gemüthszustandes verdächtig wird, — wie dürfen da diese organischen

nischen Verletzungen unbeachtet bleiben? — Es ist demnach in der That das Gegentheil von dem was Heinroth sagt das Richtige, und seine Behauptung nur aus seiner irrigen Ansicht über die Natur der Seelenstörungen entsprungen, die ihn überdies in Widersprüche verwickelt, wie sich unter anderem aus dem gleich Folgenden ergeben wird.

Den sechsten Verstofs soll nämlich der Arzt begehen, wenn er die Zeichen der Seelenstörungen, insofern sie sich am Organismus offenbaren, z. B. Blick, Habitus, Rede, Gebehrde, Stellungen, Bewegungen des Individuums, aber ungetrennt von ihrer Beziehung auf das psychische Leben, nicht auf das Sorgfältigste beachtet.

Das Alles gehört ja aber zum Organischen, bezieht sich ja auf die körperliche Beschaffenheit des Individuums, und doch hat Heinroth kurz zuvor behauptet, der Arzt dürfe seine Gründe nicht aus der körperlichen Beschaffenheit des Individuums herleiten!

Ein siebenter Verstofs soll ferner entstehen, wenn der Lebenswandel, die Lebensführung des Individui quaestionis entweder gar nicht, oder nur oberflächlich und einseitig berücksichtigt wird.

Allerdings unterliegt es keinem Zweifel, dafs, wenn dieser Forderung genügt werden kann, der Arzt dadurch häufig manchen erwünschten Aufschlufs über den Gemüthszustand des Inculpaten erhalten wird. Allein eben so gewifs ist es, dafs der Arzt sehr oft durchaus keine genügenden, keine vollständigen Nachrichten über den Lebenswandel des Inculpaten erhalten kann. Die Akten geben sie selten, meistens sehr oberflächlich. Das Individuum quaest. ist weit von seinem Vaterlande entfernt, ein Fremder, ohne Eltern, Verwandte, Freunde, ohne Umgang, ohne Vertraute. Wer giebt hier Licht über seine Lebensführung? kaum erfahren wir vollständig die Lebensführung in seinem Kerker!

Durch die Mehrzahl der Fälle wird das Gesagte belegt, und Heinroth scheint mehr an fingirte Fälle für die Cathederdemonstration, als an die Wirklichkeit gedacht zu haben.

Als achten Verstofs führt derselbe an, das Psychologisiren nach festen Principien, nach der Annahme psychologischer Gesetze, z. B. der Ideen-Associationen, wodurch der Mensch den Charakter eines Automaten erhalten würde. Der Mensch, sagt Heinroth, mufs nicht denken, was er denkt, er mufs nicht handeln, wie er handelt; er kann auch trotz aller Veranlassung auf eine bestimmte Weise zu denken und zu handeln, beides dennoch auf andere Weise thun. So verhält es sich aber nur, so lange der Mensch frei ist, sich selbst bestimmt, sein Geist eines gesunden Lebens sich erfreut; — keinesweges aber, wenn der Geist befangen, unterdrückt, unfrei, d. h. krank ist. Wer kann von einem am hitzigen Fieber leidenden sagen, wenn er irre redet: er mufs nicht denken, wie er denkt, er mufs nicht handeln, wie er handelt? Wer von einem durch Wein berauschten, an Hirnentzündung leidenden u. s. w.? Dergleichen organische Veranlassungen zu Verletzungen des Hirnlebens und davon abhängigen Seelenstörungen, die das

Individuum hindern, so zu denken, zu wollen, zu handeln, wie dies im Zustande der Gesundheit möglich ist, giebt es noch viele. Durch organisches Kranksein mancher Art wird die freie Selbstbestimmbarkeit für kürzere oder längere Zeit, oder selbst für immer aufgehoben, und ebenso wie hier ist auch die geistige Freiheit bei den eigentlich sogenannten Seelenstörungen vernichtet, was grade den Charakter derselben ausmacht. Der Verf. sagt auch selbst: Allerdings ist es unstatthaft, die Handlungen des Menschen, so lange er noch bei Vernunft ist, durch Naturgesetze leiten zu lassen. — Aber der Seelengestörte ist eben nicht mehr bei Vernunft, seine Organisation ist verletzt, die freie Selbstbestimmbarkeit ist, durch den Einflufs neuer abnormer Naturgesetze aufgehoben. — So tödtet der Schwermüthige, der Hypochondrist, dessen besserer Zustand noch vor Kurzem nach Hülfe zur Erhaltung des in vermeintliche Gefahr gerathenen Lebens sich ängstlich sehnte, einige Wochen später sich selbst, nachdem die Zunahme seines organischen Krankseins ihm den geringen Rest seiner Vernunft raubte, durch einen psychischen Drang dazu entschieden, dessen Abwendung seiner Willkühr nun entgegen war.

Es ist daher kaum begreiflich, wie Heinroth, mit seinen eigenen Angaben im graden Widerspruch, eine solche Behauptung wie diese hat aufstellen können; wie er hat verlangen können, dafs bei der Untersuchung zweifelhafter Gemüthszustände, die freie Willkühr stets als vorhanden angenommen werden müsse.

4

Der folgende neunte Verstoſs soll ein Hauptverstoſs sein, und darin bestehen, daſs der Arzt nicht zu allererst, vor dem Beginnen seines übrigen Geschäfts, den Gehalt und Werth des Zweifels und Bedenkens untersucht, welche überhaupt zur Aufforderung ärztlicher Prüfung Veranlassung gegeben. Wenn sich die Nichtigkeit dieses Zweifels oder Bedenkens durch psychisch-ärztliche Wissenschaft darthun lieſse, so sei alle weitere Untersuchung und Begutachtung überflüssig, denn das Hinderniſs der Anerkennung des Verbrechens sei gehoben.

Hierin kann aber kein Hauptverstoſs liegen. Der Arzt würde höchstens etwas Ueberflüssiges thun, was man ihm erlassen könnte, aber Nachtheile würden daraus nicht erwachsen. Wie sollte eine genauere Untersuchung schädlich werden können? Könnten Umstände dadurch eine Erläuterung, eine Aufklärung gewinnen, die man lieber im Dunkeln gelassen hätte? Man müſste den Aufwand an Zeit und die Verzögerung der Entscheidung meinen, die dadurch herbeigeführt werden, sonst ist es nicht begreiflich, wie eine beim ersten Dafürhalten überflüssig scheinende Untersuchung und Begutachtung nachtheilig werden könnte. — Ueberdies werden aber dem Arzte in der Regel die Gründe des Zweifels überhaupt nicht und am wenigsten in ihren Einzelnheiten mitgetheilt, sondern derselbe nur im Allgemeinen aufgefordert, über den Gemüthszustand des Inculpaten ein Gutachten abzugeben, weil im Verlauf der Untersuchung Zweifel über die geistig gesunde Beschaffenheit desselben entstanden wären. Und wie selten wird es dem Arzte, wenn er gewissenhaft handeln will, möglich sein, über den Grund oder Ungrund des Zweifels zu urtheilen, ohne in die Sache genau einzugehen d. h. ohne die vollständige Untersuchung zu führen.

Der zehnte Verstofs endlich entsteht, wenn der ärztliche Inquirent historische Data falsch auslegt, oder gar blofse eigene Erfindungen oder Vermuthungen für historische Data ausgiebt und darauf bauet.

Heinroth hat vollkommen recht, wenn er ein solches Verfahren streng rügt. Leider kömmt es häufig genug vor; doch hat derselbe seinen Forderungen an Andere ungetreu bei den Prüfungen der Gutachten andrer Aerzte hiergegen selbst gefehlt.

Offenbar hat er historische Data falsch ausgelegt, wenn er behauptet: (d. v. a. Schrift pag. 58, 59 etc.) „Weil Schmolling 1) den Genufs des Branntweins liebte, weil er 2) in Befriedigung des Geschlechtstriebes liederlich war, und weil er 3) Schulden gemacht, — so lasse sich annehmen, dafs er seine Lehne in einer verbrecherischen Absicht ermordet habe, die jede Vermuthung einer bei ihm Statt gefundenen Gemüthskrankheit ausschliefse." — Werden hier nicht historische Data offenbar falsch und ganz willkührlich ausgelegt? Giebt es nicht Tausende, die jene Unregelmäfsigkeiten, welche Niemand tadellos finden wird, ihr ganzes Leben hindurch begehen, und denen man ein schreiendes Unrecht zufügen würde, wenn man sie deshalb des Mordes für fähig halten wollte?

Heinroth hat hier offenbar eine Vermuthung, dafs Schmolling die Lehne wohl böslich und mit freier Selbstbestimmbarkeit getödtet haben könne, mit einem historischen Dato, nach welchem dies in der That geschehen sei, verwechselt, und hat vollkommen Recht, wenn er bemerkt: „Das Falsche in dieser Art des Verfahrens brauche nicht erwiesen zu werden." — Es springt in die Augen. — Dies sind die von Heinroth aufgestellten zehen Verstöfse, deren die Aerzte sich häufig schuldig machen sollen und deren gefährliche Folgen er höchlich beklagt. Er hätte zu diesen zehen Verstöfsen noch den wichtigsten eilften hinzufügen können, nämlich den: einen zweifelhaften Gemüthszustand nach einer vorgefafsten, höchst gewagten, allen bisherigen Erfahrungen entgegentretenden Hypothese würdigen zu wollen, statt nach den Resultaten wahrer Erfahrung zu forschen, welche einen zweifelhaften Krankheitszustand allein in sein rechtes Licht zu setzen vermag.

Nach einer Hypothese aber soll die Beurtheilung geschehen, die höchst gefährlich ist in ihrer Anwendung auf die Criminaljustiz, da sie, wie aus dem Folgenden sich noch ergeben wird, den Aerzten mit ihrer heilbringenden Kunst es verbietet, die Strafwürdigkeit geisteskranker Verbrecher, — wenn ihr bestes Wissen und Gewissen es gestattet, — nach ärztlichen Erfahrungen analoger Fälle zu mindern und dafür den inhumanen und falschen Grundsatz geltend macht, dafs jeder Wahnsinn einer moralischen Entartung seinen Ursprung verdanke.

An Hinrichtungen ohne genügende Beweise von Schuld der Inquisiten würde es nicht fehlen, obwohl es sehr zweifelhaft bleibt, ob ein solches Mittel ihre moralische Entartung würdiger strafe, oder ihre Seelenstörung gründlicher heile.

Die sechste und letzte Frage endlich, welche Heinroth zur eigenen Beantwortung aufgestellt hat, ist die: (pag. 47) „Hat das erwiesene Vorhandensein psychisch-krankhafter Zustände bestimmter Individuen zur Zeit ihrer Verübung gesetzwidriger Handlungen eine entschuldigende Kraft? Oder hebt es blofs die Bestrafungsfähigkeit und auch diese vielleicht nur bedingter Weise auf? Heinroth glaubt selbst, dafs man die hier zum Grunde liegende Ansicht für mehr als streng, für inhuman, ja für grausam erklären, auch als vor das ärztliche Forum nicht gehörig zurückweisen würde. Dies Urtheil ist schonend genug, aber vollkommen gerecht. Kein unbefangener, mit dem fraglichen Gegenstande vertrauter Arzt, wird sein Erstaunen unterdrücken können und es glauben, dafs ein Arzt, ein öffentlicher Lehrer der psychischen Heilkunde Dinge wie folgende behaupten konnte. „Wenn der Richter", heifst es pag. 47, „im Allgemeinen den Satz anerkennt, dafs Krankheit entschuldige, so kommt es wohl dem psychischen Arzte zu, diesen Satz zu limitiren, wenn er zeigen kann, dafs es Krankheiten giebt, welche nicht entschuldigen, weil sie selbst verschuldet sind." „Dieser Beweis aber ist geführt, indem gezeigt worden ist, dafs jede Seelenstörung, die es wahrhaft ist, den Charakter der Vernunftberaubtheit an sich trägt, und daſs der Mensch nur durch seine Schuld seiner Vernunft beraubt werden kann. Denn äuſsere Einwirkungen können den Menschen wohl seines Bewuſstseins und damit denn auch der Vernunft berauben, aber nicht der Vernunft allein, bei fortbestehendem Selbstbewuſstsein, wie es bei den Seelenstörungen der Fall ist. Daher kann der Mensch nur durch sich selbst, d. h. durch sein eigenes Verfahren, durch sein Handeln wider und ohne die Vernunft, derselben verlustig geben, indem die Vernunft nicht auf solche Weise an ihn gebunden ist, daſs er nicht selbst sich von ihr trennen könnte, denn er ist frei, d. h. er hat das Vermögen, der Vernunft zu folgen oder nicht. Wenn nun in der freiwilligen Trennung des Menschen von der Vernunft die einzige Möglichkeit gegeben ist, wie er derselben verlustig gehen kann, so folgt auch, daſs dieser Verlust nur durch seine Schuld herbeigeführt werden kann; Eine That demnach in dem vernunftberaubten Zustande verübt, ist eine verschuldete That, und kann folglich den Thäter nicht entschuldigen, darum, daſs und weil er sie in diesem Zustande verübt hat.

Der Geisteskranke, heiſst es ferner, steht auf gleicher Stufe mit dem Betrunkenen. Die Trunkenheit wird als Schuld angerechnet, weil es des Trinkers Schuld ist, wenn er zu viel trinkt. Es ist der Akt des Trinkens, es ist die That des Menschen, welche die Vernunftberaubtheit herbeiruft. So lange der Mensch über sich wacht, d. h. auf die warnende Stimme der Vernunft hört, wird er nie zu viel trinken, und folglich sich nie berauschen. — Der gleiche

Fall soll nun bei den Seelenstörungen Statt finden. So lange der Mensch der Vernunft Gehör giebt, wird er sich nicht von der Leidenschaft unterjochen, vom Wahn bethören und noch viel weniger vom Laster der Verthiertheit (sic!) herabziehen lassen. Es ist gleichviel, ob sich der Mensch in sogenannten spirituösen Getränken, oder ob er sich in Leidenschaft, Wahn und Lastern berauscht. Diese geistigen berauschenden Getränke bemächtigen sich des Menschen nie ohne sein Zuthun, ohne seine Einwilligung, ohne sein eigenes Begehren und Wollen, und zwar ganz gegen die Weisung der Vernunft, und nur durch Zurückweisung der Vernunft. Es ist mithin vor dem Richterstuhle der Vernunft nicht zu rechtfertigen, wenn der Vollbringer gesetzwidriger Handlungen freigesprochen, d. h. für schuldlos erklärt wird, aus dem Grunde, weil er die That in einem Zustande von Seelenstörung beging."

Eine unglaubliche Selbsttäuschung ist in der That nöthig, um Behauptungen aufzustellen, die bei der ersten oberflächlichen Prüfung in Nichts zerfallen, und es zeigt sich hier wieder, zu welchen Ungereimtheiten die Folgerungen aus falschen Vordersätzen führen können. So wenig, wie oben ausführlich gezeigt worden, die Seelenstörungen durch eigene Schuld, durch die Hingebung zur Sünde und Lasterhaftigkeit entstehen können, so wenig statthaft ist diese Zusammenstellung der Geisteskranken und Betrunkenen. Der Berauschte, der es wufste, dafs der übermäfsige Genufs geistiger Getränke ihn seiner Vernunft berauben kann und wird, hatte diesen Genufs zu meiden, um in diesen Zustand der Vernunftberaubtheit nicht zu gerathen; und das Gesetz wird ihn daher nicht ungestraft lassen, wenn er in diesem selbstverschuldeten Zustande gesetzwidrige Handlungen sich erlaubte. — Wie ganz anders verhält es sich mit den Geisteskranken! Sind wohl die an Seelenstörungen leidenden mit den Veranlassungen zu ihrer Geisteszerrüttung, wie die Erfahrung sie nachweiset, zuvor bekannt gewesen, um ihrer Einwirkung sich entziehen zu können? Und wären sie damit bekannt gewesen, hätten sie es vermocht sich ihnen zu entziehen? Sind denn selbst herbeigeführte Leidenschaften und Laster, — diese geistig berauschende Getränke, — hinreichende und gewöhnliche Veranlassungen zu Seelenstörungen? Physische und psychische Ursachen sind es vielmehr, die in der Regel ganz unverschuldet sind. Diese schädlichen Einwirkungen kommen unerwartet, ungeahnt mit ihren fürchterlichen Folgen. Die Unglücklichen wissen nicht, dafs sie ihnen begegnen, sie wissen nicht, dafs und welche Folgen sie haben werden, sie wissen nicht ihnen zu entfliehn. Nicht durch ihr Zuthun, wie Heinroth sagt, nicht durch ihre Einwilligung, nicht durch ihr eigenes Begehren und Wollen werden sie von ihnen heimgesucht. Wie manche Seelenstörungen entstehen, gleich anderen Nervenkrankheiten, ohne alle wahrnehmbare Veranlassungen, ohne dafs der geübteste Arzt, obgleich ihm Alles daran liegt, sich über die Ursachen Licht zu verschaffen vermöchte.

Wenn daher Heinroth behauptet, nur durch seine Schuld werde der Mensch seiner Vernunft beraubt, — so ist dies eine Art von Schuld, die Niemand entdeckt, Niemand ahndet und am wenigsten der Criminalrichter, welcher auf objektive Wahrnehmungen angewiesen ist, zu constatiren vermag. Häufig findet sich keine Spur von Leidenschaft, von Laster, viel häufiger entstehen im graden Gegensatze diese Krankheiten bei den reinsten, besten, biedersten Menschen, denen kein Opfer zu grofs gewesen sein würde, einem solchen Unglück für sie selbst und für ihre Familie zuvorzukommen, wenn sie das vermocht hätten. Hätten wir dennoch wohl das Recht, ihnen zuzurufen: das Unglück, was Euch trifft, kam durch Euer Zuthun, durch Eure Einwilligung; Ihr selbst habt es begehrt, habt es gewollt?

Aufserdem sind noch folgende Widersprüche und Inconsequenzen zu bemerken, die sich aus den Behauptungen Heinroths ergeben:

1) behauptet derselbe: „Aeufsere Einwirkungen, sie mögen nun als zunächst im organischen Leben selbst erzeugte Abnormitäten in das psychische Leben eindringen, wie Epilepsie, Apoplexie, Hirnentzündung u. s. w., oder sie mögen ganz eigentlich von aufsen, und als mechanische oder dynamische oder psychische Schädlichkeiten auf den Menschen einwirken, z. B. mechanische Verletzungen, beigebrachte Gifte, Schreck u. dgl., Alles dies kann wohl den Menschen seines Bewufstseins berauben, und dadurch die Bedingung der Vernunfterscheinung überhaupt aufhe-

ben, als welche ja an das Bewufstsein geknüpft ist; aber hierdurch wird auch zugleich die Bedingung alles Handelns aufgehoben; denn dieses ist an den Willen gebunden, der Wille aber an die Persönlichkeit oder Ichheit, die ja eben ohne Selbstbewufstsein nicht denkbar ist." — Die alltäglichste Erfahrung lehrt aber, dafs durch diese äufseren Schädlichkeiten die Fähigkeit zum Handeln überhaupt häufig nicht aufgehoben wird, sondern nur die Fähigkeit zum vernünftigen Handeln.

Der Epileptische, der in der Hirnentzündung Rasende, der durch narkotische Gifte Berauschte, der durch Schreck aufser Fassung gebrachte, vermag allerdings zu handeln, begeht nicht selten gesetzwidrige Handlungen in seinem Zustande, aber er handelt nach innerem blinden Drange, denn seine Vernunft ist überwältigt und vermag nicht, ihn zu leiten. Diese Fähigkeit zu handeln setzt aber, wie auch Heinroth angiebt, das Vorhandensein, des Selbstbewufstseins voraus, und es ist daher falsch, wenn derselbe behauptet, durch solche äufsere Einwirkungen könne der Mensch der Vernunft nur dadurch verlustig gehen, dafs deren nothwendige Bedingung das Selbstbewufstsein, aufgehoben würde, die Vernunft allein aber, und gradezu, bei fortdauerndem Selbstbewufstsein, (wie es bei den Seelenstörungen der Fall sei,) könne der Mensch nur durch seine Schuld, durch freiwillige Trennung von derselben verlieren. Wenn aber, wie aus dem Gesagten erhellt, der Mensch durch mancherlei andere rein organische Krankheiten seines

Vernunftgebrauches verlustig gehen kann, warum sollen ähnliche Verhältnisse nicht auch bei den Seelenstörungen Statt finden können? Woraus folgt die Nothwendigkeit, dafs er sie hier durch seine eigene Schuld verloren, dafs er sie freiwillig vertrieben?

2) Trunkenheit kann bekannter Maafsen auch ohne Schuld des Menschen entstehen, was auch Heinroth zugiebt, denn er sagt: „den Betrunkenen befreiet die in der Trunkenheit begangene Frevelthat nicht einmal von der Strafe, geschweige denn von der Schuld, vorausgesetzt, dafs er die Schuld der Trunkenheit trägt, was allezeit der Fall ist, wenn der Mensch weifs was er trinkt." — Wenn er es nun aber nicht weifs, so kann er die Schuld natürlich nicht tragen, und es wird hier also derselbe vernunftberaubte Zustand, das eine Mal durch die Schuld des Menschen, das andre Mal nicht durch seine Schuld, hervorgebracht. — Nun aber soll der Mensch die Vernunft allein bei fortdauerndem Selbstbewufstsein und hierauf sich gründender Fähigkeit zu handeln, (wie sie Heinroth bei der Trunkenheit natürlich annimmt, da er von in derselben begangenen Frevelthaten spricht) nur durch seine eigene Schuld verlieren können, woraus denn folgen würde, dafs, wenn er nicht durch seine Schuld betrunken geworden wäre, er dann die Vernunft entweder überhaupt nicht verlieren würde, da er sie nur durch seine Schuld soll verlieren können, als welches bekanntlich falsch ist, oder dafs er sie nur dadurch verlieren würde,

dafs die Bedingung der Vernunfterscheinung überhaupt, das Selbstbewufstsein, und damit denn auch die Bedingung alles Handelns, mithin die Fähigkeit hierzu, aufgehoben würde, — als welches ebenfalls falsch ist.

3) Hat Heinroth selbst die Frage aufgeworfen: „Wenn das berauschende Getränk im Stande ist, dem Menschen die Vernunft zu rauben, warum sollten dies andere äufsere Schädlichkeiten oder innere organische Abnormitäten nicht auch vermögen?" Diese Frage aber ist von ihm unbeantwortet gelassen, was um so auffallender ist, da er unmöglich den Grund davon, dafs andere äufsere Schädlichkeiten und organische Abnormitäten den Menschen nicht sollen seiner Vernunft berauben können, darin suchen kann, dafs das berauschende Getränk durch die eigene Schuld des Trinkers auf diesen einwirkt, denn er selbst hat auf derselben Seite zugegeben, dafs es auch eine nicht verschuldete Trunkenheit giebt. Wenn aber zugegeben wird, dafs berauschende Getränke den Menschen auch ohne seine Schuld der Vernunft berauben können, und dieser Zustand der Vernunftberaubtheit den Seelenstörungen gleich gestellt wird, — wie es Heinroth selbst gethan hat, und wie es auch wirklich geschehen mufs, — so folgt daraus, dafs andere äufsere Schädlichkeiten und organische Abnormitäten, bei denen ebenfalls keine Schuld des Menschen Statt findet, ebensowohl die Vernunft müssen aufheben können, und mithin — was eben zu beweisen war, — dafs eine Schuld des

Menschen zum Hervorbringen einer solchen Vernunftberaubtheit nicht erforderlich ist.

Heinroth verlangt ferner, dafs der Geisteskranke, der während seiner Krankheit eine gesetzwidrige Handlung beging, bestraft werde, sobald er von seiner Seelenstörung geheilt sei. „Wie seine That nicht ungeschehen gemacht werden könne, heifst es pag. 53, so könne auch die Strafe für die Verschuldung nicht ausbleiben, die den Zustand herbeiführte, in welchem die That geschah. Einen solchen Menschen freisprechen würde heifsen: ihm die Schuld nicht anrechnen. Dies könne wohl der ewige Richter, der alle Schuld vergeben kann, aber nicht der menschliche, der keine vergeben darf! Das Individuum quaest. dürfe also nicht auf freien Fufs gesetzt werden; es müsse, so lange es lebe, entweder im Irrenhause bleiben, oder an einem anderen Verwahrungsorte. — Der Richter könne aber erst strafen, wenn die Schuldigen straffähig wären, und sie wären es nach ihrer völligen Genesung. Ihr Nichtzurücktreten in die bürgerliche Gesellschaft sei ihre gerechte Strafe." —

Eine solche Grausamkeit üben, hat kein Gerichtshof bisher gewollt, und der Himmel möge ihn vor solchen Verirrungen bewahren. Wer würde ihm das Recht geben, einen Unschuldigen zu strafen, und unschuldig ist der Wahnsinnige, Tobsüchtige, Epileptische, der in einem Anfalle von Wuth, mag die Manie als occulte oder manifeste sich charakterisiren, sein Weib, sein Kind, seinen Freund erschlägt. Das freie Selbstbewufstsein war ihm entzogen, er hatte das Vermögen verloren, die Folgen seiner Handlungen zu würdigen, und darum ist das Criminalgesetz auf seine im Zustande der Unfreiheit begangene That nicht anwendbar.

Wenn der Staat einen solchen Unglücklichen in eine Irrenanstalt oder an einen andern sichernden Verwahrungsort bringen läfst, so geschieht dies nicht, um ihn nach erlangter Genesung noch hinterher zu strafen, und nicht nach Heinroth „weil der menschliche Richter ihm seine Schuld (?) nicht vergeben darf," sondern, weil auch nach scheinbar völliger Genesung die Unmöglichkeit der Rückkehr eines plötzlichen Recidivs im Zustande der Freiheit hier nicht mit Gewifsheit verheifsen werden kann, mithin eine Erneuerung unglückbringender gesetzwidriger Handlungen leicht möglich ist.

Erweisen sich nach dieser Beleuchtung vom Standpunkte der Erfahrung aus die Grundsätze von Heinroths Lehren als falsch und nichtig, so müssen es auch alle die Folgerungen sein, die aus ihnen hergeleitet sind.

Es müssen daher dasselbe Gepräge auch die Revisionen aller der Gutachten über bereits gerichtlich entschiedene und abgemachte Criminalfälle tragen, die der Verf. in dieser Schrift, im 2ten Abschnitte, unter Titel 1, 2 und 3 pag. 56 seq. bekannt gemacht hat.

hat. Wir würden daher in materieller Hinsicht die oben gemachten Ausstellungen nur wiederholen müssen, um die leeren Behauptungen und Anmaſsungen im Einzelnen nachzuweisen, und nach Verdienst zu rügen, welche die formellen Eigenthümlichkeiten jener Arbeit ausmachen.

Unmöglich kann eine solche Lehre, welche mit den documentirten Resultaten der Erfahrung aller übrigen Aerzte im graden Widerspruche steht, und für sich nur hypothetisch ist, auch wenn sie nach den Grundsätzen des Strafrechts, — wie wir jedoch in bescheidenen Zweifel ziehen, — praktisch anwendbar wäre, den Gerichtshöfen Vertrauen einflöſsen.

Der Verf., dem dies nicht entgangen, läſst sich jedoch dadurch nicht irre machen. Er selbst sagt in seinem System der psychisch-gerichtlichen Medicin. Leipzig 1825 p. 20, 21.: „Es ist dermalen über die organische Natur der Geisteszerrüttungen nur Eine Stimme! Englische, Französische, Deutsche Aerzte und Nichtärzte, Alle behaupten: Der Wahnsinn ist organische Krankheit! Nur der Verfasser des Lehrbuchs der Störungen des Seelenlebens steht mit dem Schwerte des psychischen Princips ihnen Allen ganz allein gegenüber!" — Wenn der Verfasser dies selbst zugiebt und dennoch verlangt, daſs man seiner Hypothese Glauben schenken, und seiner Weise die Natur der Seelenstörungen zu deuten, und die Mittel zu ihrer Beseitigung festzustellen, vertrauen, sogar aus derselben Anwendung auf die Ausübung der Strafrechtspflege machen — und künftig nicht bloſs die That

— sondern auch die geheimnifsvolle Quelle und Veranlassung derselben, die **Sünde**, oder was wesentlich ihm gleich gilt, die **Seelenstörung strafen** soll; so dürfen wir wohl fragen: Ob je ein Beispiel ähnlichen Selbstvertrauens unter Aerzten und Naturforschern vorgekommen ist?

Berlin, den 31sten Mai 1828.

Königl. Wissenschaftliche Deputation
für das Medicinal-Wesen.

II.

G u t a c h t e n

über

den Gemüthszustand eines wegen Veruntreuung im Dienst zur Untersuchung gezogenen Beamten.

Geschichtserzählung.

Der ehemalige Hospital-Verwalter und Advokat **, zur Zeit der gegen ihn eröffneten Untersuchung 49 Jahr alt, war der Sohn eines früher verstorbenen Superintendenten. Er wurde in seinem älterlichen Hause erzogen, bezog dann die Fürstenschule X., und später die Universität Z. Nachdem er seine akademische Laufbahn vollendet hatte, wurde er in X. immatriculirter Advokat, und im Jahre 1791 Verwalter des bei seinem Wohnorte gelegenen Hospitals ***. Nachdem er seine erste Frau durch den Tod verloren hatte, verheirathete er sich zum zweitenmal. Er hatte aus der ersten Ehe ein Kind, aus der zweiten drei am Leben. Nicht ganz ohne Vermögen, ist er namentlich Eigenthümer mehrerer Grundstücke in —.

Nachdem eine geraume Zeit hindurch wiederholt Klagen über eigenmächtiges willkührliches Verfahren bei Verwaltung des Hospitals, so wie über Veruntreuungen und Betrügereien des ** erhoben worden, wurde auf Verfügung der vorgesetzten Behörde eine Kriminal - Untersuchung gegen denselben eröffnet, und nach beendigter Untersuchung wurde nach einem Erkenntnifs des Kriminal - Senats des Königlichen Kammergerichts vom October 1816 für Recht erkannt, dafs der ** wegen Verletzung seiner Amtspflichten bei der Verwaltung des Hospitals ***, grober Veruntreuung der ihm anvertraut gewesenen Kasse, Anfertigung falscher Privat - Schriften, Insubordination gegen das Consistorium zu W., Widerspenstigkeit gegen die Abgeordneten des letzteren, grober Verbal-Injurien gegen die Inspectoren des Hospitals und wegen qualificirten Betruges gegen die Hospitaliten, als Hospitalverwalter und Advokat zu cassiren, und zu allen ferneren öffentlichen Aemtern für unfähig zu erklären, aufserdem mit einer vierjährigen Festungs - Arrest - Strafe zu belegen, und den durch sein Verbrechen dem Hospital und den Hospitaliten verursachten Schaden zu erstatten, im Fall seines Unvermögens aber den erstern in einer öffentlichen Anstalt abzuarbeiten gehalten, endlich auch die Kosten der Untersuchung zu tragen verbunden sei.

Als dem Inculpaten das Erkenntnifs publicirt worden, erklärte er sich dahin, dafs er gestehe, sich vergangen zu haben, allein seine Gesundheitsumstände und seine übrige körperliche Beschaffenheit habe ihn dazu veranlafst. Er bereue sein Vergehen, doch hoffe er, dafs durch eine anderweitige Vertheidigung dieses Erkenntnifs werde gemindert werden. In einer von ihm selbst verfafsten neuen Vertheidigungs - Schrift führte derselbe am Schlusse an: Er hoffe, daſs sein sehr schwächlicher Gesundheitszustand eine Milderung des ihm zuerkannten Festungsarrestes, und zwar nach sächsischen Gesetzen: tanquam persona miserabilis et morbo chronico laborans, zu Statten kommen werde. Ein von dem ehemaligen Professor Dr. K. in W. vom April 1802 an den Inculpaten gerichtetes Schreiben bekundet, daſs Letzterer damals sich der ärztlichen Hülfe desselben bedient, und daſs er früher am Bluthusten und Verdauungsbeschwerden gelitten habe. Unmittelbar nach Publicirung des Erkenntnisses überreichte die Ehefrau des Inculpaten mit den Schwestern, Brüdern und Kindern desselben eine Bittschrift mit dem Antrage: den Verurtheilten der Allerhöchsten Gnade Sr. Majestät des Königs zu empfehlen, indem derselbe an Leib und Seele krank, gröſstentheils in düstere Schwermuth versunken, und daſs die fixe Idee bei ihm sich zeige, daſs das, was er sich in seiner Hospital-Verwaltung zu Nutzen gemacht, als ein erlaubtes Accidens um deswillen betrachtet und gerechtfertigt werden müsse, weil er auſserdem nicht vermögend gewesen sei, von seinem übrigen geringen Diensteinkommen seine unentbehrlichsten Lebensbedürfnisse zu bestreiten. Schon über ein Jahr lang sei er einer jeden Gesellschaft ausgewichen, in welcher er die Untersuchungs-Commissarien anzutreffen vermuthet, weil ihm die Vorstellung vorgeschwebt, er könne bei solchen Gelegenheiten von denselben ums Leben gebracht werden; ja er habe sogar die Idee geäuſsert, daſs die Untersuchungs-Commissarien beabsichtigten, ihn durch ein bekanntes Haupt einer Spitzbubenbande, der dort gefangen gesessen, umbringen zu lassen. Diefs veranlasse sie, darauf anzutragen: den Leibes- und Gemüthszustand des Inculpaten durch den Amts-Physikus Dr. H. oder einen andern approbirten Arzt untersuchen zu lassen.

Der Amts-Physikus Dr. H. bezeugte darauf unter dem 5ten November 1816 in einem kurzen Atteste: dafs der ** seit langen Jahren mit einem chronischen Brustleiden behaftet, seine Respiration sehr beengt gewesen sei, dafs er häufig an einem trocknen, oft an einem mit vielem blutigen Eiterauswurf verbundenen Husten leide, und sein gegenwärtig sehr siecher abgemagerter Körper alle Zeichen eines sich mehr entwickelnden wahren Lungenschwindsüchtigen Zustandes offenbare, mit welchem Leiden sich ein höchst hypochondrischer, periodenweise durch eigene Ideen sich verrathender, sehr in die Augen fallender Zustand, zufolge dem ihm manche Dinge in einem ganz andern als dem wahren Lichte erscheinen, vergesellschaftete.

Hierauf wurde von dem Königlichen Kammergericht unter dem 25sten November 1816 verfügt, dafs von Seiten des Gerichts eine Untersuchung des Gemüthszustandes des Angeschuldigten durch Sachverständige veranlafst werden sollte, mit welchem Geschäft der Amts-Physikus Dr. H. und der Dr. K. in B. beauftragt wurden.

Diesem Auftrage gemäfs verfügten sich beide Aerzte, der Dr. K. am 12ten December, der Amtsphysikus Dr. H. am 10ten desselben, zu dem in der dortigen Amtsfrohnveste im Arrest sitzenden **, und unterhielten sich mit demselben jeder einzeln, um seinen Gemüthszustand zu prüfen. Jeder gab sodann ein besonderes Gutachten hierüber ab, deren wesentlicher Inhalt folgender ist. Der Amts-Physikus Dr. H. versichert in seinem Gutachten, dafs er den Inculpaten seit 14 Jahren kenne. Er habe einen langen, hagern, sehr abgezehrten Körper, einen engen flachen Brustbau, gelbfahle Gesichtsfarbe, und habe früher öfters krampfhafte Zufälle, Bluthusten und Magenkrampf gehabt. Aufserdem habe derselbe öfters an Verdauungsschwäche, Obstructionen und solchen Zufällen gelitten, welche eine widernatürliche Reizbarkeit seines Nervensystems bekundeten. Gegen seine Freunde, ja gegen seine nächsten Verwandten habe er immer ein Mifstrauen gezeigt, und bei zu fassenden Entschlüssen eine ängstliche Unentschlossenheit offenbaret. In gröfseren Gesellschaften habe er immer eine eigene Schüchternheit verrathen, seine Behauptungen habe er immer mit vieler Halsstarrigkeit zu vertheidigen gesucht. Er habe häufig Diätfehler gemacht, viel Kaffe getrunken und immerwährend Taback geraucht. In Hinsicht seines geistigen Vermögens sei Inculpat von der Natur etwas stiefmütterlich ausgestattet. Er sei ein schlaffer Denker, fälle immer schlaffe Urtheile, sein Memorium hingegen habe sich stets als gut bewährt. Seit der gegen ihn geführten Untersuchung habe er oft geklagt, wie unschuldig er leiden müsse, und habe über die Hospital-Inspectoren als seine schrecklichsten Verfolger, die ihn unschuldiger Weise an den Bettelstab bringen wollten, laut geklagt, indem er sich unschuldig fühle, und die Vortheile, die er benutzt, wohl hätte rechtlich verlangen können, indem er von dem ihm bestimmt gewesenen kleinen Dienstgehalte mit seiner Familie sonst nicht habe leben können. Während des ärztlichen Besuchs hustete der Inculpat häufig, respirirte sehr bewegt, sein Auge zeigte einige Aengstlichkeit und Unruhe, und auf die Frage, wie er sich jetzt befände? äufserte er sich dahin: dafs seine alten Brustbeschwerden fortdauerten, dafs sie periodisch schwächer und stärker würden, dafs die Witterung auf seinen Körper mächtigen Einflufs habe, dafs er seit einigen Tagen kein Blut ausgeworfen habe, sein Appetit erträglich sei, seine Verdauungswerkzeuge jetzt gesunder schienen, seine Obstructionen seltener wie sonst einträten, dafs das immerwährende Sitzen ihm nicht bekomme, dafs er die Kränkung, die ihn betroffen, nicht verdiene, und dafs er unschuldig leiden müsse. Aus allem diesen schliefst der Verfasser, dafs der Inculpat an einer tief eingewurzelten Hypochondrie, verbunden mit einer noch nicht völlig ausgebildeten Lungenschwindsucht leide. Was seinen Seelenzustand betreffe, so sei besonders der Umstand wichtig, dafs der Inculpat gegen seine letzte Inspection ein halsstarriges Benehmen bewiesen habe, und dafs er sich reines Gewissens fühle, obgleich er der Veruntreuungen, welche er geübt, überwiesen worden: dafs er glaube, unverdiente Kränkungen zu erleiden, und dafs er mit Geduld seinem Schicksal entgegen sehe. Man solle nicht glauben, dafs hier irgend eine Verstellung obwalte. Man müsse die Nachsicht erwägen, die ihm seiner Kränklichkeit wegen von Seiten seiner Eltern zu Theil geworden. Hiezu käme seine Hypochondrie, deren Ursachen auf seine grofse Sensibilität mächtig einwirkten. Bei diesen Umständen könnte der Inculpat leicht zu falschen Ansichten und Begriffen gelangen, die zur nachtheiligsten Reife für ihn gedeihend, irrige und strafbare Handlungen erzeugen. Der Amts-Physikus Dr. H. erklärt sich nach allem diesen dahin, dafs der ** nicht bei vollkommenem Verstande gewesen sei, um das Moralische seiner Handlungsweise zu erkennen. Er sei unter diejenigen zu zählen, die, indem sie sich ihrer gegenwärtigen Verhältnisse bewufst, sich der Vergangenheit erinnern könnten, daher als vernünftig anzusehen seien, aber in Rücksicht eines gewissen Gegenstandes (bei ihm der Handlungsweise im Officio) verrückte Begriffe hegen.

Der Dr. K. äufserte sich in seinem Gutachten über das Befinden des ** auf folgende Weise:

Sein Ansehen sei etwas verstört, sein Blick scheu. Die schwindsüchtige Anlage sei nicht zu verkennen, er huste immerfort und werfe viel eiterartigen Schleim aus. Sein Nervensystem sei überaus reizbar. Er klage übrigens gegenwärtig nicht, esse mit Appetit, und schlafe besser als sonst. Sein Geisteszustand schiene ruhig, und er versichere: dafs er sich über sein Schicksal nicht kränke. Trennung müsse einmal in diesem Leben statt finden, und daher werde er auch wissen sich von seiner Familie zu trennen. Seine Frau müsse denken: er sei gestorben. Ueber den Tod seines vor Kurzem gestorbenen Kindes schiene er sich nicht zu betrüben. Der Dr. K. fügt hinzu, der Inculpat sei sehr mifstrauisch, indem er die Idee hege: seine Familie wolle ihn verrückt machen. Er habe mehr Zutrauen gewonnen als er ihm gesagt, seine ganze Sendung gehe darauf hinaus, seinen Gesundheitszustand zu untersuchen: ob er auch werde die Festungsstrafe ertragen können, worauf er geäufsert, dafs das stete Sitzen ihm äufserst nachtheilig sein werde. Er versichere, in seiner ganzen Amtsführung seine Pflichten redlich erfüllt zu haben, sein Dienst sei allerdings von der Art gewesen, dafs er nicht davon habe leben können, wenn er nicht anderweit sich was zu verschaffen gesucht, und da er als Hausvater seine Familie habe ernähren müssen, so habe er auch zugleich mit für sich gesorget, wobei er jedoch die Vortheile des Hospitals nicht aus den Augen gelassen habe. Er begreife nicht, wie man so streng mit ihm verfahren könne. Wenn er dem Hospitale Subjekte zuführe, so erlaube ihm die Observanz, dafs er für seine Bemühungen sich ordentlich honoriren lasse, und hätte er das nicht gethan, wovon hätte er mit seiner Familie leben sollen? An seinen Vorgesetzten habe er sich allerdings durch Worte vergangen, allein er sei auch genug gereizt worden. Der Dr. K. betrachtet als das Resultat seiner Untersuchung: dafs die stete Kränklichkeit des Inculpaten die Ausbildung seines Geistes vermindert, und seine Hypochondrie endlich sein Gehirn und Nervensystem angegriffen habe. Seine Sensibilität sei am Ende so hoch gesteigert worden, dafs selbst im Gehirn falsche Vorstellungen hervorgegangen. Wenn man in den

Akten seine Vergehungen lese, und namentlich sehe, wie schlau er oft zu Werke gegangen, um seine Veruntreuungen zu bemänteln, so sollte man wohl glauben, er habe alles mit Bedacht gethan und das Unrecht davon wohl eingesehen. Wenn man aber alles im Zusammenhange betrachte, so sehe man bald wieder den plumpen, unwitzigen Menschen, der, von falschen Grundsätzen irre geführt, sich selbst am meisten hinterging. Der Verstand sei dem Inculpaten zwar nicht abzusprechen, da er sich seines Zustandes bewufst sei, auch alles Vergangenen sich erinnern könne; allein wenn man seine Handlungsweise und sein ganzes Betragen in Erwägung ziehe, so könne man nicht umhin, ihm in gewisser Rücksicht richtigen Verstand wegzuleugnen. Bei seiner Kränklichkeit, welche die Ausbildung seines Verstandes verhindert, bei seiner Reizbarkeit, seinem Mifstrauen bildeten sich nach und nach irrige Grundsätze, welche er für Recht erkannte, und deren Unrichtigkeit er nicht mehr einsehen konnte. Ein Vernünftiger würde nicht auf den Gedanken gerathen sein, den er wirklich oft geäufsert habe, dafs die beiden jetzigen Inspectoren ihm nach dem Leben trachteten, und nur eine kranke Phantasie könne ihm vorspiegeln, sie verbänden sich mit dem damals im Arrest befindlichen Spitzbuben-Oberhaupte, um ihn umbringen zu lassen. Da Inculpat nun übrigens wohl bei Verstande sei; in Rücksicht seiner Vergehungen aber sich vom begangenen Unrechte nicht überzeugen könne, auch durch keine Belehrung dahin zu bringen sei, dies einzusehen, Verstellung aber sich durchaus nicht darthun lasse, so könne man wohl nicht in Abrede stehen, daſs er eigentlich unter diejenigen Menschen gehöre, welche die Moralität ihrer Handlungen, rücksichtlich gewisser Gegenstände einzusehen unfähig seien. Sein Urtheil fällt daher dahin aus: daſs Inculpat nicht mit gehörigem Verstande begabt gewesen sei, um die Moralität seiner Handlungen einsehen zu können. Der Verfasser fügt hinzu: Es sei allerdings schwierig, über den psychischen Zustand eines Menschen ein Urtheil zu fällen, zumal wenn dieses Urtheil auf die mehrere oder mindere Bestrafung seiner Handlungen Einfluſs haben soll. Einmal wolle man sein Gewissen rein erhalten, und seiner Pflicht aufs möglichste nachkommen; auf der andern Seite wolle man aber auch dem Inculpaten keinen Schaden zufügen. Er schlieſst mit den Worten: Ich gestehe meine Schwäche in Untersuchungen der Art, daſs ich keine Uebung darin habe, und vielleicht getäuscht werden kann. Ich unterwerfe mich daher gerne der Beurtheilung sachverständiger Männer, wenn man mein Gutachten nicht gewichtig genug finden sollte, und werde mich gern belehren und zurechtweisen lassen.

Gutachten.

Nach einer sorgfältigen Vergleichung der in den Untersuchungs-Akten enthaltenen Thatsachen mit den

Ansichten und Behauptungen des Kreis-Physikus Dr. H. und des Dr. K. in B., hält sich die w. D. für überzeugt, dafs es jenen nicht gelungen sei, es wahrscheinlich zu machen, viel weniger zu beweisen, dafs der ** nicht bei vollkommenem Verstande gewesen, um das Moralische seiner Handlungsweise zu erkennen.

Beide Sachverständige sind zuerst bemüht gewesen, darzuthun: dafs der Inculpat als ein Kandidat der Schwindsucht zu betrachten sei. Nach den erzählten Merkmalen, und namentlich nach der Bemerkung über den engen Bau seiner Brust, seiner gelblichen Gesichtsfarbe, oft wiederkehrendem Husten mit Blutspeien und beengter Respiration, mit sogenanntem eiterartigen Auswurf entsteht allerdings der Verdacht, dafs die Organisation der Lungen bereits verletzt sei, und der erste Grad einer knotigen Lungensucht sich entwickelt habe. Aber die Beschreibung dieser Zufälle ist auf der andern Seite bei weitem nicht vollständig genug, um hierüber so viel Licht, wie leicht zu erhalten gewesen wäre, zu verbreiten, indem u. a. nicht bemerkt wurde, ob die äufsere Wärme der Haut von Zeit zu Zeit sich vermehre, um wie viel die Zahl der Inspirationen und der Pulsschläge in einer gegebenen Zeit von der normalen Frequenz abweiche, wie der Krankheitszustand des ** zur Morgenzeit sich zu der des Abends verhalte u. s. w.

Sodann haben sie gesucht, durch Angabe einer Reihe von Phänomenen nachzuweisen, dafs diese Brustkrankheit mit Hypochondrie verbunden sei. Hierher sind zu rechnen: die Verdauungsschwäche des

Kranken, seine Neigung zu Obstructionen, die widernatürlich erhöhte Reizbarkeit seines Nervensystems, seine ängstliche Unentschlossenheit, sein unnöthiges Sorgen, seine Schüchternheit, Mifstrauen und Neigung zur Einsamkeit, seine Unordnung in Genüssen etc. Man kann diese Meinung und den Schlufs immerhin gelten lassen, dafs die Thätigkeit des Nervensystems und der Umlauf der Säfte in den Eingeweiden des Unterleibes des ** andauernde und wichtige Störungen erlitten habe, aber diese Krankheit, wenn sie auch auf den Namen der Hypochondrie Anspruch machen sollte, verdient wenig Beachtung für den Richter, wenn die Rede davon ist, ob der Angeschuldigte an einer solchen Krankheit leide, die ihn unfähig mache, die Folgen seiner Handlungen zu überlegen, und namentlich sich seines Verhältnisses als Mensch, als Staatsbürger und als Beamter, klar bewufst zu werden. Die Hypochondrie, d. h. die chronische Nervenkrankheit mit Verletzung der Verdauungskräfte und mit Verstimmung des Gemeingefühls, bei welcher der Kranke unbedeutende Zufälle für wichtig hält, seiner nicht gefährlichen Krankheit stets zu unterliegen fürchtet und von mannigfaltigen Sinnestäuschungen und Einbildungen, die sich stets auf sein eignes Befinden beziehen, geplagt wird, eine solche Nervenkrankheit, so lange sie nicht zugleich mit Wahnsinn verbunden ist, raubt Niemanden das Vermögen, die Moralität seiner Handlungen richtig zu würdigen. Auch angenommen, dafs der **, nachdem er, als Advokat, den üblen Ausgang der gegen ihn eröffneten Untersuchung, im Laufe derselben

vor-

vorhergesehen, wirklich gefürchtet hätte, dafs die mit dieser Untersuchung beauftragten Inspectoren des Hospitals, deren persönliche Berührung er ängstlich vermied, seinem Leben gefährlich werden, ja ihn durch den damals verhafteten Diebesanführer wohl gar umbringen lassen würden: so läfst sich hieraus keinesweges schliefsen, dafs derselbe überhaupt und während er jene strafbaren Handlungen beging, am Verstande krank und daher unfähig gewesen sei, die moralische Bedeutung der Pflichten seines Amtes gehörig zu würdigen. Wenn man daher auch annehmen wollte, es sei dem Inculpaten mit jener Besorgnifs voller Ernst gewesen; so liefse sich dieselbe unbedenklich als eine Aeufserung seiner damaligen hypochondrischen Verstimmung ansehen, und mit ähnlichen Sinnestäuschungen und Einbildungen anderer Hypochondristen, wonach sie ohne allen objektiven Grund, jeden Augenblick zu sterben, von jedem Gewitter getroffen, nach jedem Genufs gewisser Speisen durch Schlagflufs getödtet zu werden fürchten, recht wohl vergleichen.

Endlich sind die Sachverständigen bemüht gewesen, aufser diesen Krankheiten eine wirkliche Verstandesschwäche des Inculpaten anzunehmen, und zwar von solcher Art, die auf dem Vorhandensein einer fixen Idee beruhe, weshalb derselbe nicht bei vollkommenem Verstande gewesen sein könne, um das Moralische seiner Handlungsweise zu erkennen. Sie behaupten: Der Inculpat besitze wenig Geist, sei ein schlaffer Denker, fälle stets schlaffe Urtheile, seine Defensionsschreiben seien für keine besondere Geistesprodukte zu halten etc. Diesen Behauptungen darf man immerhin beitreten, doch wird hieraus nicht gefolgert werden können: dafs der Inculpat an einer krankhaften Verstandesschwäche gelitten habe, dafs er sich seines wahren Lebensverhältnisses nicht klar bewufst gewesen sei, dafs er seine subjektiven Ueberzeugungen mit der Objektivität der Aufsenverhältnisse verwechselt habe. Ein Individuum von wenig Geist und von beschränktem Urtheilsvermögen kann zwar, unter heftig einwirkenden Ursachen, eben so leicht in Geisteszerrüttung verfallen, wie ein anderes von höheren Geisteskräften. Aber niemand wird behaupten können, dafs jenes geistige Naturell als solches schon für krankhaft zu halten, oder dafs gar jene Hypochondrie hinreichend sei, eine solche Beschränktheit des Geistes zu einem partiellen Wahnsinn zu steigern. Diefs in abstracto zu behaupten, ist aller Erfahrung entgegen, und dafs der vorliegende konkrete Fall eine solche Behauptung nicht rechtfertige, beweist der Inhalt der Akten, indem dafür nichts spricht, wie die ganz unerwiesene Behauptung der eignen unglücklichen Familie des **, und die von allen faktischen Gründen entblöfste Hypothese der Aerzte.

Der Amts-Physikus Dr. H. versichert, der ** sei unter diejenigen zu zählen, die, indem sie sich ihrer gegenwärtigen Verhältnisse bewufst, sich der Vergangenheit erinnern können, daher als Vernünftige anzusehen sind; die aber in Rücksicht eines gewissen Gegenstandes, als bei ihm der Handlungsweise in officio, verrückte Begriffe hegen. Abgesehen von dem Widerspruche, der hierin zu liegen scheint: so spricht diese Ansicht zugleich den Irrthum aus, auf welchem das Resultat jener Gutachten sich gründet. Der **, meinen jene Aerzte, müsse partiell verrückt sein, weil er nicht begreife, daſs er mehrere Verbrechen begangen habe, weil er sich für unschuldig halte, obgleich er nach dem Erkenntniſs für sehr strafbar erklärt wurde. Wenn aber das Vorgeben einer subjektiven Ueberzeugung dieser Art einen partiellen Wahnsinn bekunden könnte, so würden die meisten Verbrecher für gemüthskrank erklärt werden müssen, indem es bekanntlich wenige giebt, die das Maas ihrer Schuld selbst anerkennen, und namentlich wenig Fälle von überwiesenen Veruntreuungen, Entwendungen etc. vorkommen, welche die Verurtheilten nicht mit der Noth, Nahrungssorgen etc., welche die That unvermeidlich zur Folge gehabt, entschuldigt, und sich daher für straflos gehalten hätten.

Mit Gewiſsheit anzunehmen, daſs der ** die innere feste Ueberzeugung von seiner Unschuld gehabt habe, bleibt überdieſs sehr gewagt, und in den Akten befinden sich wichtige Thatsachen, welche gegründete Zweifel dagegen veranlassen. Seine zum Theil ausweichenden, zum Theil entschuldigenden Erwiederungen bei mehreren Vernehmungen, sein Benehmen bei der eigenmächtigen Annahme der Hospitaliten, sein kleinmüthiger Zustand nach Eingang des Erkenntnisses, seine nachträglichen Eingaben, in denen er sich selbst für schuldig erklärt; ferner: nachdem er sich überzeugt, daſs seine eigene juristischen Deductionen vor der gesetzlichen Bestrafung ihn nicht schützen würden, sein ruhiges Unterwerfen der Strafe, dann seine Bereitwilligkeit, den Festungsarrest anzutreten; seine Bitten um Erleichterung und angemessene Verpflegung während dieser Zeit; alles dies setzt es auſser Zweifel, daſs jene Idee von seiner Schuldlosigkeit gewiſs nicht für die Aeuſserung eines partiellen Wahnsinns gehalten werden könne. Hätte die innere feste Ueberzeugung von seiner Schuldlosigkeit in Hinsicht des wichtigsten Verbrechens, der Veruntreuungen im Amte als fixer Wahn wirklich statt gefunden; so würde er diesen ohne Aufhören in der That geltend gemacht, und ohne Gewalt zum Antritt des Arrestes sich nicht bequemt, vielweniger zur Abbüfsung der Festungsstrafe so schnell bereitwillig erklärt haben. Der ** läfst es bei dem Versichern seiner Schuldlosigkeit bewenden, und sein sogenannter fixer Wahn geht nicht, wie bei wirklichen Geisteskranken, ins Leben über.

Endlich hat das frühere Leben des Inculpaten und sein Benehmen vor der Untersuchung nirgend eine Spur von Geisteszerrüttung an den Tag gelegt, vielmehr erhellet aus den Untersuchungsakten, dafs er bedächtlich genug zu verfahren wufste, um überall seinen Privat-Vortheil, der gerade von Geisteskranken so oft unbeachtet bleibt, zu befördern und eine Menge von Pflichtwidrigkeiten zu begehen, wie sie in dieser Dauer und Konsequenz nicht von Individuen von krankem Verstande, sondern von gemeinen Gesinnungen, die den höheren Sinn für Rechtlichkeit ausschliefsen, zu erwarten sind.

Diese Erörterungen mögen hinreichen, um das Urtheil zu rechtfertigen:

dafs der Gemüthszustand des ehemaligen Hospitalverwalters und Advokaten **, so wenig auch sein körperliches Uebel verkannt werden kann, von der Beschaffenheit nicht gewesen ist, dafs er dadurch aufser Stand gesetzt wurde, die Moralität seiner Handlungen zu würdigen.

Berlin, den 30sten September 1827.

Königl. Wissenschaftliche Deputation
für das Medicinal-Wesen.

III.

Gutachten

über

den Gemüthszustand und die Zurechnungsfähigkeit einer jungen Brandstifterinn, wobei die Frage aufgeworfen worden: ob und in wie weit, besonders bei dem Mangel aller äußeren Motive zur That, bei der Inculpatin ein solcher körperlicher oder Seelenzustand anzunehmen sei, der ihre Zurechnungsfähigkeit in Casu concreto ganz oder zum Theil ausschließt?

Geschichtserzählung.

Die unverehelichte A. S. B., Tochter des Häuslers J. G. B. zu Nieder-P., wurde daselbst am 19ten Julius 1804 geboren, hat also jetzt ihr 17tes Jahr zurückgelegt. Von ihrem siebenten Jahre an besuchte sie die evangelische Schule zu G., in welcher sie Lesen, Schreiben und etwas Rechnen lernte, und welche sie erst in ihrem 14ten Jahre wieder verliefs, nachdem sie von dem dortigen Prediger den nöthigen Religionsunterricht erhalten hatte und confirmirt worden war.

Während ihrer ganzen Schulzeit betrug sie sich nicht nur immer gesittet, gut und fleifsig, sondern machte sich auch hauptsächlich während der Zeit des Confirmanden-Unterrichts des Beifalls und der Liebe ihres Lehrers würdig.

Nachdem sie die Schule verlassen hatte, wurde sie von ihren Eltern bei dem Bauer R. zu L. als Kuhmagd vermiethet, in welchem Dienste sie, der

Verabredung gemäfs, 32 Wochen, bis um Weihnachten 1818 verblieb. Hierauf kehrte sie zu ihren Eltern zurück, und verweilte bei diesen bis 14 Tage vor Ostern 1819, um welche Zeit sie sich bei dem Bauer G. B. in Grofs-R., abermals als Kuhmagd vermiethete. Hier wurde ihr zugleich die Wartung des jüngsten Kindes übertragen, und da sowohl ihre Dienstherrschaft mit ihr zufrieden war, als auch sie nicht die mindeste Veranlassung hatte, über jene zu klagen, so wurde ihre Dienstzeit nach Ablauf derselben, gegen Weihnachten 1819, auf unbestimmte Zeit verlängert. Ungeachtet dieses guten Verhältnisses, welches ihr keinen Grund gab, sich zu beklagen, geschweige irgend eine Feindseligkeit oder Rache gegen ihre Dienstherrschaft auszuüben, legte sie dennoch am 14ten December 1819 in der Scheune ihres Dienstherrn vorsätzlich Feuer an, und gab dadurch Veranlassung zu dem Abbrennen nicht nur des diesem zugehörenden Gehöftes, sondern auch desjenigen des benachbarten Bauers C. B. Das Geständnifs mehrerer in der Folgezeit von ihr begangenen und weiterhin noch besonders zu erwähnenden Diebstähle hatte endlich auch das ihrer Brandstiftung zur Folge, und lauten ihre eignen Aussagen über den dabei statt gefundenen Vorgang, so wie über die Veranlassung dazu, folgendermafsen. — „Ohngefähr 14 Tage vor „dem unglücklichen Brande erwachte ich einmal „plötzlich in der Nacht, und es kam mir vor, als ob „mir jemand zuriefe: trage Feuer in den Bansen. — „Ich erschrack darüber heftig, und gab mir alle Mühe, „diese Erscheinung zu vergessen, und den erschreck-

„lichen Gedanken in mir zu unterdrücken. Allein „seit dieser Nacht erwachte er, so oft ich durch das „meiner Wartung anvertraute Kind aus dem Schlafe „geweckt wurde, mit mir zugleich immer wieder, „und es war stets, als ob diese Stimme mir immer „aufs neue zurief, Feuer in den Bansen zu legen. „An dem unglücklichen Tage, an welchem jener Ge- „danke in mir zur That reifte" (wo Inquisitinn sich unwohl befunden, und die seit vorerwähnter Nacht immer zunehmende Angst ihr auch beim Mittagsessen den Appetit benommen hatte) „hatten wir „eben zu Mittag gegessen, als ich eine Weile nachher „Stroh fürs Rindvieh aus dem niederen Bansen ho- „len mufste. Ich hatte eben einige Schütten zum „Kuhstalle getragen, als die Magd A. M. B. mir zu- „rief: ich solle die Töpfe aus der Küche zum Auf- „waschen in den Hausflur herbeiholen. Als ich in „die Küche trat, war es wieder, als ob die Stimme, „die mich schon seit 14 Tagen gequält hatte, mir „zurief: Nimm eine Kohle und trage sie in den Ban- „sen. Ich griff daher mit der blofsen Hand in den „Ofen, in welchem noch Kohlenfeuer war, nahm eine „glühende Kohle, kaum von der Länge eines Fin- „gers, und steckte sie in meinen Schubsack. Hier- „auf nahm ich die Töpfe, die ich der Magd bringen „sollte, und trug sie derselben hin, ging sodann aber „schnell wieder in den niederen Bansen, nahm die „Kohle, die schon gröfstentheils verglommen war, „heraus, und steckte sie, mehr nach der Erde zu, „als oberwärts, in das in einem grofsen Haufen lie- „gende Stroh." — Späterhin, in dem artikulirten

Verhör, hat die Inquisitinn zwar einmal vorgegeben, dafs sie das Feuer ohne Vorsatz dadurch verschuldet habe, dafs sie den im Bansen befindlichen Schweinen Futter in einem Topfe hingetragen, den sie eben erst vom Feuer genommen, und an welchem sich defshalb eine glühende Kohle befunden habe, die in das Stroh gefallen sei, jedoch ist sie gleich darauf zu ihrer früheren Aussage zurückgekehrt, indem sie gestanden, dafs einer ihrer Mitgefangenen ihr gerathen, ihr früheres Bekenntnifs zu wiederrufen, weil sie alsdann besser wegkommen, d. h. eine gelindere Strafe erhalten würde. „Das Stroh, welches ich fürs Vieh „holen sollte," lautet dann ihre Aussage weiter, „hatte ich mir schon vorher nach der Bansenthür „zu gelegt, und schon wollte ich mit diesem heraus„gehen, als es mich unwillkührlich wiederum zurück„trieb, um die Kohle noch einmal anzublasen. Ich „sah sie bald im Stroh liegen, bückte mich, um mich „ihr mit dem Munde zu nähern, und bliefs sie auf. „Davon fing nun das Stroh an zu rauchen, und hier „wurde mir mit einmal gewaltig bange. Ich schlug „daher in der gröfsten Angst mit den Händen auf „das rauchende Stroh, allein es half nichts, und ich „eilte daher mit den Schütten Stroh fürs Vieh in „höchster Angst zum Kuhstalle, entschlossen, nach „Hinwerfung desselben, im Hause Lärm zu machen." Im Specialverhör hat Inquisitinn späterhin behauptet, nicht wieder nach der Kohle gesehen, und nicht in gröfster Angst auf das rauchende Stroh mit den Händen geschlagen zu haben. — „Ehe ich jedoch dazu „kommen konnte," fährt sie dann fort, „rannte schon

„mein Diensther von der oberen Scheunentenne laut „aufschreiend nach dem niederen Bansen, und in „demselben Augenblicke, als er die Thür desselben „öffnete, war auch schon die Flamme da. Meine „Dienstherrschaft schien keinen Argwohn auf mich „geworfen zu haben, und als ich befragt wurde, ob „ich nichts vom Feuer bemerkt hätte, da ich doch „unmittelbar vorher in dem Bansen gewesen wäre, „so gab ich vor, dafs ich bei meiner Anwesenheit im „Bansen etwas rascheln gehört, und geglaubt hätte, „dafs Hühner darin wären. Ich that dies deswegen, „um den Verdacht der Brandstiftung von mir abzu-„lenken. Seitdem ich dieses Verbrechen begangen, „habe ich weder Tag noch Nacht Ruhe gehabt, und „immer hat mich das böse Gewissen verfolgt. Des-„sen ungeachtet habe ich mich späterhin verleiten „lassen, meiner Dienstherrschaft Geld zu entwenden. „Das erstemal geschah diefs im zeitigen Frühjahr. „Ich sollte für das Kind Semmel aus dem Lädel her-„ausnehmen, benutzte hierbei die Abwesenheit mei-„ner Dienstfrau, um das Beilädel zu öffnen, und nahm „mir, als ich in diesem Geld liegen sah, ein Acht-„groschen-, ein Viergroschen- und ein Zweigroschen-„stück davon heraus. Diese Geldstücke steckte ich „noch an demselben Tage im Garten an verschiede-„nen Orten unter den Bäumen in die Erde, und gab „vor, dafs ich sie daselbst gefunden. Zuerst brachte „ich das Zweigroschenstück zum Vorschein, und um „die Sache recht glaublich zu machen, nahm ich das „zwölfjährige Mädchen meiner Dienstfrau mit in den „Garten, um mir weiter nach Gelde suchen zu hel-

„fen. Ich richtete es so ein, dafs diese das Achtgroschenstück finden mufste, welches wir dann mit einander theilten. Einige Zeit darauf hatte meine Dienstfrau Tücher gekauft, welche die Zimmerleute bei dem Heben zum Geschenk erhalten sollten. Ich hatte gesehen, dafs sie diese in ein Lädel auf der Kammer gelegt hatte, und weil gerade der Schlüssel dazu steckte, so verleitete mich die Neugierde, mir diese Tücher zu besehen. Bei dieser Gelegenheit öffnete ich wieder das Lädel, in welchem ich ein kleines Ringel liegen sah, was ich einsteckte. Indessen reuete mich dessen Entwendung, und ich warf es daher nach einiger Zeit beim Schlafengehen mitten in die Kammer, in welcher ich mit meiner Dienstherrschaft schlief. Da damals Licht in der Kammer brannte, so konnte ich meine Verwunderung darüber äufsern, dafs etwas an der Erde funkele; dieses that ich, und spielte so das Ringel meiner Dienstfrau wieder in die Hände. — Vor ohngefähr 14 Tagen (im Anfang Juni 1820) hatte ich bemerkt, dafs der Schlüssel zu dem kleinen Lädel, worin, wie ich wufste, meine Dienstfrau ihr Geld liegen hatte, auf der Schlafkammer liegen geblieben war. Aus diesem nahm ich mir daher ungezählt Geld, welches, wie ich nachher fand, gerade 16 Groschen Münze betrug, und wofür ich mir später, von einem mir auf einem Wege begegnenden Frauenzimmer, ein Tüchel kaufte. Endlich liefs ich es mir, vor ungefähr 8 Tagen unglücklicher Weise beikommen, des Morgens früh, als meine Dienstfrau noch schlief, aus der Tasche ihres Rockes, der

„auf der Lade lag, Geld heraus zu nehmen. Es be-„trug dieses 7 Silbergroschen, und war nur ein Theil „von dem, was überhaupt in der Tasche befindlich „war. Dieser letzte Gelddiebstahl wurde entdeckt. „Meine Dienstfrau hielt ihn mir vor, und ich gestand „ihr nicht nur diesen, sondern auch die beiden frü-„heren, so wie die Entwendung des ihr wiederge-„gebenen Ringels. Bei dieser Gelegenheit drang sie „dann auch in mich, ihr zu bekennen, ob ich sonst „noch etwas auf dem Herzen hätte, und ob ich die-„ses zwar an jenem Abende noch immer leugnete, „so bekannte ich ihr doch am folgenden Tage früh, „dafs ich die Urheberin des Feuers gewesen sei. Zu „jenen Geldentwendungen wurde ich ebenfalls durch „einen bösen Gedanken verleitet, der mir einkam, „als ich einst Geld in dem Lädel liegen sahe. Denn „ob ich zwar mich bemühte, diesen Gedanken zu un-„terdrücken, so war es mir doch immer, als wenn „Jemand spräche: Nimm dir etwas Geld." Auf die Frage, warum sie sich nicht Jemanden entdeckt habe, entweder den B—schen Eheleuten, oder ihren Eltern, erwiederte die Inquisitin: „Ich dachte, diese „böse Eingebung würde sich wieder verlieren, und „da habe ich denn die Entdeckung an Jemanden „unterlassen." Die geschehene That aber versichert sie deswegen nicht früher gestanden zu haben, weil sie sich theils vor der Strafe gefürchtet, theils aber und vorzüglich, weil sie dadurch ihren Eltern und Geschwistern grofses Herzeleid würde verursacht haben. „Denn ich dachte," so lautete ihre Aussage, „die „Strafe, die ich durch mein Verbrechen verwirkt hätte,

„wollte ich gern leiden, wenn ich nur den Meini-
„gen den Kummer, den sie um mich haben würden,
„ersparen könnte."

Während dieser Vernehmung wurde Inquisitinn zweimal von epileptischer Krämpfen befallen. Ihrer späteren eigenen Aussage zu Folge hat sie hieran seit der Zeit des Geständnisses ihrer Schuld gelitten, und fügte Inquisitinn bei dieser Gelegenheit hinzu, dafs diese Krämpfe nun zwar etwas nachgelassen, dagegen aber andere Zufälle sich eingefunden hätten. Sie habe nehmlich einen äufserst aufgetriebenen Leib bekommen, der ihr bei seiner Härte heftige Beschwerden verursache, und sie bitte daher um ärztliche Hülfe. Zugleich beantwortete sie die ihr vorgelegte Frage, ob sie bereits die monatliche Reinigung gehabt habe, verneinend, und sagte späterhin noch aus, dafs sie vor der Zeit, wo ihr der Gedanke, zum Feueranlegen eingekommen, zwar übrigens gesund gewesen, aber von Kopfschmerzen damals, wie auch schon früher, sehr häufig geplagt gewesen sei. Diese hätten gewöhnlich ein paar Tage angehalten, dann wäre sie wieder acht Tage davon befreit gewesen, und so hätte es abgewechselt. Auf diese Veranlassung wurde der Kreisphysikus M. zu L., wo die bisherige Untersuchung geführt worden war, aufgefordert, ein Gutachten darüber abzugeben, ob die Inquisitinn ihres körperlichen Zustandes wegen, nach ihrem ferneren Bestimmungsorte J. abgeführt werden könne. In dem hierüber ausgestellten Atteste vom 12ten Juli 1820 wird angegeben: dafs sich die Inquisitinn zwar in so fern gesund befände, dafs sie ohne Nachtheil die Reise nach J. antreten könne, jedoch sei es sehr nothwendig, sie dort sogleich unter ärztliche Beobachtung zu setzen, nicht sowohl ihrer körperlichen Leiden wegen, als auch deswegen, weil er (der Dr. M.) mit Sicherheit Liniamente bemerkt zu haben glaube, die einen solchen geisteskranken Zustand bei derselben anzeigten, welche auf ihre Handlungen, die sie verübt, so wie auch auf ferner zu verübende Einfluſs äuſsern.

Es wurde daher in J. zuerst der Hofrath Dr. L. und nach dessen Abgange der interimistische Kreisphysikus Dr. H. beauftragt, die Inquisitinn zu beobachten, und demnächst ein Gutachten über ihren körperlichen und Gemüthszustand einzureichen. Dieses erfolgte am 7ten März 1821 und ist wesentlich folgenden Inhalts: Ich fand den Körper der Inquisitinn von kleiner schwächlicher Statur, zwar gerundetem, jedoch mehr schlaffem als derbem Muskelbau; ihr Gesicht mehr blaſs und aufgedunsen als roth, und dessen Züge noch ohne bestimmten Ausdruck; das Auge blau und die Pupille erweitert; den Blick düster und niedergeschlagen, jedoch nichts boshaftes oder tückisches verrathend, ihr Kopfhaar blond, den Unterleib etwas aufgetrieben und hart; ihr Busen schien noch unentwickelt; die Menstruation war ihrer und ihrer Umgebung Aussage nach noch gänzlich fehlend.

In dem späterhin angestellten Colloquio mit dem Defensor sagte Inquisitinn jedoch aus, „daſs sie die monatliche Reinigung nun zum ersten Male bekommen habe, und daſs sie sich hiernach weit leichter und nicht so beängstigt mehr fühle, als es sonst der Fall gewesen sei, besonders zu der Zeit, als sie die unglückliche That begangen habe." Die Haltung ihres Körpers war ferner ohne besondere Bedeutung, ihr Temperament ins phlegmatisch-sanguinische spielend, der Appetit, Schlaf und Stuhlgang normal, der Puls mehr frequent als langsam. Ihre äufseren Sinne verriethen nichts krankhaftes, ihre Sprache war etwas leise, jedoch vernehmlich, und ehe hoch als niedrig tönend. Sie selbst gab sich im Ganzen als gesund an, aufser dafs sie zuweilen Drücken in der Magengegend und Kopfweh empfinde, und dafs zu Zeiten, wie auch die Mitverhafteten versicherten, Würmer von ihr abgingen, womit sie schon in ihrer frühen Jugend behaftet gewesen zu sein, bemerkte. Von andern etwa erlittenen Krankheiten, aufser den bekannten epileptischen Anfällen, wufste sie nichts Gewisses anzugeben. Eltern und Geschwister sollten sich ihrer Aussage zufolge wohl befinden. Bei den ferneren Beobachtungen wurde sie immer still sitzend und fleifsig spinnend gefunden, ihren Blick auf ihre Arbeit gerichtet und ohne dem sie nicht betreffenden Gespräche eine besondere Aufmerksamkeit zu schenken. Nur auf Befragen äufserte sie sich, jedoch nicht mit der Unbefangenheit, die Kindern eigen zu sein pflegt, sondern immer mit einem Grade von Blödigkeit und Schüchternheit. An ihre Eltern, Geschwister und früheren Lebensverhältnisse wufste sie sich mit vieler Genauigkeit zu erinnern. In der Schule, sagte sie, habe sie Schreiben und Rechnen gelernt, im letzteren es jedoch nicht bis über die Multiplication

tion gebracht, auch wufste sie zwar wohl, wie viel 2 mal 4 und 2 mal 5 ist, aber wie viel 3 mal 9 beträgt, war sie selbst nach einigem Nachdenken nicht im Stande anzugeben. In dieser Zeit wurde sie auch krank und bettlägrig. Die Krankheitszufälle bestanden in Kopf- und Unterleibsbeschwerden, Appetitlosigkeit, belegter Zunge, traumvollen Nächten, beschleunigtem Pulse, kurz, in hysterischen Fieberbewegungen, welche vom 30sten Januar bis zum 6ten Februar 1821 anhielten. In einer Nacht während dieser Krankheit soll sie, nach der Versicherung der bei ihr wachenden Inquisitinn W. einmal im Traume aufgestanden sein, am Stubenofen herumgetappt haben, als wenn sie hier etwas suche, dann aber sich wieder zu Bett gelegt haben. Am folgenden Morgen war ihr hiervon nichts erinnerlich.

Bei der letzten Unterredung, welche der Dr. H. am 27sten Februar 1821 mit ihr anstellte, behauptet er, ihren psychischen Zustand merklich verändert gefunden zu haben. Wie sie bei den vorigen Unterredungen es bereuete, durch ihre begangene That Menschen unglücklich gemacht zu haben, so bereuete sie diesmal, durch ihr abgelegtes Geständnifs sich in die jetzige Lage, die ihr eben so fremd als unverschuldet dünke, versetzt zu haben. Es sei ihr nehmlich weder erinnerlich noch möglich, die Urheberin des fraglichen Feuers gewesen zu sein; sie habe früher sich zwar dafür erklärt, jedoch nur deswegen, um des harten Examinirens ihrer Dienstfrau einmal los zu werden, ohne dabei bedacht zu haben, dafs solche Folgen sie erwarten würden. Sie erinnere sich zwar allerdings dieses unglücklichen Tages und der damit verknüpften Umstände, nur wie im Traume, und sich für die Brandstifterin erklären, könne sie durchaus nicht mit Gewifsheit.

Hierauf hat denn der Dr. H. sein Gutachten dahin abgegeben, dafs die Inquisitinn zur Zeit, obgleich weder an körperlicher noch an geistiger Krankheit offenbar leidend, doch der offenbaren Gesundheit, sowohl des Körpers als des Geistes noch ermangele. Denn noch stehe sie in Beziehung auf ersteren in einem Kampfe, indem sie noch nicht menstruirt sei, noch nicht den kritischen Zeitpunkt der Pubertät überlebt habe, sondern immer noch zwischen Kindheit und Jungfrauschaft schwebe, ihr Körper noch immer in der Entwickelung begriffen sei, und noch nicht die Gediegenheit der Reife erlangt habe. Die Aufgetriebenheit und Härte ihres Unterleibes, so wie die wiederkehrenden Kopfschmerzen beständen immer noch als mehr oder weniger belästigende Zeichen des zu entscheidenden Kampfes, der, wie die Erfahrung so häufig lehre, selbst von bedeutenden hysterischen Fieberbewegungen begleitet zu sein pflege, welche im vorliegenden Falle auch wirklich statt gefunden hätten, und die Psyche um so leichter in Mitleidenschaft zögen, je unentschiedener dieser Kampf bliebe, wovon Hufeland, Henke und Osiander eben so treffende als wahre Beobachtungen gesammelt hätten.

„Abgesehen auch davon," urtheilt Ref. dann ferner, „dafs Inquisitinn zur Zeit der Brandstiftung höchst wahrscheinlich in demjenigen Zustande von

Geisteskrankheit, welchen Platner amentiam occultam, Pinel und Reil automatischen Andrang, Hoffbauer Anreizung durch gebundenen Vorsatz, Metzger raptum melancholicum nennen, und welcher bei jugendlichen Individuen nicht selten mit der Entwickelung der Pubertät in ursächlichem Zusammenhange stehet, sich befunden hat, wofür theils ihre eigenen Angaben, theils ihr noch obschwebender Entwickelungsprozeſs, der als physische Ursache so mancher psychischen Krankheiten zu betrachten ist, sprechen mögen, so bestimmen mich doch alle im Obigen dargelegten Beobachtungen dahin, die Inquisitinn für noch nicht mannbar, des vollen freien Gebrauchs ihrer Verstandeskräfte noch für unfähig, und zur stillen Melancholie geneigt zu erklären."

Das Königl. Inquisitoriat zu J. setzte jedoch Zweifel in die Richtigkeit dieses Gutachtens und lieſs es daher dem Königl. Medicinal-Collegio von ** zur Beurtheilung vorlegen. Gedachtes Collegium sandte es am 14ten Juni d. J. mit dem Bemerken zurück, daſs bei dieser Sache nichts zu erinnern sei. — Bei der Unbestimmtheit des Gutachtens des Kreisphysikus Dr. H. konnte es aber der Criminalsenat des Königl. Ober-Landes-Gerichts von ** auch hierbei nicht bewenden lassen, und wandte sich daher nun, um ein bestimmteres Gutachten über die im Eingange ausgesprochene Frage zu erhalten, an Ein hohes Ministerium der Geistlichen, Unterrichts- und Medizinal-Angelegenheiten.

Gutachten.

Es ist zwar allerdings in der Erfahrung begründet, dafs in einzelnen seltenen Fällen Menschen bei anscheinend nicht zerrüttetem Verstande an einer verborgen liegenden, und nur dem sachkundigen Beobachter bei genauer Untersuchung sich offenbarenden verkehrten Idee leiden können; dafs sie von einem fixen Gedanken, den sie zu verscheuchen nicht im Stande sind, gleichsam gebunden, des freien Gebrauches ihrer übrigen Geisteskräfte unfähig gemacht, und dadurch zu gesetzwidrigen Handlungen verleitet werden können, deren Strafbarkeit sie nicht einzusehen, und deren Folgen sie nicht zu berechnen vermögen. Es ist ferner zwar ebenfalls in der Erfahrung begründet, dafs die Entwickelungsprozesse des menschlichen Körpers, und insbesondere der mit der eintretenden Pubertät verbundenen, einen bedeutenden Einflufs auf die Geistesthätigkeiten zu äufsern vermögen, so dafs dadurch nicht selten Störungen mannigfacher Art in denselben hervorgebracht werden, welche oft plötzlich, unerwartet und ohne Vorboten eintreten, und eben so schnell bei zugleich sich vollendender oder doch auffallend vorrückender Entwickelung wieder verschwinden. Es ist insbesondere durch die Erfahrung gelehrt, dafs bei jugendlichen Individuen in den Jahren der eintretenden Mannbarkeit nicht selten eine eigene Feuerlust, ein krankhafter Trieb zur Brandstiftung sich äufsert, welchem besonders das weibliche Geschlecht unterworfen zu sein scheint, indem in achtzehn Fällen der Art, welche man neuerlich zusammengestellt hat, es vierzehnmal junge Mädchen waren, bei denen dieser krankhafte Trieb und bei einigen selbst zu wiederholten Malen in die That übergegangen war.

Ob aber im vorliegenden Falle ein Zustand dieser Art zur Zeit des begangenen Verbrechens statt gefunden habe oder noch statt finde, ist um so weniger mit Gewifsheit zu entscheiden, als die Untersuchung in dieser Hinsicht nicht vollständig genug geführt ist, und die Acten manche Data nicht enthalten, welche zu einer erschöpfenden Würdigung des ganzen Falles unumgänglich erforderlich sind. So ist z. B. der Seelenzustand der Inquisitinn weder vor, noch während, noch nach der That gehörig ausgemittelt worden; ja selbst von ihrem jetzigen Gemüthszustande erhalten wir nur unvollkommene Kenntnifs, und von körperlichen Krankheits-Merkmalen von Erheblichkeit, welche sich bei ihr dargeboten haben, sind manche von den Sachkundigen nicht näher beobachtet worden. Es kann daher auch das, von dem Kreisphysikus Dr. H. abgegebene, an sich unbestimmte Gutachten nicht anders als wenig begründet sein, und es mufs auffallend erscheinen, dafs das Königl. Medicinal-Collegium von ** hierbei nichts zu erinnern finden konnte.

Erwägen wir reiflich die in den Untersuchungsakten dennoch enthaltenen Thatsachen, so ergeben sich mehrere Gründe, welche der Annahme eines zur Zeit der begangenen That vorhanden gewesenen und noch gegenwärtig Statt findenden gemüthskranken Zustandes entgegen zu stehen scheinen.

1) Fälle von sogenanntem verborgenen Wahnsinn sind überhaupt selten, und kommen, besonders als anhaltende Krankheitszustände, gewöhnlich nur bei Erwachsenen vor.

Inquisitinn war aber, als sie das Verbrechen beging, erst 15½ Jahr alt, und bei noch lange nicht vollendeter Pubertät mehr als ein Kind zu betrachten.

2) Kranke dieser Art fühlen in der Regel nur einen inneren Drang, z. B. zum Selbstmord, zur Tödtung Anderer u. dergl. Inquisitinn behauptet dagegen einen doppelten inneren Drang gehabt zu haben, einmal zum Feueranlegen, zweitens zum Bestehlen ihrer Dienstherrschaft. Beides steht aber in gar keiner Verbindung mit einander, und fixe Ideen oder blinde Triebe so heterogener Art sind in dem Kopfe eines am partiellen Wahnsinn Leidenden selten vereinigt.

3) Solche Kranke leugnen die That nicht, betrachten sie auch nicht als ein Verbrechen, oder schildern sie wenigstens als nothwendig und unvermeidlich.

Im vorliegenden Falle wurde sie geleugnet, als Verbrechen erkannt, zurückgenommen und wieder gestanden. Ja die Inquisitinn ersann gleich nach begangenem Verbrechen ein Vorgeben, durch welches sie den Verdacht der Brandstiftung von sich abzulenken bemüht war.

4) Wahnsinnige verrathen gewöhnlich das Dasein einer Seelenstörung vor und nach einer zweideutigen That zugleich durch verkehrte Handlungen und Reden, und bei der bloſsen Versicherung, es habe sich ihnen ein böser Gedanke mit Gewalt aufgedrungen, bleibt es gewöhnlich nicht. — Hier aber bleibt es bei der bloſsen Versicherung.

Von dem Benehmen der Inquisitinn vor der That erfahren wir nichts; ihre Reden und Handlungen nach derselben, in so weit sie aus den geringen Angaben der Akten hierüber zu entnehmen sind, drücken keine Verkehrtheit aus. Sie lügt, betrügt und stiehlt, und in ihrem geistigen Benehmen ist, ungeachtet ihrer Jugend und Ungeübtheit eine gewisse Consequenz nicht zu verkennen. Deutliche Merkmale des Wahnsinns zeigen sich dagegen nirgends.

Gegen die Annahme eines nur zur Zeit des begangenen Verbrechens vorhanden gewesenen, gleich darauf aber verschwundenen, vielleicht durch die That selbst entschiedenen gemüthskranken Zustandes, lieſse sich anführen:

5) Die Behauptung der Inquisitinn, daſs sie späterhin zu den wiederholten Entwendungen durch einen ähnlichen inneren Drang genöthigt worden sei. Hier würde also die Seelenstörung noch

fortdauernd vorhanden gewesen sein, und doch gab sie sich durch kein einziges Merkmal zu erkennen, obgleich sie als mania occulta bei so jugendlichen Individuen nicht leicht eine längere Zeit anhalten würde.

Ungeachtet dieser Gegengründe ergeben sich auf der andern Seite doch auch manche, welche es recht wohl möglich, ja sogar wahrscheinlich machen, dafs ein gestörter Seelenzustand zur Zeit der begangenen That vorhanden war, obgleich ein jetzt noch Statt findender Wahnsinn auch nach diesen keinesweges anzunehmen ist.

Es war aber:

1) Das Alter der Inquisitinn gerade dasjenige, in welchem oft schnell vorübergehende Seelenstörungen einzutreten pflegen, und in welchem die von einem krankhaften Geisteszustande abhängige Feuerlust fast ausschliefslich beobachtet worden ist. Auch ihr Geschlecht kömmt hierbei in Betracht, da bei weiblichen Personen dieser Zustand ungleich häufiger vorgekommen ist, als bei männlichen.

2) Sie war noch in der Entwickelungsperiode der Mannbarkeit, und diese hatte sich ungewöhnlich bei ihr in die Länge gezogen, wodurch schon eine Unregelmäfsigkeit des dabei im Körper Statt findenden Vorganges angedeutet wird. Sie war bereits 15½ Jahr alt, und noch war die Menstruation bei ihr nicht eingetreten, und wie es häufig zu geschehen pflegt, war auch hier die ver-

spätete Entwickelung mit mancherlei krankhaften Zufällen vergesellschaftet.

Zu diesen gehören aber:

a) die innere Angst und die periodisch wiederkehrenden Kopfschmerzen, an denen sie vor der begangenen That gelitten hat.

b) die epileptischen Zufälle, welche nach abgelegtem Geständnisse bei ihr eintraten, und von denen sie namentlich während des Verhörs zu wiederholten Malen befallen wurde.

Diese Erscheinungen sind hier von großser Wichtigkeit, da die Erfahrung gelehrt hat, dafs die Anfälle der Epilepsie mit Zuständen vorübergehender Seelenstörung, unter den verschiedensten Formen, häufig alterniren, und dafs dies in dem Alter der sich nähernden Pubertät am häufigsten geschieht.

c) Der harte aufgetriebene Leib, welcher ihr solche Beschwerden verursachte, dafs sie deshalb um ärztliche Hülfe zu bitten sich genöthigt sah, und welcher wahrscheinlich mit der zurückgebliebenen Menstruation in Verbindung stand.

d) Die hysterischen Zufälle, Kopf- und Unterleibsbeschwerden, von denen sie während der Zeit ihrer Verhaftung heimgesucht wurde, und an welchen sie der Dr. H. behandelt hat. Unter diesen verdient aber das einmal eingetretene Nachtwandeln besondere Beachtung.

Krankheitserscheinungen dieser Art sind es gerade, welche man an denjenigen in der Pubertäts-Entwickelung begriffenen jugendlichen Individuen beobachtete, bei welchen eine krankhafte Neigung zur Brandstiftung oder ähnliche Seelenstörungen sich äufserten. Und wie in den analogen Fällen, so fühlte sich auch hier die Inquisitinn erleichtert und nicht so beängstigt mehr, wie früherhin, und wie besonders zur Zeit der begangenen That, nachdem die Entwickelung des Körpers vorgerückt und die Menstruation wirklich eingetreten war.

3) In dem Verlaufe der ganzen Untersuchung entdeckte man durchaus keinen Beweggrund zur That. Die Inquisitinn lebte mit ihrer Dienstherrschaft in dem besten Vernehmen und hatte nicht die mindeste Veranlassung, irgend eine Rache oder Bosheit auszuüben. Vor und während der Untersuchung kam sie zu allen Geständnissen, und es wird daher um so auffallender, dafs es nicht möglich war, irgend eine causa facinoris aufzufinden, die unter diesen Verhältnissen doch sicher zu entdecken gewesen sein würde, wenn eine gewöhnliche verbrecherische vorhanden gewesen wäre.

4) Ganz besonders wichtig erscheint auch noch die durchaus zufällige Veranlassung zur wirklichen Ausführung der That. Ohne vorherige Ueberlegung, ohne irgend einen Plan entworfen zu ha-

ben, legt sie am hellen Mittage Feuer an, zu einer Zeit, wo viele Menschen ganz in der Nähe waren, und wo sie erwarten mufste, dafs ihr Vorhaben schnell würde vereitelt oder doch schlecht erreicht werden, wenn es ihre Absicht überhaupt gewesen wäre, ihrer Dienstherrschaft Schaden zuzufügen, oder ähnliches durch die Brandstiftung zu erzielen. Hätte ihr die andere Magd nicht eben, als sie sich in dem Bansen befunden, zugerufen: sie solle die Töpfe aus der Küche holen, so wäre der Trieb zum Feueranlegen, der sich ihrer bemeistert hatte, wenigstens damals nicht zur Ausführung gekommen, und vielleicht späterhin von selbst wieder verschwunden.

Nach einer reiflichen Erwägung dieser Gründe und Gegengründe, so viel deren aus den mangelhaften Untersuchungsakten noch haben entnommen werden können, kann man nicht mit einer völlig zweifelsfreien Gewifsheit bestimmen, in welchem Gemüthszustande die Inquisitinn zur Zeit der Brandstiftung sich befunden habe.

Die unterzeichnete Deputation mufs demnach ihr Gutachten dahin abgeben:

dafs zwar keinesweges mit völliger Gewifsheit hierüber entschieden werden kann, dafs es aber doch nach den angegebenen, aus den Akten entnommenen Thatsachen und nach den bisherigen Erfahrungen häufiger analoger Fälle, allerdings wahrscheinlich ist, dafs Inquisitinn zur Zeit der Brandstiftung sich in einem solchen krankhaften Seelenzustande befunden habe, welcher ihre Zurechnungsfähigkeit in casu concreto ganz ausschliefst.

Berlin, den 12ten November 1821.

Königl. Wissenschaftliche Deputation
für das Medicinal-Wesen.

IV.

Gutachten

über

den Gemüthszustand des Eigenkäthner M. W., als er den Landreuter G. erschlagen hatte, und Beantwortung der Frage: ob es wahrscheinlich sei, daſs Inquisit zur Zeit der verübten That nicht im normalen Gemüthszustande sich befunden habe, und er also nicht im Stande gewesen sei, mit Freiheit und Ueberlegung zu handeln?

Anm. Obgleich dieses Gutachten bereits in Hitzig's Zeitschrift für die Criminal-Rechtspflege (Band I. pag. 441 u. f.) abgedruckt und dadurch dem juristischen Publikum bekannt geworden ist, so schien mir dasselbe dennoch sowohl der Besonderheit des Falles, als der Schwierigkeit der Beurtheilung wegen eine Aufnahme in diese, zunächst Gerichtsärzten bestimmte Sammlung zu verdienen.
d. H.

Geschichtserzählung.

Am 2ten Februar 1821 hatte sich der Gerichts-Land-Reuter G. aus H. nach dem Dorfe St. begeben, um dort mehrere Verfügungen des Landgerichts B. zu insinuiren, und unter andern auch in einer Injurien-Sache des Freischulzen A. wider den Eigenkäthner M. W. die eben genannten beiden Partheien zu einem Termin vorzuladen.

Nach Bekanntmachung der Vorladung bei dem Schulzen A., welche um 12 oder 1 Uhr Mittags erfolgte, begab sich der G. in gleicher Absicht zu dem W., und bald darauf, etwa gegen 2 Uhr, wurde dem A. die Anzeige gemacht, daſs auf dem Hausflur des W. der G. erschlagen zu liegen schiene. Es begab sich daher der A. sofort unter Begleitung mehrerer anderer Personen in die Behausung des W., und fand hier die Anzeige dahin bestätigt, daſs der G., am Kopfe sehr stark blutend, und ohne Spur des Lebens auf dem Hausflur ausgestreckt lag. W., den man in seiner Stube allein antraf, schien dringend verdächtig, den G. auf jene Weise lebensgefährlich beschädigt zu haben, leugnete auch auf Befragen dies nicht ab, sondern übergab vielmehr einen Zettel, auf welchem er die Worte geschrieben hatte: „Der Kerl packte mich an, schimpfte und schlug auf mich los, und darum wehrte ich mich, und gab ihm wieder, und dann stürzte er um, und blieb auch liegen." Er wurde daher sofort arretirt, und dem Landgerichte B. Anzeige von dem Vorgefallenen gemacht. Von dort aus begab sich denn auch sogleich der Actuarius B. in Begleitung des Chirurgus St. nach St., um, wo möglich, noch dem G. die nöthige ärztliche Hülfe zu leisten. Sie fanden, wie vorher der Schulze A., den G. auf dem Hausflur ausgestreckt auf dem Rücken auf einem Stück fichtenen Klobenholz liegen. Er war völlig entseelt, und Rettungsversuche mufsten daher fruchtlos sein. Der Körper des Verstorbenen wurde hierauf, da an diesem Tage die Obduction nicht mehr erfolgen konnte, sicher untergebracht, nachdem er sowohl von dem W., als von vielen andern Personen recognoscirt worden war. Die Obduction selbst ging einige Tage später, am 7ten Februar, vor gehörig besetztem Criminalgerichte, und unter Zuziehung des Kreisphysikus Dr. S. und des Kreis-Chirurgus K. vor sich. Sie gab nachstehendes Resultat:

Der Leichnam war von starkem Körper- und Knochen-, so wie von starkem wenn gleich welkem Muskelbau. Fäulnifs war überall noch nicht eingetreten,

ten, und eben so wenig war der Körper steif gefroren. Bei der äufseren Besichtigung fand man:

1) am Kopfe folgende Verletzungen:

a) auf der linken Seite des Stirnbeins, $1\frac{1}{4}$ Zoll über dem linken Augenbraun, war eine beträchtliche aufklaffende, bis zum Knochen penetrirende, einen Zoll lange, und $\frac{1}{4}$ Zoll breite Wunde, welche die Richtung queer über die Stirn bis zur rechten Seite des rechten Auges hin nahm, wo jedoch die fleischigen Bedeckungen nur oberflächlich corrodirt und tief gequetscht waren.

b) unter dieser Wunde war über dem linken Augenwinkel eine zweite, bis zum Knochen penetrirende, aufklaffende Wunde, von $\frac{1}{2}$ Zoll Länge.

c) am äufseren Augenwinkel, auf dem Augenbraunenbogen am linken Auge, war wiederum eine aufklaffende Wunde, von einem starken halben Zoll Breite, welche bis zum Knochen die fleischigen Bedeckungen verletzt und gequetscht hatte.

d) unmittelbar am inneren Winkel des linken Auges war eine dergleichen stark aufklaffende Wunde, von einem Zoll Breite. Es ragten aus ihr viele kleine Knochensplitter hervor, und die umliegenden fleischigen Theile waren ganz zerquetscht.

e) Am oberen Winkel des vorderen Randes des linken Schlafbeins, und am hinteren Rande des Stirnbeins ($1\frac{1}{4}$ Zoll über dem Nasenbeine) und wiederum $\frac{1}{4}$ Zoll über dem linken Augenwinkel, befanden sich drei tiefe Hautquetschungen, welche zwar nicht bis zum Knochen drangen, jedoch beim Einschneiden starke Blutunterlaufungen zeigten.

f) Das linke Auge war aus der Augenhöhle herausgetrieben, und ganz unkenntlich; die äufseren Bedeckungen waren von schwarz dunkelrother Farbe und durch Geschwulst verunstaltet. Diese Hautsugillation erstreckte sich um das Auge $1\frac{1}{2}$ Zoll im Quadrat. Die festen Theile des linken Auges waren ganz zermalmt, und die vielen grofsen und kleinen Knochensplitter waren in den äufseren Bedeckungen wie in einem Sacke enthalten. Ferner:

g) fand man eine sehr starke Verletzung am Stirnnasenfortsatz (spina nasalis ossis frontis) zwischen beiden inneren Augenwinkeln, welche sich von dem Nasenknochen in schiefer Richtung bis über das linke Auge $1\frac{1}{4}$ Zoll weit erstreckte. Diese Verletzung hatte die fleischigen Bedeckungen der ganzen Nase und der Stirn, über beiden Augen, in der Peripherie eines Thalers gänzlich zerquetscht, und die Nasenknochen und den Nasenfortsatz des Stirnbeins total zersplittert, und konnte man durch diese Wunde mit dem Finger ganz tief ins Siebbein, zwischen den Augen, bis zum Sattelfortsatz des Flügelbeins eindringen, und zugleich grofse Knochenstücke des Stirnbeins bemerken.

h) auf der linken Seite der Nasenspitze waren die Nasenflügel durch eine Wunde zerrissen, welche $\frac{1}{4}$ Zoll lang und in aufklaffender Richtung nach unten zur Oberlippe hin befindlich war. Diese

Wunde hatte die festen Theile der Oberkinnlade verletzt, und man konnte beim Eindringen mit dem Finger grofse Frakturen der Knochen bemerken.

i) die Ober- und Unterlippe, in der Richtung der Nasenspitze nach unten, waren zerrissen, und die äufseren Bedeckungen waren wie Mus zerquetscht. Diese Wunde erstreckte sich von dem unteren Kinn bis zur Scheidewand der Nase, in der Länge von $1\frac{1}{2}$ Zoll, und in der Breite (und zwar in der Peripherie der gequetschten fleischigen Theile) von 2 Zoll. Durch dieselbe war die Scheidewand zerrissen, und die obere Kinnlade in mehrere Knochenstücke zerschmettert und zersprengt. Die oberen Schneide- und Nebenzähne waren herausgesprengt, und die unteren Zähne schief nach unten gedrängt: auch fand man noch 2 Zähne hinten auf der Zunge liegen.

k) auf der rechten Seite der unteren Kinnlade, $\frac{1}{2}$ Zoll vom Kinn, traf man eine tiefe Quetschwunde, $\frac{1}{2}$ Zoll lang, in der Richtung von unten nach oben. Diese Wunde drang bis zum Knochen, hatte zwar die Kinnlade nicht frakturirt, jedoch 3 Zähne losgerissen.

l) das rechte Auge war geschwollen und die äufsern fleischigen Bedeckungen mit Blut unterlaufen, von dunkel schwarzer, roth marmorirter Farbe. Das innere Auge war mit Blut unterlaufen, und konnte man beim Eindringen mit dem Finger in die Augenhöhle die Zerstörung der festen Theile deutlich bemerken.

Anderweitige, als die angegebenen Verletzungen, wurden nicht am Kopfe vorgefunden, sonst aber traf man noch:

1) den kleinen und vorletzten Finger der rechten Hand, an dem Mittelknochen, durch Hautexcoriationen verwundet.

2) die Geschlechtstheile, die rechte Seite des Halses und das rechte Bein durch blafsrothe marmorirte Flecken, so wie sie beim Schlagflufs blutreicher Subjekte bemerkt werden, verunstaltet, und

3) den Unterleib von grünlicher Farbe.

Bei der Section sodann, und nachdem

1) die äufseren Bedeckungen des Kopfes und des Gesichts bis zum Knochen getrennt waren, fand man: dafs alle oben bemerkten Wunden und Quetschungen am Kopfe sehr bedeutend auf die festen Theile der Hirnschaale und die Knochen des Gesichts eingewirkt und grofse Knochenzersplitterungen und Blutergiefsungen verursacht hatten, und die nähere Untersuchung der verletzten festen Theile zeigte die allerschrecklichste, und durch den gröfsten Aufwand einer ganz ungewöhnlichen Gewalt verursachte Zerstörung. Alle Gesichtsknochen waren mehr oder weniger in grofse und kleine Stücke zersplittert und zerbrochen. Aufserdem war das Stirnbein über den innern Augenwinkeln durch ein grofses Knochenstück zerschmettert. Beide Nasenbeine und der Nasenfortsatz des Stirnbeins waren in unzählige Knochensplitter zermalmt. Die Oberkinnladen-

beine waren in 4 grofse Stücke, und die starken Bogen der Jochbeine in viele Stücke zermalmt. Die festen Theile beider Augenhöhlen waren ebenfalls in viele Stücke zerschmettert. Das Siebbein, die Gaumenbeine und das Flügelbein waren zerquetscht und zerstört, und die Knochensplitter nicht zu zählen. Nachdem die gröfseren Stücke der Gesichtsknochen mit leichter Mühe herausgenommen waren, fand man, dafs die Zunge zerrissen, und der Rachen von geronnenem Blute verstopft war. Die weichen Theile des rechten Auges waren, zum Theil, das linke innere Auge dagegen total zerquetscht, und das ganze zerquetschte Gesicht bildete gleichsam einen zerrissenen Beutel, worin die grofsen und unzähligen kleinen Knochensplitter zu fühlen waren.

Die Hirnschale war auf der linken Seite vom linken Auge bis zum Schlafbein zerrissen. Eben so war das Stirnbein von dem Nasenbeinfortsatze bis zum rechten und linken Auge zerrissen, und konnte man dies grofse Knochenstück, unten von 1½ Zoll Breite und nach oben in einen spitzen Winkel auslaufend, ohne Mühe herausnehmen. Die untere Kinnlade war nicht beschädigt; nur mehrere Höhlen, worin die verletzten Zähne gesteckt, waren zerrissen.

Beim Abnehmen der Hirnschale fand man dieselbe von ungewöhnlicher Stärke und Dicke, und die Gehirngefäfse, so wie zum Theil die grofsen Blutbehälter strotzend mit schwarzem Blute angefüllt, eben so waren selbst die Vertiefungen des Gehins mit Blut angefüllt. Beide Flächen des Gehirns waren mit ausgetretenem, geronnenem Blute versehen, und besonders die rechte Seite damit überladen. Das Gehirn selbst war am Stirnbein unter dem Nasenfortsatze durch drei grofse und mehrere kleine Knochensplitter, wovon mehrere zugleich den grofsen Blutbehälter verletzt, und ihn zum Theil vom Blute entleert hatten, tief verletzt. Beide Seitenhöhlen des grofsen Gehirns, so wie das Adergeflecht in denselben, waren mit coagulirtem Blute überfüllt; eben so fand man auf dem Gezelte des kleinen Gehirns drei Efslöffel voll ausgetretenen coagulirten Geblütes, auch die Gefäfse des kleinen Gehirns mit Blut überladen, und insbesondere traf man im Grunde des Gehirns, auf dem verlängerten Marke, einen Efslöffel voll ausgetretenen flüssigen Blutes. — Die Untersuchung der festen Theile des innern Kopfes zeigte, dafs die Knochen der oberen Augenhöhle auf beiden Seiten zerschmettert waren, das Siebbein war bis zu den Seitenfortsätzen zerstört, und Risse erstreckten sich bis zu dem flügelförmigen Fortsatz des Ossis sphenoidei; der linke Augennerve aber war da, wo er aus dem Gehirn ins Auge tritt, zerrissen.

2) Bei Eröffnung der Brusthöhle fand man Lungen und Herz im normalen Zustande, nur waren erstere mit schwarzem, flüssigem Blute unge-

wöhnlich überfüllt, und von dunkel schwarzem, roth marmorirtem Ansehen.

3) Bei Eröffnung des Unterleibes fand man nichts Abnormes, nur die Gallenblase leer, und durch die ausgetretene Galle waren die nahen Eingeweide gelb gefärbt.

Die Obducenten, welche der Meinung waren, dafs die vorgefundenen Verletzungen nur durch sehr starke schwere Körper, wie z. B. mit einer Holzaxt, oder mit einem grofsen Stück Bauholz verursacht sein konnten, gaben hierauf ihr Gutachten dahin ab: „dafs wegen der bedeutenden Zerschmetterungen der Hirnschale, des Stirn- Flügel- und Siebbeins, wegen der aufserordentlichen Zerstörung aller Gesichtsknochen, wegen der durch grofse Knochensplitter bewirkten Zerreifsungen der Gehirnhäute und des linken Augennerven, wegen der dadurch hervorgebrachten bedeutenden Blutextravasate im Gehirn, und des hierdurch verursachten Druckes auf das Gehirn, die functiones animales und vitales plötzlich gehemmt worden wären, und so ein unvermeidlicher Tod per apoplexiam dem Leben des Verstorbenen ein Ende gemacht hätte. Nach ihrem Dafürhalten war jede einzelne jener vielfachen, ungewöhnlich starken Verletzungen der festen Theile des Vorderkopfes, der Gesichtsknochen und des Gehirns, an sich und absolut lethal, so dafs auch die schleunigste und beste Hülfe der Kunst, wenn schon Denatus von sonst gesundem und starkem Körperbau gewesen, den Tod nicht würde haben abwenden können.

Bei der demnächst angestellten gerichtlichen Vernehmuug des W. ergab sich Folgendes: Er ist etwa 36 Jahr alt, lutherischer Religion, aus E., Amts B. gebürtig, und seit 12 Jahren als Eigenthümer im Dorfe St. ansässig. Sein verstorbener Vater war Bauer zu E., seine Mutter und 6 seiner Geschwister sind noch am Leben. In seiner Jugend ist er gehörig zur Schule und zum Religionsunterricht angehalten; er kann lesen und schreiben, kennt die zehn Gebote, und weifs, wie er sagt, dafs ein vorsätzlich verübter Todschlag nach göttlichen und weltlichen Gesetzen verboten ist, und nach den letzteren mit dem Tode bestraft wird. Sein umständliches Bekenntnifs über den in Rede stehenden Vorfall lautet folgendermafsen:

Am 2ten Februar sei er, da seine der katholischen Confession zugethane Frau zur Kirche gegangen sei, sein Kind aber bei einem Nachbar zurückgelassen habe, ganz allein in seinem Hause gewesen, als am Vormittag der Landreuter G. zu ihm in seine Wohnstube gekommen sei, und ihn zu einem Termin in der Injuriensache des Schulzen A. wider ihn, vor Gericht zu erscheinen, vorgeladen habe. Demnächst habe der Landreuter seine Gebühren gefordert, und sei, da er ihm erklärt, dafs er kein Geld habe, ihn sofort zu bezahlen, und dafs er — der Landreuter — sich daher von dem Schulzen vorschufsweise seine Gebühren bezahlen lassen möchte, der sie sich wieder einziehen könne; — hiermit sehr unzufrieden gewesen, und aufgebracht worden. Der

Landreuter sagte hierauf, so erzählt Inquisit: Euch kenne ich schon, ihr verfluchter Kerl! Ihr wollt immer so klug sein, wollt ihr mich wohl gleich bezahlen? — Dabei ergriff er mich sogleich mit seinen Händen an meinen Haaren, schleuderte mich von dem Schemel, auf welchem ich safs, auf die Erde, und stiefs und schlug mich mit Füfsen, wohin er mich traf. Ich wehrte mich dabei gegen ihn, und wir kamen nun beide auf die Erde in der Stube zu liegen. Da ich bemüht war, den G. aus meinem Hause zu schaffen, so geriethen wir während des Kampfes, wobei weder er noch ich ein Werkzeug in Händen hatten, durch die offene Thür aus der Stube auf den Hausflur. Hier begann der Kampf zwischen uns von Neuem, indem der G. mich wiederholt packte, und auf mich eindrang. Bei diesem Kampfe fiel mir ein in dem Hause liegendes Stück Holz in die Augen, dieses ergriff ich mit der Hand, und schlug damit auf den G. los, um ihn von mir abzuhalten, und mich gegen seine ferneren Angriffe zu schützen. In meiner damaligen Hitze, in welche ich durch den Statt gehabten Kampf versetzt war, überlegte ich gar nicht, wohin ich den G. treffen wollte, noch weniger aber dachte ich an die Folgen, welche aus dem von mir mit dem aufgenommenen Stück Holz gegen den G. geführten Schlage entstehen konnten und mufsten. Ich traf ihn aber mit dem Holz an den Kopf und in das Gesicht. Mit welcher Hand ich das Holz ergriffen, und mit welcher Hand, so wie auf welche Weise ich den Schlag geführt, darauf kann ich mich nicht mehr besinnen. Als ich den G. getroffen, taumelte er sogleich rückwärts, fiel auf den Rücken zur Erde nieder und blieb unbeweglich liegen. So viel ich mich zu entsinnen weifs, habe ich demselben nur einen Schlag versetzt. Ob er gleich todt war, und ob er blutete, habe ich nicht gleich nachgesehen, denn ich ging unmittelbar darauf, als er in Folge meines Schlages niedergestürzt war, in meine Stube zurück, und liefs ihn im Vorhause liegen, indem ich meiner Sache nicht gewifs war, ob er wirklich todt, oder nur von dem Schlage betäubt war, und ich mochte mich deshalb auch nicht aus der Stube entfernen, da ich besorgte, dafs der G. seinen Angriff auf mich vielleicht nochmals erneuern könnte. Nach Verlauf von etwa einer Stunde kam meine Frau aus der Kirche zurück und zu mir in die Stube. In der Zwischenzeit ist kein anderer Mensch bei mir gewesen. Erst jetzt überzeugte ich mich augenscheinlich, dafs der G., der noch auf derselben Stelle lag, wirklich todt war, und auch stark aus der Kopfwunde geblutet hatte. Vor diesem Vorfalle hatte ich mit demselben nie einen Streit, und war daher auch früher nicht feindlich gegen ihn gesinnt, obgleich es mich vor mehreren Jahren verdrofs, dafs er einer Einwohnerfrau aus St., die ihm Vieh treiben geholfen, und wofür er ihr eine Entschädigung versprochen, diese nicht hatte zukommen lassen, so wie mich denn jede Ungerechtigkeit gleich in Zorn versetzt. Als ich, nachdem der G. zur Erde gefallen war, in die Stube zurückgegangen, und dort allein war, schrieb ich den Zettel, welchen ich bei meiner Arretirung übergeben habe, damit ein jeder gleich lesen sollte, wie die

Sache sich verhalten, und dafs ich den G. nicht vorsätzlich erschlagen hätte.

Diese seine Aussage hat Inquisit in einer spätern Verhandlung nochmals bestätigt, dennoch aber dieselbe bei dem hierauf mit ihm angestellten Special-Verhör in dem Punkte widerrufen, dafs er nunmehr durchaus leugnet, den G. mit einem Stück Holz auf den Kopf oder überhaupt geschlagen zu haben, dieser sei vielmehr bei dem Streite auf den Hausflur nieder, und mit dem Gesicht auf ein daselbst liegendes Stück Holz gefallen, habe sich dadurch am Kopfe verwundet, und so sich selbst zu Tode gefallen.

Bei der hiernächst über den Lebenswandel und die Gemüthsart des Inquisiten angestellten Vernehmung seiner fünf Nachbaren, der Bauern L., H., Z., K. und G. haben dieselben einstimmig ausgesagt: „Ueber den Lebenswandel des Inquisiten müssen wir gewissenhaft bezeugen, dafs er sich nicht leicht angetrunken hat. In seiner Wirthschaftsführung war er gut und ordentlich, wohl aber hat er sich öfters mit seiner Frau geschlagen, so dafs wir selbige haben retten müssen. Er war sehr leicht zum Zorn gereitzt. Besonders war diefs der Fall, wenn von ihm öffentliche Abgaben gefordert wurden; diese verweigerte er stets unter den gröfsten Drohungen." Eben so haben die eidlich vernommenen drei Freischulzen zu St., A., M. und S., und die Gerichtsmänner H. und G. ausgesagt: „Inquisit hat seine Wirthschaft immer ordentlich und gut geführt, mit der Frau habe er dann und wann Prügelei gehabt, so dafs die Nachbaren wieder haben Ruhe herstellen müssen. Inquisit war immer gut, wenn von ihm nur nichts gefordert wurde. Wenn aber dieser Umstand eintrat, und er nachbarliche Pflichten leisten, und öffentliche Gefälle abtragen sollte, dann weigerte er sich dessen, so dafs er noch jetzt Kopf- und Klassensteuer rückständig ist, welche die Dorfschaft für ihn hat entrichten müssen. Er war nur dann zum Zorn zu reizen, wenn von ihm etwas gefordert wurde; er gerieth alsdann dermafsen in Affekt, dafs man sich in Acht nehmen mufste. In der Königl. Forst verübte er alle ihm gut dünkenden Defraudationen, und wenn er von einem Forstbedienten betroffen wurde, drohete er, so dafs sie ihn zufrieden lassen mufsten, und ihn nicht pfänden konnten. Auch wir fürchteten ihn, und müssen bitten, dafs wenn er als Mörder nicht seinen Lohn bekommen sollte, er doch St. nie wieder berühre, weil wir voraussehen, dafs er in der Folge noch mehr Unglück anrichten kann."

Zur Beurtheilung der Gemüthsart des W. dienen ferner noch folgende durch das angegebene Zeugenverhör ausgemittelte Begebenheiten. Vor einigen Jahren, erzählt der Schulze A., wurde von dem Intendanten, Hauptmann P. in B. in dem Königl. Walde eine Wolfsjagd angestellt. Aus St. waren dazu mehrere Wirthe commandirt, und unter ihnen auch Inquisit. Als nun sämmtliche Einwohner beim Forsthause Z. versammelt waren, sagte der Intendant P. zu denselben, sie sollten bei der Wolfsjagd selbst den Anweisungen der Schulzen gehörig Folge leisten. Hierauf trat Inquisit hervor, und ging auf den P. zu, fafste ihn bei der Brust und sagte: Herr! bin ich ihr

Hund? Er wurde hierauf arretirt und abgeführt. Ferner hat der Amts-Landreuter R. eidlich deponirt: Vor ungefähr zwei Jahren sei er von dem Amte B. nach St. bei dem Inquisiten auf Execution gesandt. Er habe denselben auf seinem Hofe, wo er sich Bretter behauen, angetroffen, und die Bezahlung der rückständigen Kopfsteuer gefordert, welche er ihm jedoch mit den Worten verweigert habe: ich will dem König was ...., Gott hat mir den Kopf gegeben! Als Inquisit hierauf seine Axt weggelegt, so habe er ihm solche abgepfändet, und zu dem Schulzen getragen. Am andern Morgen, als er eine Strecke im Königl. Walde von St. nach B. gefahren, habe sich plötzlich sein Pferd gescheut, und sei aus dem Wege gesprungen. Er habe dann bemerkt, dafs Inquisit rechter Hand des Weges aus den Fichten gekommen, und einen starken Knüppel, welchen er am Handgriff abgeschält hatte, in der Hand haltend, auf seinen Wagen zugegangen sei. Derselbe habe hierauf den Knüppel unter den linken Arm genommen, und mit der einen Hand die Zügel des Pferdes, mit der andern aber die Deichsel des Wagens gefafst. Halt! ist er der König? — worauf er ihm entgegnet, ich bin der Landreuter. — Worauf der Inquisit geantwortet: Ich bin der Tod! und wobei er mit der Hand nach dem Kopfe zeigend, ferner gesagt habe: ich will sehen, ob der Tod nicht den König zwingen kann! Da er, der Landreuter, nun nicht habe von der Stelle kommen können, so sei er aus dem Wagen gesprungen, und habe zu dem Inquisiten gesagt: W., lasse er mich zufrieden, ich mufs machen, dafs ich nach Hause komme. Diese Worte habe er nicht in Hitze, sondern in Milde zu ihm gesprochen, weil er vorausgesehen habe, dafs sonst noch ein Unglück entstehen würde. Inquisit sei hierauf einige Schritte von dem Wagen zurückgetreten, und habe mit dem Knüppel gedrohet. Er, seiner Seits habe den Wagen umgewandt, und sei schnell zurück nach dem St—schen Felde gefahren. Gleich am Walde hätten Einsassen zu St. Roggen gemäht, und auf diese sei er zugeeilt, da Inquisit im vollen Laufen hinter ihm hergekommen sei, und diesen habe er den Inquisiten mit dem Knüppel übergeben, und dabei gesagt: die Axt des Inquisiten befände sich im Schulzen-Hofe, sie sollten dafür sorgen, dafs dieser solche wieder erhalte. Inquisit sei hierauf nach St. gebracht worden.

Von dem Criminalsenate des Königl. Oberlandesgerichts von ** wurde sodann, nach geschehener Einreichung der Akten, dem Königl. Inquisitoriate das Resolutum ertheilt, dafs in dieser Sache noch nicht erkannt werden könnte, es vielmehr noch zuvor der Ausmittelung bedürfe: ob Inquisit zuweilen an Abwesenheit des Verstandes früherhin gelitten, und auch jetzt noch hin und wieder leide? — denn, heifst es in gedachtem Resolutum ferner, in dem Erkenntnisse des Landgerichts zu B. in der Injurien-Sache des Schulzen A. wider den Inquisiten vom 28sten Januar 1821, mithin kurz vorher, ehe der Landreuter G. in der Wohnung des Inquisiten erschlagen gefunden wurde, wird ausdrücklich gesagt: es gereiche dem Inquisiten der ihm von dem A. gegebene Reiz und der Umstand zur Milderung, dafs Inquisit notorisch zuweilen an Geistesschwäche leide, und aus diesem letzten Grunde könne auch nur eine aufserordentliche Strafe gegen ihn in Anwendung gebracht werden. Eben so sagt das Landgericht B. in seinem Bericht an das Oberlandesgericht vom 23sten Febr. 1821: Inquisit verrathe zuweilen Abwesenheit des Verstandes, doch nur immer, wenn etwas von ihm gefordert worden. Diefs sei jedoch immer eine List gewesen, und es lasse sich nicht mit Gewifsheit voraussagen, dafs er seines Verstandes nicht mächtig sei, weil er seine Landwirthschaft stets in sehr gutem Stande gehabt habe.

Hiernach wurden die erforderten Untersuchungen in Betreff des Gemüthszustandes des Inquisiten angestellt, welche folgendes Resultat gaben: Nach dem Bericht des Landgerichts B., hat eine im Jahre 1816 auf Antrag des Intendantur-Amts B. eingeleitete Wahnsinnigkeitserklärung zu der in dem oben gedachten Erkenntnisse gemachten Bemerkung Veranlassung gegeben. Die über den Gemüthszustand des Inquisiten damals verhandelten Akten ergeben, dafs der zur Substanziirung des Gesuchs vernommene Schulze A. bekundete, dafs sich Inquisit vor seiner Verheirathung stets ordentlich betragen, dagegen nach seiner Verheirathung sich nicht immer als ein vernünftiger Mensch aufgeführt habe. Facta, worauf er dieses Urtheil gründe, hat er nicht weiter anzuführen vermocht, als dafs Inquisit sich bei jeder unrechtlichen Handlung auf Gott berufe, der seine Handlungen zum Besten kehren werde. — Dagegen hat die Ehefrau des Inquisiten damals ausgesagt, sie könne von ihm weiter nichts Nachtheiliges sagen, als dafs er öfters wider ihren und anderer Menschen Rath, und daher oft zu seinem eigenen Nachtheile handle; eine bestimmte Angabe, worauf der Wahnsinn des Inquisiten gegründet werden könnte, sei sie anzugeben nicht im Stande.

Eben so haben die vernommenen Anverwandten des Inquisiten einstimmig deponirt, sie könnten dem Inquisiten nicht solche Handlungen zum Vorwurf machen, denen zufolge er unter Aufsicht gestellt werden müfste. So oft er mit ihnen zusammen gewesen, habe er sich wie ein anderer vernünftiger Mensch betragen, nur dafs er ihnen zuweilen Beweise seiner Religiosität gegeben, indem er bei jeder Gelegenheit Gott und Jesum Christum zum Zeugen angerufen habe. — Da es hiernach nun durchaus an Handlungen des Inquisiten, welche von Wahnsinn zeugten, fehlte, so blieb die Sache damals auf sich beruhen, und scheint die Einleitung der Untersuchung ihren Grund in dem eben erwähnten Vorfalle mit dem Intendanten P. gehabt zu haben, welcher bei der Königl. Regierung zu M. auf Unterbringung des W. in eine Heilanstalt für Gemüthskranke angetragen hatte, und hierauf zur Antwort erhielt, dafs dazu zuvörderst eine Blödsinnigkeits-Erklärung desselben erforderlich sei. Der P. erwähnt zwar noch in seinem, um diese Blödsinnigkeits-Erklärung zu veranlassen, an das Landgericht zu B. gerichteten Schreiben vom 23sten October 1816, dafs Inquisit bereits durch den Kreis-Physikus Dr. A. zu C. für wahnsinnig

sinnig erklärt sei; indessen ist ein dergleichen Attest, obwohl sich weiter unten eine Abschrift davon in dem Gutachten des Dr. R. befindet, zu den Akten nicht eingereicht worden.

Fernerhin wurden auf Veranlassung des oben gedachten Resolutums des Criminalsenats des Königl. Oberlandesgerichts von ** die schon früher verhörten Nachbaren des Inquisiten abermals, in besonderer Beziehung auf den Gemüthszustand des W. vernommen, und deponirten in Uebereinstimmung: „Wir haben schon früher ausgesagt, dafs Inquisit nur dann, wenn von ihm etwas gefordert, oder er zum Zorn gereizt wurde, sich ganz anders zeigte, als ein gesitteter Mensch zu thun pflegt, und hierbei müssen wir auch jetzt verbleiben. Er führte seine Wirthschaft gut und ordentlich, und besser als mancher andere Wirth, und dabei zeigte er niemals Abwesenheit des Verstandes. Wir können daher nicht behaupten, dafs der W. an Abwesenheit des Verstandes gelitten, aber wenn er Aerger hatte, oder etwas zahlen sollte, so zeigte er sich nicht als ein vernünftiger Mensch; er ging alsdann tagelang, ohne etwas in seiner Wirthschaft zu thun, und bis der Aerger vorüber war, umher; dann arbeitete er jedoch wieder, wie vorhin." — Insbesondere sagten noch die Bauern Z., H. und M. eidlich aus: dafs, als sie in die Wohnung des Inquisiten getreten, um ihn zu arretiren, er nicht die mindeste Spur von Geistesabwesenheit gezeigt, sich vielmehr leidend bei der Arretirung verhalten, dabei jedoch keine Reue über die verübte That geäufsert habe.

Eben so sind die über den Gemüthszustand des Inquisiten vernommenen Gefangenwärter einstimmig der Meinung, dafs Inquisit während seines Arrestes keine Spur von Geistesabwesenheit gezeigt, vielmehr sich jederzeit ordentlich und gut betragen, auch in seinen Reden, Urtheilen und Handlungen zu erkennen gegeben habe, dafs er den vollen Gebrauch seines Verstandes besitze, und nur allein der Gefangenwärter T. findet seine Manieren ungewöhnlich und auffallend; z. B. gehe er öfters in Gedanken, bleibe dann plötzlich stehen oder drehe sich um, und in seiner Rede citire er öfters Bibelsprüche. — Endlich hat noch, nach der Anzeige des Inquirenten, Inquisit weder bei seinen Vernehmungen im Laufe der Untersuchung, noch bei den anderweitigen Unterredungen, welche Inquirent bei Gelegenheit der öfteren Besuche des Gefängnisses mit ihm gehalten hat, jemals eine Spur von Geistes- oder Gemüthskrankheit blicken lassen.

Hierauf erkannte sodann der Criminalsenat des Königl. Oberlandesgerichts von **, da auf den Widerruf des Inquisiten keine Rücksicht genommen werden konnte, dahin, dafs derselbe mit dem Beile vom Leben zum Tode zu bringen sei.

Ein hohes Ministerium der Justiz erforderte jedoch über den vorliegenden Fall noch ein rechtliches Gutachten von dem Criminalsenate des Königl. Kammergerichts hieselbst, und dieses lautete dahin: dafs zuvörderst eine genauere ärztliche Untersuchung des Gemüthszustandes des Inquisiten und ob temporelle Tobsucht bei ihm als wahrscheinlich anzunehmen sei, veranlaſst werden müſste; indem nämlich, wenn gleich die Provocation auf Blödsinnigkeits-Erklärung nicht hätte unterstützt werden können, es doch etwas Verschiedenes sei, ob es bloſs auf Vermögens-Verwaltung, oder auf Imputation eines mit Todesstrafe verpönten Verbrechens ankomme, indem ferner die Vorfälle mit dem P. und dem R., insonderheit aber das Gespräch mit letzterem etwas Seltsames und Albernes an sich trage, und dadurch, so wie durch das ganze Benehmen des Inquisiten, wie es von den vernommenen Zeugen geschildert wird, leicht auf einen, bei besonderer Veranlassung krankhaften Gemüthszustand desselben, namentlich auf eine aus Leidenschaften und wirklicher Gemüthszerrüttung zusammengesetzte krankhafte Zornwüthigkeit hingedeutet werden möchte. Demzufolge wurde dann der Kreisphysikus Dr. R. zu M. requirirt, den Gemüthszustand des W. genau zu untersuchen, und berichtete derselbe hierüber am 25sten März 1822 folgendermaſsen:

Inquisit ist mittlerer Statur, von magerem, nicht robusten Körperbau, seine Gesichtsfarbe ist gelblich, seine Wangen sind meistentheils roth, und seine Augen besitzen einen eigenen Glanz. Seiner Aussage nach ist er immer gesund gewesen, hat nie an chronischen Ausschlägen, an Gicht und Hämorrhoidalbeschwerden gelitten, so wie er auch in der ganzen Zeit seines 13-monatlichen Verhafts immer wohl war. Im hiesigen Criminal-Gefängnisse hat er sich immer äuſserst ruhig und nachgiebig betragen, hat jede Gelegenheit zum Zank zu vermeiden gesucht, und selbst bei kleinen Neckereien der Mitverhafteten eine gewisse Resignation gezeigt. So hatte er z. B. die erste Zeit nach seiner Verhaftung fleifsig in der Bibel gelesen, da aber einige Inculpaten darüber spöttelten, so legte er die Bibel weg und nahm sie nie wieder vor. Auf mein Befragen, weshalb er nicht mehr die Bibel lese, gab er folgende Antwort: Man mufs immer sehen wo man sich befindet, in meiner jetzigen Gesellschaft wird das Heiligste unheilig gemacht, ich lasse es daher lieber ganz sein. — Bei den vielfachen Unterredungen wurde Gelegenheit genommen, mit dem Inquisiten über seinen bisherigen Lebenswandel, über sein eheliches Verhältnifs, über die Ursache seiner Verhaftung, über sein Betragen gegen seine Vorgesetzten und Nachbaren, über den Ackerbau, über religiöse und viele andere Gegenstände zu sprechen. Bei allen diesen Unterredungen hat Inquisit keine Spur irgend einer Geistesschwäche oder Gemüthskrankheit, vielmehr ein richtiges Urtheil, ein gutes Gedächtnifs und gehörige Combination der Ideen gezeigt. Nur haben seine Manieren und Gesticulationen, so wie die Betonung der Wörter etwas eigenthümliches, wovon sich aber das eigenthümliche nur sehen und hören, nicht aber durch Worte schildern läfst. Auch mischt er häufig im Gespräche sehr viele biblische Sprüche ein, die öfters passend, zuweilen aber auch unpassend sind. Am liebsten mag er sich über religiöse Gegenstände unterhalten, wobei er jederzeit auseinandersetzt, welche Gebräuche ihm bei der katholischen, und bei der lutherischen Religion besser gefallen. Ueberhaupt ist ein Anstrich von religiöser Schwärmerei am Inquisiten nicht zu verkennen.

Aus dem bisher Angeführten erhellt wohl ohne allen Zweifel, dafs Inquisit, während seines hiesigen 13-monatlichen Arrestes weder an einer temporellen Tobsucht, noch sonst an einer eigentlichen Gemüthskrankheit gelitten habe, und dafs auch jetzt seine Seelenkräfte und Verstandesfähigkeiten in völliger Integrität zu sein scheinen. Hieraus folgt aber noch keinesweges, dafs Inquisit auch zu der Zeit, als er den Todschlag beging, sich in einem eben solchen Gemüthszustande, wie jetzt, befunden habe; vielmehr scheint es höchst zweifelhaft, ob derselbe zur damaligen Zeit moralisch frei und zurechnungsfähig gewesen sei. Diese Zweifel gründen sich zuvörderst auf die von dem Intendantur-Amte B. bei der Königl. Westpreufsischen Regierung gemachte Anzeige, dafs der W. Spuren von Wahnsinn zeige. Das Intendantur-Amt hat den Gemüthszustand des W. durch den Kreisphysikus Dr. A. untersuchen lassen, und nach dessen Urtheil sollte Inquisit in einem hohen Grade an Gemüthskrankheit leiden, und sich zur Kur in einer öffentlichen Anstalt qualificiren. Das Gutachten des A., welches in Abschrift Einer Königl. Regierung mitgetheilt wurde, lautet folgender Gestalt: „In Folge des gefälligen Schreibens Eines Königl. Intendantur-Amts B. habe ich den Gemüthszustand des W. gehörig untersucht, und gefunden, dafs dieser Mann wirklich in einem bedeutenden Grade an einer Gemüthskrankheit leidet, die sich bei ihm in einer besonderen religiösen Schwärmerei ausspricht. Er ist so geisteskrank, dafs er durchaus unter sicherer Aufsicht erhalten werden mufs. In diesem Zustande qualificirt er sich zur Kur in einer öffentlichen Heilanstalt, dergleichen in der hiesigen Gegend in G. und M. sind. Bis der W. zur Kur abgeschickt wird, mufs er unter sicherer Aufsicht erhalten werden." Hierauf erfolgte die Resolution der Königl. Regierung, wonach zuvörderst der W. von Gerichtswegen für blödsinnig erklärt, und dann in das Irrenhaus zu K. transportirt werden sollte. Bei der zu diesem Ende eingeleiteten Untersuchung haben zwar keine specielle Thatsachen zur Begründung der Blödsinnigkeitserklärung des W. ausgemittelt werden können, doch aber berechtigen die (oben angeführten) Aussagen der Zeugen zu der Annahme, es habe eine abnorme Gemüthsstimmung bei demselben statt gefunden, und scheinen die Aussagen der bei der jetzigen Untersuchung vernommenen Zeugen hiermit ebenfalls übereinzustimmen. Dafs Inquisit während der ganzen Zeit seines hiesigen Arrestes sich immer ruhig und vernünftig betragen, und keine Spur einer Gemüthskrankheit verrathen hat, steht mit der aufgestellten Behauptung in keinem Widerspruche. Hier im Gefängnisse, wo Inquisit unter beständiger strenger Aufsicht steht, wo seine physische Kraft gleichsam gebrochen ist, wo besonders keine Abgaben und sonstige Leistungen von ihm verlangt werden, benimmt er sich ruhig und vernünftig. Anders würde aber wohl sein Benehmen sein, sobald er wieder in seine vorigen Verhältnisse zurück versetzt würde, und nach eigener Willkühr handeln könnte. Inquisit scheint zu denjenigen Menschen zu gehören, die, wenn sie in Affekt oder Leidenschaft gerathen, in einen Zustand von Verwirrung und Sinnlosigkeit verfallen, die der Geisteszerrüttung sehr nahe steht. Das Resultat dieses Gutachtens geht demnach dahin: dafs Inquisit zwar jetzt weder für wahnsinnig, noch für verrückt zu halten sei, dafs er auch während der ganzen Zeit, in welcher er zum Behuf dieses Gutachtens beobachtet worden, keine Spur einer temporellen Tobsucht gezeigt habe, dafs es aber dennoch zweifelhaft bleibe, ob er sich zur Zeit des Verbrechens ebenfalls in einem normalen Gemüthszustande befunden habe, wovon vielmehr das Gegentheil wahrscheinlicher sei.

Wegen der Wichtigkeit und Schwierigkeit des Gegenstandes trägt demnach der Dr. R. darauf an, dafs noch ein anderes Gutachten von einer höheren Medicinal-Behörde, in dieser Sache erfordert werden möchte. — Demzufolge wurde das Medicinal-Collegium von ** ersucht, aus den Akten zu ermitteln: ob es wahrscheinlich, dafs Inquisit zur Zeit der verübten That nicht im normalen Gemüthszustande sich befunden, und er also nicht im Stande gewesen, mit Freiheit und Ueberlegung zu handeln.

In dem von gedachtem Collegium am 7ten Mai 1822 eingereichten Gutachten heifst es: Auf den Ausspruch des Dr. A., so bestimmt er auch sei, könne gar kein Gewicht gelegt werden, da es an jeder Anführung einer wirklichen Thatsache fehle. — Die Aussagen der Zeugen bei der Untersuchung Behufs der Blödsinnigkeits-Erklärung könnten eben so wenig in Betracht kommen, da, wenn man solche allgemeine Aeufserungen jederzeit für begründet und beweisend annehmen wollte, es überhaupt wenig vernünftige Menschen geben würde, indem wohl Niemand sei, der jederzeit und nach der Meinung Aller recht und vernünftig handle; — eben so wenig könne Inquisit der religiösen Schwärmerei deshalb beschuldigt werden, weil er sich öfters auf Gott berufe, und überhaupt sehr religiös denke. Schrecklich wäre es, Jemanden wegen solcher Gesinnungen und Aeufserungen zum Tollhause zu verdammen, während es Niemanden einfalle, diejenigen, welche bei jeder Gelegenheit die Hölle und den Teufel im Munde führen und anrufen, und irreligiös denken, für unvernünftig zu halten. In keinem Falle könne Inquisit den G. in einem Anfalle von religiöser Schwärmerei erschlagen haben, da diese ihn im Gegentheil davon hätte abhalten müssen! Der Criminalsenat des Königl. Kammergerichts habe daher eine andere Art von Gemüthskrankheit bei Inculpaten in Anregung gebracht, nehmlich einen jener krankhaften psychischen Zustände, welche aus Affekten oder Leidenschaften und wirklicher Geisteszerrüttung, jedoch so, dafs jene das Uebergewicht haben, zusammengesetzt sind. Allein eine solche krankhafte Zornwüthigkeit sei weder in der Natur nachgewiesen, noch überhaupt unter die Geisteskrankheiten im engeren Sinne zu rechnen. Auch finden sich in dem Leben des W. keine Beweise, dafs er öfters an diesem Uebel gelitten habe. Die Vorfälle auf der Wolfsjagd und mit dem Landreuter R. zeigten blofs einen bösartigen, erzürnten Menschen, und dafs Inquisit noch am anderen Tage, dem R. im Walde aufgelauert habe, beweise deutlich, dafs hier nicht von jener krankhaften Zornwüthigkeit die Rede sein könne, indem diese sich eben vom Zorn gesunder Menschen unterscheiden solle durch die Leichtigkeit, mit der sie in die heftigsten Anfälle von Wildheit und Wuth übergehe, von der Manie aber durch die Kürze der Anfälle, und den Gebrauch der unteren Seelenkräfte nach derselben. Eben so zeugten die dabei geführten Redensarten nur von einem aufgebrachten, beleidigten Gemüthe, denn, wie alle Leidenschaften, so spräche auch der Zorn gern in figürlichen Ausdrücken und Bildern; und wollte man aus den beleidigenden Reden gegen den König etwas schliefsen, so müsse man den W. mehr für einen Dämagogen als für einen Gemüthskranken halten. — Auch bei der That, heifst es ferner, habe sich der W. keinesweges als ein Gemüthskranker betragen. Es zeige keine Geisteskrankheit an, dafs er sogleich nach vollbrachter That in sein Zimmer gegangen sei, und den Vorfall ganz vernünftig zu Papier gebracht habe. Er habe weiter nichts thun können, da er Ursache zur Flucht nicht gehabt, indem er den G. nicht ausgemacht für todt gehalten habe. Auch stehe es nirgends geschrieben, wie viel Stunden und Minuten ein Zorniger nach der verübten That bis zu seiner gänzlichen Beruhigung nöthig habe, um nicht etwa für einen Wahnsinnigen auf der einen, oder für einen krankhaften Zornwüthigen auf der andern Seite zu gelten. Sodann stehe auch fest, dafs ein in Wuth gesetzter und seiner Freiheit und Ueberlegung beraubter Mensch unmöglich die

Umstände, die sich während seiner Wuth mit und neben ihm zugetragen haben, so genau und umständlich angeben und beschreiben könne, wie doch der W. bei Erzählung des Herganges seines verübten Mordes gethan habe. — Eben so wenig seien nach der That irgend Spuren von Gemüthskrankheit bei dem W. wahrzunehmen gewesen. Bei seiner Arretirung habe er keine Geistesabwesenheit gezeigt, er habe sich vielmehr leidend verhalten, und keine Reue über sein Vergehen geäufsert. — In Ansehung seines Benehmens im Gefängnisse wurde folgendes angeführt: dafs ein lange Zeit Gefangener, der aller Bewegung entbehrt, in seinem Gefängnisse auf und ab gehe, dafs ein, wegen eines solchen Verbrechens Gefangener wohl in Gedanken oftmals herumgehe, endlich, dafs ein in einem engen Raume auf und ab gehender entweder sich umdrehen oder stille stehen müsse, könne unmöglich von ungewöhnlichen oder auffallenden Manieren zeugen, und wenn der Dr. R. behaupte, dafs die Manieren und Gesticulationen, so wie die Betonung der Wörter bei dem W. etwas Eigenthümliches, nicht zu Schilderndes hätten, so gebe es wohl keinen Menschen, der nicht seine eigenthümlichen Manieren hätte, und dafs die, eines lange schon im Gefängnifs sich befindenden Mörders von denen eines Menschen im gewöhnlichen Leben nicht in Etwas abweichen sollten, sei nicht zu verlangen; am wenigsten aber sei daraus auf eine Gemüthskrankheit zu schliefsen, zumal sie so subtil wäre, dafs man sie nicht einmal mit Worten schildern könnte. — Was ferner das häufige Citiren von biblischen Sprüchen beträfe, so ginge es dem W. vielleicht damit, wie manchen Anderen, die überall Stellen aus den bekannten Schriftstellern einmischten, oder wie noch Anderen, die beständig in Sprichwörtern redeten, und die dabei beide an Sancho Pansa erinnerten, dessen Sentenzen auch nicht immer gepafst. — Endlich anlangend die Aeufserung des Dr. R.: dafs es natürlich sei, dafs Inquisit im Gefängnisse keine Spur von Gemüthskrankheit zeige, da er unter beständiger strenger Aufsicht stehe, wo seine physische Kraft gleichsam gebrochen sei, wo keine Abgaben und Leistungen von ihm verlangt würden u. s. w., so wird hierüber noch angeführt, dafs, wenn diefs der Fall wäre, im Tollhause stets die vernünftigsten Leute sein müfsten, da es an strenger Aufsicht, Brechen der Kraft, und Wegräumung aller die Tollheit veranlafst habender Ursachen, dort nicht fehle. — Nach Allem diesen giebt denn das Königl. Medicinal-Collegium sein Gutachten dahin ab: dafs der W. jederzeit im Stande gewesen sei, mit Freiheit und Ueberlegung zu handeln.

Gutachten.

Zuvörderst bedarf es hier der Bemerkung, dafs über mehrere Gegenstände diejenige Auskunft nicht vorhanden ist, welche erforderlich sein würde, um in der vorliegenden Sache ein völlig sicheres und bestimmtes Urtheil abgeben zu können. Es mangelt namentlich eine genaue Darstellung des eigentlichen Herganges vor und bei der That, von einem Sachkundigen und sorgfältig beobachtenden Zeugen. Es fehlen genaue Nachrichten über das Benehmen des Inquisiten zu Hause, in seiner Familie, gegen Frau und Kinder, in früherer und späterer Zeit. Es wird keine Auskunft gegeben über die Thatsachen, welche dem Antrage auf förmliche Blödsinnigkeits-Erklärung vorangegangen sein müssen, und zu demselben Veranlassung gegeben haben. Dafs dergleichen wirklich vorhanden gewesen sind, ist vorauszusehen, um so mehr, da das Gericht, dem erhaltenen Antrage zufolge, wirklich eine Untersuchung des Gemüthszustandes des W. veranlafste. Ungeachtet dieser wesentlichen Mängel sind aber dennoch in den Akten Thatsachen enthalten, welche wenigstens ein sehr wahrscheinliches Urtheil erlauben, wie ein solches dann auch nur von der unterzeichneten Deputation erfordert worden ist.

Zunächst finden sich nun aber mehrere Umstände, welche allerdings gegen die Annahme einer Seelenstörung bei dem Inquisiten zur Zeit der verübten That zu sprechen scheinen. Namentlich:

1) das angeblich vernünftige Betragen desselben vor der That, und vorzüglich die verständige Besorgung seines Hauswesens. Die darüber vernommenen Zeugen bekunden einstimmig, dafs Inquisit seine Wirthschaft gut und ordentlich, und besser als mancher andere Wirth geführt, und dabei niemals Abwesenheit des Verstandes

gezeigt habe. Deshalb blieb denn auch der Antrag auf Blödsinnigkeits-Erklärung und die in Folge desselben angestellte Untersuchung ohne Erfolg.

2) das bei mehreren Gelegenheiten gezeigte heftige Benehmen konnte für bloſse Leidenschaft gelten, und hieraus denn auch die Veranlassung zum Streite mit dem G. und dessen Erfolg erklärlich werden, so daſs hiernach in dem ganzen Vorgange nichts zu liegen scheinen möchte, was zu der Annahme einer Geisteskrankheit nöthigte.

3) das Benehmen des Inquisiten nach der That und namentlich späterhin in dem Gefängnisse. Nach der Aussage der Gefangenwärter zeigte Inquisit während des Arrestes keine Spur von Abwesenheit, vielmehr betrug er sich jederzeit ordentlich und gut, gab auch in seinen Reden, Urtheilen und Handlungen zu erkennen, daſs er den Gebrauch seines vollen Verstandes besitze. Eben so hat nach der Anzeige des Inquirenten, Inquisit weder bei seinen Vernehmungen im Laufe der Untersuchung, noch bei den anderweitigen Unterredungen, welche Inquirent bei Gelegenheit der öfteren Besuche des Gefängnisses mit ihm gehalten hat, jemals eine Spur von Geistes- oder Gemüthskrankheit blicken lassen.

Dieser gegen die Annahme einer Seelenstörung bei dem Inquisiten redenden Umstände ungeachtet finden sich dennoch auf der andern Seite mehrere Thatsachen, welche ihn eines krankhaften Gemüthszustandes, der bei mehreren Gelegenheiten zum Vorschein und Ausbruch gekommen ist, höchst verdächtig machen. Dahin gehören namentlich:

1) mehrere frühere Handlungen, welche Zeichen der Verkehrtheit an sich tragen und Ereignisse, die auf dergleichen Handlungen schliefsen lassen. Dahin gehört sein seltsames Benehmen bei der Wolfsjagd, wo er ohne irgend hinreichende Veranlassung hervortrat, den Hauptmann an der Brust packte und ihn fragte, ob er sein Hund sei? Ferner die hiernach erfolgte förmliche Einleitung einer gerichtlichen Blödsinnigkeits-Erklärung und das von dem Dr. A. ausgestellte, freilich nicht weiter begründete Zeugnifs, nach welchem er damals im hohen Grade geisteskrank gewesen sein soll. Eben so das Benehmen gegen den Landreuter R., nachdem dieser ihm die Axt gepfändet hatte, und besonders die dabei geführten Redensarten, welche allerdings das Gepräge eines krankhaften Gemüthszustandes an sich tragen.

Nicht weniger wichtig ist hier das wiederholt abgelegte Zeugnifs seiner Nachbaren und insbesondere der Schulzen M., S. und A., welche sagen: „dafs der W. nur dann zum Zorn zu reizen gewesen sei, wenn von ihm etwas gefordert wurde, dafs er sich aber, wenn er auf diese Art zum Zorn gereizt wurde, oder anderweitigen Aerger hatte, ganz anders als ein gesitteter Mensch, und keinesweges als vernünftig gezeigt habe, vielmehr Tage lang, ohne etwas zu thun, umhergegangen sei." Auch eben die Thatsache, dafs er nie die Abgaben entrichten wollte, spricht für einen ungewöhnlichen Seelenzustand. Durch blofse Heftigkeit, Widerspruchsgeist, Geiz u. s. w., werden jene Handlungen nicht erklärlich, sie hätten die unglücklichsten Folgen für ihn haben können, aber er wagte sie doch, indem er die Bedeutung derselben wahrscheinlich nicht begriff, und ihre leicht möglichen Folgen nicht einzusehen und zu würdigen vermochte.

2) der Mangel einer hinreichenden causa facinoris. Allein durch das Einfordern kleiner Gebühren wurde Inquisit veranlafst, den G. zu tödten; denn als eine Prügelei, die mit Todschlag endigte, ist die Sache nicht anzusehen, da Inquisit selbst ohne alle Verletzung geblieben ist. Wenn er aber auch wirklich seiner Behauptung zufolge gereizt, geschimpft und angegriffen worden sein sollte: so ist doch daraus kein Verhältnifs zwischen der Veranlassung zum Streite, und der in demselben vollbrachten Tödtung. Zu einer solchen Mordthat möchten jene Anlässe bei Menschen, die ihres Verstandes mächtig sind, schwerlich führen.

3) die Art der Tödtung. Das Gesicht des G. erschien durch zahllose Schläge zerklopft und zu Mus geschlagen. Es bildete, wie Obducenten sagen, gleichsam einen zerrissenen Beutel, worin die grofsen und unzähligen kleinen Knochensplitter zu fühlen waren, und die nähere Untersuchung der verletzten festen Theile zeigte die allerschrecklichste, nur durch den gröfsten Aufwand einer ganz ungewöhnlichen Gewalt

verursachte Zerstörung. Hier fand kein Todschlag in der Leidenschaft Statt, kein Streich eines Prügels, dessen Heftigkeit nicht beachtet wird; eine dauernde Wuth mufste vielmehr dazu gehören, den fast Entseelten noch immerfort zu schlagen, ohne selbst im Mindesten verletzt zu sein, und Verkehrtheit mufste Statt finden, bei einer solchen weiteren Verwundung ohne allen Zweck.

4) das Benehmen des Inquisiten gleich nach der That. Er ging, nachdem der G. niedergestürzt war, ruhig in seine Stube zurück, that nichts, um die Sache zu verbergen, nichts um die Leiche wegzuschaffen, nichts um sich durch die Flucht zu retten. Selbst die Behauptung, er habe erst nach der Rückkunft seiner Frau gefunden, dafs der G. todt sei, ist hierbei zu beachten. Ein vernünftiger Mörder würde das eher gewufst haben. — Eben so bedeutend ist das aphoristische Aufschreiben der Sache, wozu durchaus keine Veranlassung Statt fand; nicht weniger die Ruhe, womit er sich den ihn Arretirenden hingab, ohne die That zu entschuldigen, ohne Reue zu äufsern.

5) das Verhalten des Inquisiten späterhin im Gefängnifs. Der Gefangenwärter F. fand seine Manieren ungewöhnlich und auffallend, und nach dem Berichte des Dr. R. haben seine Manieren und Gesticulationen, so wie die Betonung der Wörter etwas Eigenthümliches, wovon sich aber das Eigenthümliche nur sehen und hören, nicht

durch

durch Worte soll schildern lassen können. Zwar sind diese Angaben nicht wichtig, aber doch nicht unbeachtet zu lassen. Dazu kömmt endlich noch:

6) dafs gerade solche Seelenstörungen, wie sie der Inquisit hiernach wahrscheinlich während der That erlitt, in der Erfahrung häufig vorkommen. Keineswegs selten beobachtet man einen solchen Furor transitorius, Mania furibunda transitoria, d. h. einen Zustand des Gehirns und Nervensystems, wobei — gegen die gewöhnlichen Verhältnisse zwischen Reizung und Reaction des Gehirns — von geringen Veranlassungen, — Aerger, Streit, Rausch, Berührung gewisser Ideen, die einen Gesunden gar nicht aufser Fassung bringen, — eine solche Erhöhung und Störung der Seelenthätigkeiten entsteht, dafs die Freiheit des Willens gänzlich aufgehoben, und der Kranke in Wuth und Tobsucht zum Morde Anderer oder Seiner selbst, und überhaupt zu Handlungen getrieben wird, deren Folgen er nicht zu würdigen vermag. In dem früheren Leben des Inquisiten sind, auch nach den unvollkommenen Nachrichten, die wir davon haben, mehrere ähnliche Paroxysmen vorgekommen. Dafs sie keinen Todschlag zur Folge hatten, ist zufällig, und daher rührend, dafs meistens mehrere Individuen dabei gegenwärtig waren, oder Inquisit sonst verhindert wurde, den Gegenstand seiner Wuth zu verfolgen. Auch ist diese Annahme eines von Zeit zu Zeit zum Ausbruche kommenden krankhaften Seelenzustandes sehr wohl vereinbar mit dem

übrigen Benehmen des Inquisiten, mit der guten und ordentlichen Führung seiner Wirthschaft, mit seinem ruhigen Verhalten im Gefängnifs, mit seinen vernünftigen Aeufserungen bei den Verhören, mit seinem späteren Leugnen des Todschlags u. s. w. Die That selbst hat wahrscheinlich zu seiner Besserung beigetragen, und der Arrest ihn besänftigt. Dagegen würden durch die Rückkehr in sein früheres selbstständiges Verhältnifs leicht ähnliche Paroxysmen von Neuem herbei geführt werden können.

Nach diesem Allen glaubt daher die unterzeichnete Deputation, die ihr vorgelegte Frage dahin beantworten zu müssen:

dafs es allerdings wahrscheinlich sei, dafs Inquisit zur Zeit der verübten That nicht im normamalen Gemüthszustande sich befunden habe, und nicht im Stande gewesen sei, mit Freiheit und Ueberlegung zu handeln.

Berlin, den 20sten August 1822.

Königl. Wissenschaftliche Deputation
für das Medicinal-Wesen.

V.

Gutachten

über

den Gemüthszustand einer Frau, welche ihre beiden Kinder, das eine tödtlich, verwundet hatte.

Die Ehefrau des T. zu G. hat am 18ten Juni 1818 ihre beiden Töchter von 3 und 6 Jahren in den Hals geschnitten, um sie umzubringen, und ist auch die jüngste unmittelbar darauf gestorben. Der Kriminal-Senat des Königl. Oberlandesgerichts zu M. wirft in Hinsicht auf diesen Fall die Frage auf:

„Ob nach den durch die Untersuchung festgesetzten Factis über den geistigen und körperlichen Zustand der Inculpatinn anzunehmen ist, daſs dieselbe zur Zeit der Verwundung ihrer Töchter sich wirklich in einem Anfalle von melancholischem Wahnsinn, oder in dem Zustande einer sonstigen Geisteszerrüttung oder der Abwesenheit des Verstandes befunden habe?"

Geschichtserzählung.

C. M., geborne G., verehelichte T., zur Zeit der That, nach Ausweisung des Kirchenbuchs 44 Jahr alt, wohnte zu G. nebst ihrem Manne bei dem ** B. Am Morgen des 18ten Juni 1818 halb sechs Uhr rief der eilfjährige Sohn des B. seiner Mutter zu: Mutter, was ist da oben bei T. für ein Geschrei, die T. brüllt ja und die Kinder schreien so sehr! Die B. lief sogleich die Treppe hinauf, und hörte dabei ein unnatürliches Geschrei der T., mehr einem Gebrüll ähnlich. So wie sie die Thür der Stube, worin die T. war, öffnete, trat diese ihr schon mit einem dünnen Strick in den Händen, an welchem sie zuckend riſs, und mit einem furchtbar zerstörten und verzerrten Gesicht entgegen, wobei sie, wie von Schauder ergriffen, Töne des Schmerzes ausstieſs. Durch einen Blick in die Stube wurde die B. gewahr, daſs die ältere Tochter der T. in ihrem Bettchen stand und stark blutete. Ergriffen von dem Anblick konnte sie nichts sagen, kehrte um, ging die Treppe hinunter, wo ihr Ehemann, welcher ebenfalls durch den Sohn gerufen war, ihr begegnete, lief zum Hause hinaus und machte Lärm auf der Straſse. Sie mochte auch nicht eher wieder hinaufgehen, als bis die T. schon weggeführt war, der Chirurgus G. die älteste Tochter verbunden hatte, und das jüngste Kind todt auf dem Schooſse der Todtenfrau lag. Sie giebt der T. das Zeugniſs, daſs sie ihre beiden Kinder sehr geliebt, und sich mit ihrem Manne, so lange sie dort im Hause gewohnt, gut vertragen habe. Den Winter vorher sei sie einige Zeit mit den Töchtern, aber ohne den Mann, zu S. bei ihrer Mutter gewesen, und seitdem habe man an ihrem Betragen eine Veränderung bemerkt, indem sie still und in sich gekehrt nur kurze Antworten gegeben, und sich in kein langes Gespräch, wie wohl vorher geschehen, eingelassen habe.

Den Abend vor der That will die B nichts besonderes an ihr bemerkt haben. Hiermit stimmt auch die Aussage des B. überein. Dieser sah die T. in der offenen Stubenthür stehen, mit einem Strick in den Händen, welchen sie hin und herrifs, und dabei mit dem ganzen Körper zuckend ein gräfsliches Geschrei ausstiefs. Den Strick rifs er ihr gleich weg und sah dabei das älteste Kind blutend im Bette stehen, und das jüngste in demselben Bette im Blute schwimmend liegen. Er redete die T. mit den Worten an: Mein Gott, was hat sie gemacht? worauf sie erwiederte: Was habe ich gemacht? ich mufs, ich mufs — welche Worte sie einigemal wiederholte. Ihr Gesicht war ganz entstellt, die Augen aufgerissen und ohne Thränen. Er ging zurück um Hülfe zu holen, fand aber zwei Chirurgen nicht zu Hause, bis er endlich den Chirurgus G. antraf, welcher sogleich sich nach dem Hause begab, wo die That geschehen war. Das zweite Kind starb während des Verbandes. B. bezeugt, dafs er sich keine Veranlassung zu der That denken könne, als eine stille Melancholie, welche die T. seit ihrem Aufenthalt zu S. gezeigt habe. Sie habe sich mit ihrem Ehemann, so lange sie in dem Hause des B. gewohnt, nemlich von Ostern 1817 an, gut betragen, kleine eheliche Zwistigkeiten, doch nicht von Bedeutung, ausgenommen. Der Ehemann T. sei ein paar Mal, als die Frau sich zu S. aufgehalten, betrunken zu Hause gekommen. Noth und Mangel könne nicht die Veranlassung der That sein, denn er wisse, dafs die T— schen Eheleute noch 200 Rthlr. Capital besäfsen. Die Inculpatinn redete sogleich im ersten Verhör zu G. von einer grofsen Aengstlichkeit, welche sie seit dem ersten Gewitter jenes Jahres gehabt; sie habe auch ihren Mann gebeten, deswegen zum Dr. C. zu gehen, und als der Mann mit ihr zusammengestellt wurde, machte sie diesem Vorwürfe, dafs er es nicht gethan. Sie erzählte ferner sogleich, dafs ihr Mann von dem Kaufmann R. ein Papier mit rothen und andern farbigen Streifen mitgebracht, und dafs seit dieser Zeit ihre Aengstlichkeit sich sehr vermehrt habe. Sie mufste öfter erinnert werden, auf die Hauptfragen zu antworten, weil sie immer auf ihre Aengstlichkeit zurück kam. Von der That selbst sagte sie: Ich stand am Tische, kriegte eine grofse Unruhe, es war, als wenn ich das auf dem Tische liegende Messer nehmen mufste, ich wollte herunter gehen, konnte aber nicht; ich habe wohl bemerkt, dafs beide Kinder wachten, ich bin so zugefahren, und habe erst nach vollbrachter That bemerkt, dafs beide Kinder am Halse bluteten. Sie wisse nicht, antwortete sie, ob das andere Kind geschrieen, nachdem sie das erste verwundet; übrigens wufste sie sehr wohl, dafs sie nach vollbrachter That zuerst die Frau B. gesehen. Sie sagte, dafs sie mit ihrem Ehemann in Unfrieden gelebt; dafs er sie einmal geschlagen, warum? wisse sie aber nicht; dafs er auf ihre Klagen über Aengstlichkeit geantwortet: du grober Sünder. — Die That sei ihr leid, doch könne sie nicht weinen; lange vorher habe sie einmal auf dem Bette ihrer Kinder gesessen, das kleinste habe einen Stock gebracht, sie habe den Stock angefafst und er sei zerbrochen. Es sei ihr der Gedanke eingefallen, sie müsse sterben und nach diesem Vorfalle habe sie keine Nacht Ruhe gehabt. In einem späteren Verhör erinnert sie sich dieses Umstandes nicht mehr, auch nicht einmal mehr dieser Erzählung. Wenn ich die Zettel las, welche mein Mann mitbrachte, setzte sie hinzu, wovon der eine rothe, der andre grüne Streifen hatte, so paſste das immer so schnakisch, als wenn ich so etwas thun sollte, und je mehr ich las, je bunter wurde alles. In den spätern Verhören sagte sie, es sei ihr vorgekommen, als ob ihr Mann diese Papiere aus Verachtung gegen sie mitgebracht habe. Sonst hat sich über diese Papiere weiter nichts ergeben, als daſs es zwei Blätter aus dem Magdeburgischen Gesangbuche mit Musiknoten zum Singen gewesen, welche der T. sich erinnerte, ohngefähr acht Tage vor der That zu Hause gebracht zu haben. Sie äuſserte ferner, daſs sie ein Gebetbuch besitze, und als dieses herbei gebracht wurde, schlug sie eine Stelle auf und setzte hinzu: Wenn ich die Worte las: „Ich wache und bin wie ein Vogel auf dem Dache" fiel mir immer ein, daſs ich nichts werth sei; las ich weiter die Worte „und mische meinen Trank mit Wein, so freuete ich mich wieder. Am Morgen der That habe sie aber in jenem Buche nicht gelesen. Auch dieser Umstände, so wie der ganzen Erzählung erinnert sie sich in einem spätern Verhör nicht wieder. Anfänglich, nemlich in dem Zustande nach dem Aufenthalte zu S., konnte sie nach ihrer Aussage vor Mitternacht nicht schlafen, nachher aber nach Mitternacht nicht. Sie erinnert sich, daſs ihr Mann am Morgen der That ganz früh weggegangen sei Als ihr das todte Kind gezeigt wurde, fiel sie über die Leiche her, küfste diese und mufste zuletzt noch mit Gewalt davon losgerissen werden, doch wurden keine Thränen in ihren Augen sichtbar, obgleich alle Zeichen des Weinens in ihrem Gesichte zu sehen waren. Sie erkannte das Messer, womit sie das Kind getödtet, wufste aber nicht anzugeben, wozu sie den Strick in der Hand gehabt habe, es müsse denn aus Angst geschehen sein, leugnete aber auf Befragen, dafs ihr ein Gedanke von Selbstmord eingefallen sei. Sie erinnerte sich auch in einem spätern Verhör des Umstandes mit dem Stricke nicht. Auch gegen die ältere herbeigeführte Tochter benahm sie sich zärtlich. Sie führte noch an, dafs sie ängstliche Träume gehabt, dafs sie im Traum immer Ungeziefer um sich gesehen, und in einem späteren Verhör setzte sie hinzu, worauf die Besorgnifs bei mir öfter entstanden, als ob die Kinder der schlechten Nahrung wegen umgekommen wären. Doch habe sie im Traum den Kindern nie nach dem Leben getrachtet. Sie habe vor mehreren Jahren in den Wochen eine ähnliche Beängstigung gehabt, wovon sie der Dr. C. geheilt. Der Dr. C. erinnerte sich dieses Umstandes nicht sogleich, nachher aber wohl, und setzte hinzu, dafs er sie von einer wirklichen Geistesverwirrung durch zweckdienliche Mittel geheilt habe. Der Ehemann T. sagte aus, dafs seine Frau nach ihrer Rückkehr von S., wo sie schlechte Behandlung erlitten, über krampfhafte Zusammenziehung in der Brust und Aengstlichkeit geklagt habe, besonders sei sie nach dem ersten sehr starken Gewitter sehr ängstlich gewesen und den folgenden ganzen Tag im Bette geblieben. Er gab ihr damals Wein zu trinken, worin glühender Stahl abgelöscht war, welches ihm eine Frau J. gerathen, worauf sie auch am andern Tage wieder aufgestanden, doch aber niedergeschlagen geblieben sei. Er habe geglaubt, dieses werde sich schon geben. Er sei am Morgen der That schon um 3 Uhr seinen Geschäften nachgegangen, habe bemerkt, dafs seine Frau wachte, aber nicht mit ihr gesprochen. Der Sohn seines Hauswirthes C. B. sei gekommen, um ihm die That zu berichten, und ihn zu rufen, da er aber bei seiner Ankunft zu Hause noch keinen Arzt gefunden, sei er sogleich fortgeeilt, um einen solchen zu suchen. Er gestehe, dafs er einmal seine Frau geschlagen, aber dieses habe sich wieder zugezogen und er wisse sich keiner schlechten Behandlung derselben schuldig. In der letzten Zeit, sagte er, und während meine Frau über Aengstlichkeiten klagte, war ihr Benehmen etwas sonderbar; wenn ich von meiner Arbeit Mittags oder Abends zu Hause kam, so kam sie oft an mich heran, umarmte mich, um vielleicht Trost bei ihrer Angst zu suchen, und ich kann nicht läugnen, dafs ich dieses Betragen mitunter falsch verstanden, und sie zurückgewiesen habe. Ueber dieses Zurückweisen beklagt sich auch die Inculpatin später, doch gesteht sie ein anderes Mal, dafs sie während dieser Zeit, da sie mit ihrem Ehemann in einem Bette geschlafen, den Beischlaf mit ihm vollzogen habe. Der T. setzt hinzu: Gänzliche Verstandesabwesenheit habe ich bei dem letztern Zustande meiner Ehefrau nicht bemerkt, wohl aber war sie in den Wochen mit unserm ersten Sohn fünf Wochen lang ganz wirrig, und hat sie damals der Dr. C. wieder hergestellt. Er gesteht endlich, dafs seine Ehefrau mehr auf die kleinsten Kinder gehalten, als er selbst, dafs er daher der Schreckenspost nicht glauben wollen, und dafs er sich die That nur in einem Anfalle von Wahnsinn geschehen möglich denke.

Der Dr. C. ging noch am Tage der That in das Haus, wo diese geschehen war, fand aber nur den T., indem dessen Ehefrau schon in Verhaft gebracht war, wo er sie aber noch an demselben Tage besuchte. Sein Gutachten behielt er sich vor, mufste auch durch Execution es zu liefern angehalten werden, und da eine Verrenkung der Hand ihn hinderte, es selbst zu schreiben, so gab er es erst am 10ten December zu Protokoll.

Der Dr. C. sprach zuerst mit dem T., und dieser äufserte, dafs seine Frau seit dem ersten Gewitter, wie man zu sagen pflegt, ganz durch weg gekommen sei, auch sei es ihm auffallend gewesen, dafs sie so viel über alten Käse geschwatzt, den er zu Hause gebracht, und zwar wie er nochmals angab, am Abend vor der That, um ihn in Bier eingeweicht zu essen. Die Reden der T., welche der Dr. C. nachher besuchte, drehten sich unzusammenhängend um den alten Käse, welchen sie, obgleich mietig und in Prummeln, wie sie sich ausdrückt, mit den Kindern essen sollen, so wie um das Gewitter. Ihr äufseres Ansehen war blafs und mager, die Zunge trocken und mit gelblichen Stoffen belegt, der Puls klein, gespannt und rasch, der Blick stier und schüchtern, sie hatte Durst und sagte, sie habe seit einiger Zeit keinen Appetit gehabt. Wenn ich zuweilen so zu Muthe war, als ob ich essen möchte, setzte sie hinzu, so war ich doch gleich wieder satt, wenn ich kaum angefangen hatte zu essen. Auf ferneres Befragen, ob sie guten Schlaf gehabt, antwortete sie: Nein, oft gar nicht, immer unruhig und seltsam. Des Morgens sei sie düselig und matt gewesen, mit Sausen und Brausen im Kopfe, sie möge wohl immer liegen, aber die Angst, die Angst. Der Dr. C. gab ihr kühlende, auflösende, gelinde eröffnende, krampfstillende Mittel, Tartarus depuratus und Spiritus nitrico-aetherius, während der Tage, welche sie noch zu G. im Gefängnifs zubrachte.

Am 27sten Juni wurde die T. nach St. transportirt, um dort vor das Königl. Inquisitoriat gestellt zu werden. Die Inculpatinn beantwortete alle Fragen passend und ohne Verwirrung des Verstandes, jedoch war sie dabei sehr ängstlich und niedergeschlagen. Betreffend ihr äufseres Ansehen, wird dabei bemerkt, so ist sie von kleiner Statur, ihre Gesichtsfarbe blafs, und dem Ansehen nach zu urtheilen leidet sie an Auszehrung oder Schwindsucht, wobei jedoch zu bemerken, dafs der Dr. R., welcher sonst den Verhören beiwohnte, noch nicht eingetreten war. Sie hat, wird ferner bemerkt, eine ungewöhnlich leise und zarte Stimme, und hielt, während der Vernehmung, ihre Hände beständig gefalten. Ueber die That selbst kommen noch folgende Aufklärungen vor. Die T. erklärte wiederholt, dafs ihr die That leid sei, dafs sie ihr auch gleich im ersten Augenblicke leid gewesen, dafs sie sich aber dessen nicht bewufst sei, was sie in der Angst gethan, sonst würde es nicht geschehen sein, auch vergofs sie dabei Thränen. Von ihrer Angst und Beklemmung seit dem Aufenthalt zu S. sprach sie oft. Ueber den mietigen Käse, welchen der Mann zu Hause gebracht, und welchen sie nebst den Kindern essen sollen, beklagte sie sich wiederholt. Die T. erzählt ferner, dafs sie am Morgen kurz vor der That vor Angst in der Bibel gelesen und zwar das 14te Capitel des Evangelii Mathaei, wo von der Enthauptung Johannis die Rede ist; auch habe sie Gott auf den Knieen gebeten, dafs er sie von dieser Angst befreien möchte. Sie erinnerte sich des Messers, womit sie die That verrichtet, als eines solchen, welches sie gewöhnlich beim Essen und in der Haushaltung gebraucht, aber nicht, ob die Kinder noch geschlafen. Sie erinnerte sich, dafs sie das jüngste Kind zuerst geschnitten, darauf das ältere, aber nicht warum sie das erstere stärker geschnitten, wohl aber, dafs sie das ältere nachher aus dem Bette heben wollen, doch nicht ob es geschehen sei. Sie betheuert wiederholt, dafs sie ihr Bewufstsein nicht gehabt; von dem Geschrei, welches die B—schen Eheleute gehört und von dem was sie selbst gesagt wisse sie nichts. Sie schiebt die Schuld auf das Betragen des Mannes, seinen Trunk und seine schlechte Lebensart. Die älteste Tochter erzählt, wie die Mutter ihre jüngere Schwester und sie mit dem Kohlscherber geschnitten; sie habe sich gewehrt, und sei dabei an den Fingern der rechten Hand verwundet, und die Mutter habe gesagt, der Teufel wollte es, weil er den Schmierkäse nicht gewollt, worauf die Mutter ärgerlich war. Die Mutter habe die Wunde nach dem Schnitte sogleich mit einem Tuche verbunden. Die Mutter selbst sagte über diesen Umstand, das jüngste Kind habe sie nicht verbunden, sie erinnere sich dessen nicht deutlich, aber als sie das älteste geschnitten, und das Blut laufen sehen, sei es ihr leid gewesen, und sie habe die Wunde verbunden. Der funfzehnjährige Sohn des T., ein Schuhmacherlehrling, besuchte am Abend vor der That die Mutter, und fand sie still und seufzend, so dafs er fragte, wefshalb sie so still wäre, worauf sie erwiederte, ich bin ja nicht still. Auch liefs sie ihn in der Bibel und dem Gesangbuche lesen, um zu wissen, ob er noch lesen könne. Der nächste Nachbar C. S. kam sogleich nach der That herbei. Er hörte kein Gebrüll der T., fand sie aber mitten in der Stube stehen mit wilden Blicken, und auf die Frage, was hat sie gethan? rief sie: ich mufs, ich mufs es thun. Der Schneidermeister M. lief ebenfalls sogleich herbei, und fand die T. in der Stube in leinenen Aermeln, und blofs mit einem Brusttuch und Unterrock bekleidet. Sie sah ganz verzerrt und verrückt im Gesichte aus, sagte er, und ihr Benehmen war ganz verwirrt, indem sie mit ihren Händen hin und her schlug, und zu den Umstehenden nochmals die Worte äufserte: Kinder fürchtet euch nicht, ich thue keinem Menschen etwas, diese Angst habe ich schon lange an mir gehabt, und solche auch meinem Manne geklagt, er will aber nichts dafür gebrauchen. Auf Befragen warum sie ihr Kind getödtet, sagte sie: ich mufste es ja thun, denn ich habe solches immer an mir gehabt, und zeigte dabei auf einem nebenstehenden Topf, worin Schmierkäse befindlich war, mit den Worten: Hier, verlangte mein Mann, soll ich Bier darauf giefsen, und meinen Kindern davon zu essen geben, wovon sie doch hätten sterben müssen. Der M. sagt, dafs nach seiner Ueberzeugung die T. zu der Zeit ganz verrückt gewesen. Er sah das Messer liegen, womit sie die That verrichtet, gab solches einer Nebenstehenden, damit kein Unglück geschehe, worauf die T. äufserte, sie thue keinem was. Der Frau des Maurers M., welche ebenfalls herbeigekommen war, erwiederte sie, indem sie mit den Händen hin und her rifs: so rifs es mir immer, und ob ich gleich nach der Scheune gegangen bin und Gott auf meinen Knicen gebeten habe, mich von dieser Angst zu befreien, so wollte es doch nicht helfen und mufste es doch thun. Hiebei wiefs sie einen Topf, worin alter Käse war, und wobei sie sagte: Mein Mann verlangt, dafs ich solches mit meinen Kindern essen sollte, welches ich doch nicht kann. Sie zeigte übrigens keine Reue über die That. Fast ebendasselbe antwortete sie der Frau des Tagelöhner S., nur war von Schmierkäse keine Rede, und statt dessen sagte sie: Bei dem starken Gewitter und dem starken Schlag, so dabei gewesen, hätte sie es bekommen, ohne zu sagen was sie bekommen. Die T. selbst erinnerte sich dieser Umstände nicht, leugnete, dafs sie in der Scheune an dem Morgen gewesen sei, und wufste nicht, dafs sie solches gesagt. Am umständlichsten äufserte sie sich gegen die un-

ver-

verehelichte Chr. B., der sie auf Befragen, warum sie die That gethan, sagte: Ich weiſs es selbst nicht, warum ich es gethan habe, es war so als wenn ein Mann mich durch Schütteln dazu aufgefordert und es verlangt hätte, weshalb ich auch nach der Scheune gegangen bin, und Gott auf meinen Knieen gebeten habe, mich auf andere Gedanken zu bringen, dieſs hat aber nichts geholfen, denn als ich wieder zurück kam und wieder in ein Buch las, so war es noch so, als wenn ich von einem dritten zu dieser Handlung angetrieben wurde. — Sie erinnerte sich auch, daſs die T. dem Bürgermeister B. einen Topf mit altem Käse gezeigt, den sie aus dem Schranke herbeigeholt, und dabei gesagt habe, daſs ihr Mann verlangt habe, daſs sie mit ihren Kindern diesen alten Käse essen sollte, welches doch gar nicht möglich wäre, wobei sie noch hinzugefügt, daſs dieser alte Käse an ihrer Handlung Schuld wäre.

Der Vater der Inculpatinn war Tagelöhner zu S., aber zur Zeit der That lange todt; die Mutter lebte noch und war mit einem Altsitzer zu S., welcher wie der Vater hieſs, seit geraumer Zeit wieder verheirathet. Die Inculpatinn hatte bei einem Küster in S. lesen und beten, aber nicht schreiben gelernt, und war im 13ten Jahre von dem Prediger zu B. wovon S. ein Filial ist, in der evangelischen Religion confirmirt worden. Sie wurde dann ein Jahr Hausmädchen zu G., hierauf diente sie 4 Jahre bei einem Ackermann in S., und kehrte nun zu ihrer Mutter zurück, wo sie ihren Mann T. kennen lernte. Drei Jahre vor der Ehe bekam sie ein uneheliches

Kind von einem Ackersmann in S., einen Sohn, welcher zur Zeit der That noch lebte und 20 Jahr alt war. Sie hatte auch einen Procefs mit dem Vater desselben wegen der Alimentation des Kindes. Alle, welche sie in den früheren Zeiten kannten, gestehen, dafs sie wohl bei Verstande gewesen. Nur erzählt die Frau des ** J., sie habe ihr bei einem Federverkauf etwas tuddelig geschienen, indem sie sich gar nicht aus dem Gewicht der Federn vernehmen können, so dafs der Handel 6 Tage gedauert. Auch will der Schneidermeister M. zwar keine Verwirrung des Verstandes, doch nur einen schwachen Verstand an ihr bemerkt haben, denn als sie einst Bücklinge zum Verkauf gebracht, hätten ihr einige umstehende junge Mädchen Bücklinge heimlich aus dem Korbe gezogen, welches sie recht gut hätte merken können. Mit ihrem Manne hatte sie fünf Kinder gehabt. Der älteste Sohn, 15 Jahr alt, lebte noch zur Zeit der That, die beiden folgenden Söhne waren bereits vor mehreren Jahren an der Brustkrankheit gestorben, ohne dafs ärztliche Hülfe dabei gebraucht worden, weil, wie sie sagte, ihr Ehemann nicht die Kosten daran wenden wollen. Die beiden jüngsten waren die Töchter, woran die That geschehen. Mit ihrem Ehemann lebte sie nicht in gutem Verhältnisse, doch ist es schwer auszumitteln gewesen, auf wessen Seite die Schuld war. Der Ehemann gesteht, dafs er mit ihr in den ersten Jahren der Ehe zufrieden gelebt, dann aber bemerkt habe, dafs sie das Geld, welches sie mit Mützenmachen verdient, so wie seinen eigenen Verdienst nicht ordentlich verwandt, worüber er sie geschimpft habe. Einmal habe er sie auf eine nicht anständige Weise, nemlich vor dem blofsen Hintern mit einem Stock geschlagen, weil sie ihn dazu angetrieben, ihre Kuh von F., wo das Viehsterben war, nach G., wohin sie damals wieder hineinzogen, heimlich mitzunehmen, worüber er, als es doch ausgekommen, die Kuh verloren und noch Strafe geben müssen. Er gesteht ferner, dafs er zuweilen betrunken gewesen sei, sich aber niemals in der Trunkenheit an ihr thätlich vergriffen, auch dafs er im Anfang der Ehe wohl einmal Karten, aber ein unbedeutendes Spiel und seit 14 Jahren nicht mehr gespielt habe. Dagegen wirft er ihr vor, dafs sie sich heimlich einen Schlüssel machen lassen zu einem Koffer, worin er seine Ersparnisse aufgehoben, und ihm von dem Gelde nach und nach 9 Thaler entwandt, dafs sie für sich allein gut gegessen und getrunken, ihm aber, wenn er des Mittags von der Arbeit zu Hause gekommen, schlechtes Essen gegeben habe, dafs sie nach S., wohin sie der Stiefvater, angeblich um die Mutter zu pflegen, geholt, viel Geld mitgenommen, was sie theils von ihm bekommen, theils vom Handgelde für sein verkauftes Haus zurück behalten, theils für ein verkauftes Schwein erhalten, theils von dem ältesten Sohn in Verwahrung genommen, theils auch für heimlich verkaufte zwei Scheffel Roggen und einen kleinen Kessel eingenommen, dafs sie diese ganze Summe, bestehend in 34 Thlr. 16 Gr. pr. Cour., und 10 Thlr. Gold dort verbraucht, und noch 5 Thlr. 21 Gr., so wie 1 Thlr. 6 Gr. Schulden gemacht habe. Endlich habe sie in S. viele Streitigkeiten und Händel gehabt.

Der älteste Sohn des T. erzählt allerdings, daſs sie den Kindern in Abwesenheit des Vaters etwas besseres zu essen und zu trinken gegeben. Die T. selbst gesteht, daſs sie das gedachte Geld gröſstentheils aufgenommen, auch in S. verwandt und die Schulden gemacht, so auch, daſs sie sich einen Schlüssel zu dem Koffer habe machen lassen, und Geld daraus genommen habe. Auch der uneheliche Sohn erzählt, daſs sie seinen Lohn in Verwahrung genommen, und nicht wieder herausgegeben habe. Sie läugnet indessen, geäuſsert zu haben, wie ihr vorgeworfen, sie müsse sich schämen, daſs sie das Geld durchgebracht, denn sie habe solches für ihre Mutter und für ihren Mann aufgewandt, welcher oft dort gewesen. Dagegen macht sie dem Manne Vorwürfe, daſs er getrunken und gespielt, auch sie in der Trunkenheit geschlagen, daſs er ihr nicht das nöthige Geld zur Hauswirthschaft gegeben, weshalb sie sich den Schlüssel zum Koffer machen lassen, daſs er nichts verdient, daſs er betrunken mit dem Säbel zu Hause gekommen, und ihr gedroht, daſs er betrunken mit dem Messer in der Hand geäuſsert habe, wie er seines Lebens müde sei. Sie erzählt, daſs sie ihm einmal ausweichen, und mit ihrer jüngsten Tochter allein schlafen müssen, wobei diese so hungrig gewesen, daſs sie sich an der Brust zu sättigen gesucht. Er habe in der Trunkenheit die Kinder oft miſshandelt, sie mit einem Kantschuh aus dem Hause geprügelt, und das Versprechen, mit ihr zum Abendmahle zu gehen, nicht gehalten. Er habe nichts rechts gearbeitet und verdient, und ihr, als sie ihm Vorwürfe darüber gemacht, plötzlich entgegengesetzt, dafs er einen Bruch habe. Allein die meisten dieser Beschuldigungen wurden von den selbst von ihr aufgerufenen Zeugen nicht bestätigt, und die Inculpatinn mufste bei der Zusammenstellung mit denselben meistens nachgeben. Sie sagte ferner, ihr Ehemann habe mit der geschiedenen Ehefrau des S. längst einen vertrauten Umgang gehabt, auch sie mit derselben im Gefängnifs besucht, und als sie noch länger mit ihm reden wollen, sie weggestofsen. Das letztere Factum wird zwar bezeugt, aber die Bekanntschaft mit der S. entstand nach der Aussage des T. sowohl, als der S. erst nach der Verhaftnehmung der T., auch wird geläugnet, dafs sie unrechtlich gewesen. Ueberhaupt fallen die Zeugnisse günstiger für den T. aus. Das Haus, welches die T—schen Eheleute in G. besessen, hatten sie für 350 Thlr. verkauft, weil sie es nicht mehr repariren konnten, 150 Thlr. zur Abtragung der Schulden verwandt, und 200 Thlr. waren noch vorhanden. Eben so verwickelt sind die Verhältnisse während des Aufenthalts der T. zu S. bei der Mutter, wohin sie sich, wie sie selbst gesteht, aus Unzufriedenheit in der Ehe begeben. Der Stiefbruder wollte sie nicht auf dem Hof leiden, mifshandelte sie und jagte sie weg, worüber ein Procefs entstand. Der Stiefbruder wirft ihr vor, sie habe heimlich Sachen entwandt und verkauft, auch sei sie einst des Nachts auf dem Hofe mit einer leuchtenden Laterne getroffen, und deswegen dem Schulzen angezeigt worden, der sie am andern Morgen aus der Stube geworfen und thätlich behandelt habe, er selbst habe sie aber weder geschlagen noch mit Wasser begossen, wie sie geklagt. Die T. läugnete durchaus den Vorwurf der Entwendung und entschuldigt den Vorfall mit der Laterne. Sie wohnte nachher bei dem Kossäten H., mit dessen Ehefrau sie sich zankte, und von derselben angeblich einen Stofs auf die Brust und einen Tritt mit dem Fufse erhielt. Die H. wirft ihr vor, dafs sie ihren Mann zu gewinnen gesucht und setzt hinzu, dafs sie sich deswegen mit ihr gezankt, gesteht auch, dafs sie die T. mit der Hand vor die Brust, so, dafs diese hinten überfiel, und unter das Kinn gestofsen, auch mit dem Fufse nach ihr getreten habe. Die Mifshandlungen des Dorfschulzen konnten nicht gehörig constatirt werden. Nachdem die T. von der H. aus dem Hause gewiesen, hielt sie sich bei dem Pächter G. zu S., wie es scheint, ruhig auf, indem sie sich von ihrem Gelde und Mützenmachen nährte. Dafs sie bis zu ihrem Aufenthalt in S. munter und plauderhaft gewesen, erhellt aus den Akten; auch war sie es noch zu S., und nach dem Aufenthalt zu S. trat erst die Veränderung ein. Uebrigens war ihr Ehemann noch kurz vor ihrer Abreise in S., und nahm sie bei ihrer Rückkehr nach G. gut auf.

Von ihren Gesundheitsumständen ist weiter nichts bekannt, als die vorhin erwähnte Krankheit in den Wochen mit dem ältesten ehelichen Sohn und eine hitzige Brustkrankheit. Ihre Periode, sagte sie dem Dr. C., habe sie seit dem letzten Wochenbette vor 3 Jahren unordentlich gehabt, und seit einem Jahre habe sie sich fast gar nicht gezeigt. Während meines Aufenthalts in S., sagte sie im ersten Verhör zu

St., habe ich zuletzt meine monatliche Reinigung gehabt, und seit der Zeit nicht wieder, mithin ist solche schon mehrere Monate hindurch ausgeblieben, ohne dafs ich glaube schwanger zu sein.

In dem Gefängnisse zu St. zeigte sie nach dem Ermessen des Dr. R. keine Spuren von Verrückung.

Nach dem Gutachten des Dr. C. führen alle Symptome dahin, dafs der Inculpatinn Geist durch die Einflüsse des kranken körperlichen Zustandes an Klarheit der Vorstellungen verloren und in eine Melancholie gerathen, worin sie dann durch einen unwiderstehlichen Hang zur That getrieben wurde. Nach dem umständlichen Gutachten des Dr. R. litt die Inculpatinn an Melancholie und ermordete ihr Kind in einem raptu furibundo.

Gutachten.

Es mufs auffallen, wenn in der Reihe der zweckmäfsigen Handlungen eines Menschen plötzlich eine ganz zwecklos erscheint. Die Zweckmäfsigkeit der Handlungen, mit Bewufstsein derselben als solcher, ist die Bedingung, unter welcher wir einen Menschen verständig nennen, und unter welcher derselbe allein als ein Mitglied des Staates zu betrachten ist. Die Zweckmäfsigkeit der Handlungen hingegen ohne Bewustsein, dafs sie als zweckmäfsig zu einem Zwecke dienen, ist der Instinkt, welchen wir auch bei den Thieren antreffen. Durch jene Zweckmäfsigkeit tritt der Mensch in eine moralische Weltordnung, ist der moralischen Beweggründe fähig, welche theils ihn zu einer Handlung antreiben, theils ihn davon entfernen. Eine ganz zwecklose Handlung, wenn sie zugleich als ganz unbedeutend und ohne alle Wichtigkeit erscheint, pflegen wir wohl eine kindische Handlung zu nennen, und das Unvermögen zu zweckmäfsigen Handlungen ist Blödsinn, welcher in dem völligen Cretinismus so weit geht, dafs sogar ein Unvermögen zu instinktmäfsigen Handlungen eintritt. Es bedarf wohl nicht erinnert zu werden, dafs in dem vorliegenden Falle nicht von einem Blödsinn, welcher sich von Jugend auf zeigt, die Rede sein kann, da der Inculpatinn vor Allem ein guter Verstand zugeschrieben wird. Denn die beiden in den Akten angeführten Fälle, dafs sie sich in dem Gewichte der Federn nicht zu finden gewufst, und sich Bücklinge stehlen lassen, sind unbedeutend, und deuten nur auf eine Ungeschicklichkeit in einzelnen Verhältnissen, wie sie oft vorkömmt.

Allein jede Handlung hat einen Gegenstand, worauf sie gerichtet ist, und so bedarf es nicht allein einer Zweckmäfsigkeit in der Handlung selbst, sondern auch dafs der Gegenstand derselben richtig erkannt werde. Wir nennen es Verrückung, wenn ein Mensch einen Gegenstand ganz anders auffafst, als er von der Menschheit überhaupt aufgefafst wird, wenn er sich z. B. für einen König hält, da er es doch nicht ist, und von Niemanden dafür erkannt wird. Er begiebt sich dadurch aus dem Staate ganz hinaus, dessen Strafen daher auf ihn nicht mehr anwendbar sind, da er die Gegenstände nicht als solche anerkennt, wie die Bürger des Staates thun, und der Staat kann ihn nur aus seiner Mitte entfernen. Mit einer solchen Verrückung ist, wie sich aus der eben gegebenen Erklärung ergiebt, oft die gröfste Zweckmäfsigkeit der Handlungen und eine solche Folgerichtigkeit verbunden, dafs sie bei Unerfahrnen grofses Erstaunen erregt, welches sogleich wegfällt, wenn man bedenkt, dafs der Fehler nur in dem Auffassen der Gegenstände, nicht in der zweckmäfsigen Bestimmung der Handlungen liegt. Eine solche Verrückung kann entweder auf sogenannten fixen Ideen beruhen, oder mit einem Herumschwärmen der Gedanken verbunden sein, immer ist sie Verrückung der Gegenstände von ihrer wahren Stelle.

Der Zustand der Inculpatinn war nicht völlige Verrückung, näherte sich doch aber diesem Zustande. Sie erkannte noch alle Gegenstände, und ihre Verhältnisse zu denselben, wie sie gewöhnlich in den Lagen, worin sie sich befand, erkannt werden, aber es herrschte doch eine Uebertreibung in ihren Vorstellungen, welche zeigt wie nahe sie jenem Zustande gewesen. Die Vorstellung, dafs ihr Mann sie verachte, ging so weit, dafs sie glaubte, die Papiere mit Musiknoten habe derselbe mitgebracht, um ihr seine Verachtung zu beweisen. Sie redete von grünen und rothen Streifen, und setzte gar treffend hinzu, je mehr sie gelesen, je mehr sei ihr alles bunt vor den Augen geworden. Die Erzählung von dem Stocke, welchen ihr das jüngste Kind gebracht, und welcher zerbrochen, welcher Erzählung sie sich nachher nicht einmal erinnert, so wie die Erzählung von der Wirkung, welche die Stelle im Gebetbuche auf sie gemacht: Ich wache und bin wie ein Vogel auf dem Dache u. s. w., deren sie sich gleichfalls nachher nicht mehr erinnerte, zeigen, wie geschäftig ihre Phantasie war, alles verkehrt zu deuten. Es ist nicht wahrscheinlich, dafs sie die Erzählungen, wie ihr Mann mit einem Säbel zu Hause gekommen und ihr gedroht, ein anderes Mal ein Messer gewetzt, und dabei verdächtige Worte geredet, wie das jüngste Kind ihr aus Hunger die Brust blutig gesogen, wie der Mann die Kinder mifshandelt, und sie mit einem Kantschuh aus dem Hause geprügelt, blofse Erdichtungen waren, um ihren Mann zu beschuldigen, da sonst in den Akten von dergleichen Kunstgriffen keine Spuren vorkommen, sondern es ist vielmehr sehr wahrscheinlich, dafs sie Uebertreibungen ihrer Phantasie gewesen. Zwei Zeugen sagen aus, dafs sie gleich nach der That gesagt, sie sei an demselben Morgen in der Scheune gewesen, und habe Gott auf den Knieen gebeten, ihr die Angst zu nehmen. Sie selbst läugnete dieses und erinnerte sich der Erzählung nicht mehr, sagte dagegen, dafs sie in der Kammer Gott auf den Knieen gebeten, sie von ihrer Angst zu befreien. Es scheint also auch hier die Phantasie verwirrt gewesen zu sein. Selbst dafs sie das Mitbringen von altem Käse so tief fühlte, gehört zu dieser nahe an Verrückung gränzenden Uebertreibung.

Wenn aber auch ihr Zustand nahe an Verrückung gränzte, so war sie doch nicht völlig verrückt, denn sie kannte die Kinder als solche, sie kannte das Messer wieder, womit sie die That vollbracht, und dafs sie das jüngste Kind eher geschnitten als das ältere, doch die Zwecklosigkeit der Handlung liegt am Tage. Man sieht nicht ein, welchen Vortheil die Inculpatinn von der That haben oder sich denken konnte, auch geschah sie nicht aus Befriedigung irgend einer Leidenschaft, etwa der Rache gegen ihren Ehemann, da dieser selbst gesteht, dafs sie die jüngsten Kinder lieber gehabt als er. Sie benahm sich auch nach der That gegen das todte sowohl als noch lebende Kind sehr zärtlich. Es zeigen die Akten nicht die geringste Spur von einem Versuch zu entfliehen. Auch Ueberdrufs des Lebens, der an und für sich schon Verrückung oder Wahnsinn sein kann, fand hier nicht Statt, denn sie erwähnt dieses Ueberdrusses gar nicht, und erklärt selbst, dafs sie nicht daran gedacht sich das Leben zu nehmen. Wenn das Unvermögen zu zweckmäfsigen Handlungen Blödsinn ist, so darf man den positiven Hang zu zwecklosen Handlungen Wahnsinn nennen, der entweder mit Heiterkeit und Wohlwollen verbunden als Albernheit (fatuitas) erscheint, oder mit Insichgekehrtsein und Menschenhafs, als melancholischer Wahnsinn. Die zwecklose Handlung entzieht sich als solche dem Gebiete des Moralisten ganz und gar, und da sie doch in etwas gegründet sein mufs, so gehört sie ganz in das Gebiet des Physischen und folglich Aerztlichen.

Es kann oft schwer sein zu bestimmen, ob eine Handlung von physischen Gründen herrührt, in dem vorliegenden Fall ist es so schwer nicht. Die Inculpatinn spricht den physischen Zwang nach vollbrachter That so treffend aus, dafs man ihn selten so lebhaft ausgedrückt findet. Ich mufs, ich mufs, ich mufste es ja thun — so rifs es mir immer — es war so, als wenn mich ein Mann geschüttelt und dazu aufgefordert hätte, sind ihre Worte nach der That. Die Schilderung ihrer Angst, welche ihr alle vernünftige Besinnung nahm, ist höchst innig dargestellt, und immer kommt sie auf diese Angst zurück, wodurch ihr die Besinnung genommen wurde. Nach den Schilderungen, welche Alle von ihr machen, war ihr Betragen kurz nach der That das einer wahnsinnigen Person, und Alle sprechen ihre Meinung dahin aus, dafs sie müsse zu der Zeit wahnsinnig gewesen sein, selbst der Ehemann kann sich keine andere Ursache ihrer That denken als Wahnsinn. Der Dr. C. fand ihre Rede noch am Tage der That, aber viele Stunden nachher unzusammenhängend. Nicht ein einziger Zeuge tritt auf, der die That einem boshaften Charakter zugeschrieben hätte.

Dieses wird noch mehr dadurch bestätigt, dafs ein wirklich melancholischer Zustand der That voranging. Seit dem Aufenthalte zu S. bemerkte man an der T. eine Veränderung, sagte die Frau B., bei welcher die T. im Hause wohnte, indem sie still und in sich gekehrt nur kurze Antworten gab, und sich nicht wie vorher in ein langes Gespräch einliefs. Der B. sagte gerade zu, dafs er eine stille Melancholie an der T. nach dem Aufenthalte zu S. bemerkt habe. Gegen ihren Mann beklagte sich die T. nach dem Aufenthalt zu S. über krampfhafte Zusammenziehung der Brust und Aengstlichkeit, weswegen er ihr auch ein Hausmittel gab. Sie selbst beklagte sich oft über ihre Angst und Beklemmung seit dem Aufenthalte zu S., über ihre zum Theil schlaflosen Nächte und ängstlichen Träume. In einem solchen Zustande machte auch das starke Gewitter einen starken Eindruck auf sie. Der Sohn fragte die Mutter am Abend vor der That, warum sie so stille sei. Der Ehemann T. sagt, das Benehmen der Frau sei ihm in der letzten Zeit sonderbar vorgekommen. Kurz, es erhellt deutlich aus den Akten, dafs ein melancholisches Insichgekehrtsein die T. seit dem Aufenthalt zu S. ergriffen hatte.

Die medicinischen Gründe dieses Zustandes sind nicht schwer zu finden. Die T. hatte zum letzten Mal ihre monatliche Reinigung zu S. und seitdem nicht wieder „mithin ist dieselbe mehrere Monate ausgeblieben", sagte sie in dem Verhör zu St., wo sie sich mehr beruhigt hatte, und mehr als bei dem Besuch des Dr. C., auf diese Umstände sich erinnern konnte. Aber auch gegen den Dr. C. äufserte sie, seit dem letzten Wochenbette habe sie ihre Periode unordentlich gehabt, und seit einem Jahre habe sie sich fast gar nicht gezeigt. Die Aengstlichkeit, die krampfhafte Zusammenziehung der Brust, die schlaflosen Nächte, die schweren Träume, der Mangel an Appetit, das Sausen und Brausen im Kopfe sind Zufälle, welche nach einem solchen Ausbleiben der monatlichen Reinigung nicht selten sind. Das ungewohnte Benehmen gegen den Mann, den sie oft umarmen und küssen wollte, deutet ebenfalls auf einen kranken Zustand aus dieser Ursache. Wie sehr das Nervensystem durch das Ausbleiben der monatlichen

Reinigung oft angegriffen wird, ist eine bekannte Sache; ängstliche Bilder und Phantasien gehören zu den gewöhnlichen Zufällen, und es fehlt nicht an Erfahrungen, das diese bis zum völligen Wahnsinn gesteigert werden. Auch ist es nicht unwahrscheinlich, dafs die Beschuldigungen, welche die T. gegen ihren Mann aussprach, und welche sich als Uebertreibungen ausweisen, schon in dem durch die unordentlich erscheinende Periode verursachten kränklichen Zustande ihren Grund hatten. Die Inculpatinn war wegen ihres zarten Körperbaues den Einwirkungen schädlicher Einflüsse auf das Nervensystem mehr ausgesetzt als andere, und der Umstand, dafs sie schon früher im Wochenbette irre gewesen war, zeigte ihre Anlage zu diesem Zustande. Auf den Zustand, worin sie der Dr. C. nach der That antraf, würden wir nicht viel rechnen, da die Erschütterung des Gemüths nach jedem Verbrechen solche Wirkungen hervorbringen kann. Ob die Verdrüfslichkeiten, welche die T. zu S. hatte, an ihrem verschlimmerten Gesundheitszustande wenigstens zum Theil Schuld waren, läfst sich nicht mit Gewifsheit bestimmen, wahrscheinlich ist es allerdings.

Noch wahrscheinlicher ist es aber, dafs der Unmuth über ihren Mann, vorzüglich über das Ansinnen, mit den Kindern schlechten Käse zu essen, wenn auch nicht der Grund, doch mit die Veranlassung zu dem Ausbruche einer wahnsinnigen That war. Sie wiefs den Ankommenden nach der That den Topf mit Käse, und ihre Phantasie drehte sich in den Reden gegen den Dr. C. ganz um diesen Gegenstand. Dafs ihr Mann sie schlecht halte und sie verachte, war ein herrschender Gedanke bei ihr, welcher durch dieses Ansinnen noch mehr Lebendigkeit erhielt. Aber er war nur Veranlassung, denn ohne die körperliche Beschaffenheit der Inculpatinn konnte er nicht zu dem Ausbruche von Wuth leiten, welcher ihr alle Herrschaft über sich nahm. Auch ist es sehr möglich, dafs der Zufall, welcher ihr das Kapitel aus dem Evangelio Matthaei in die Hände spielte, wo von der Ermordung Johannes des Täufers die Rede ist, ihrer Phantasie eine Richtung nach Blut und Mord gegeben habe.

Es kann nicht eingeworfen werden, dafs die Inculpatinn nach der That im Gefängnisse immer völlig bei Verstande war. Anfälle von wahnsinniger Wuth können oft sehr kurz und vorübergehend sein. Aber die Inculpatinn sagte selbst, dafs sie bei Ermordung des ersten Kindes ihr Bewufstsein nicht hatte, und dafs es ihr sogleich leid war, als sie auch das älteste Kind geschnitten. Vielleicht führte sie das Abwehren dieses stärkeren Kindes zum Bewufstsein zurück. Die That und das Schreckliche, was sie an sich selbst hatte, führte auch die Thäterinn zur Besinnung zurück, und war gleichsam selbst die Krise. In einem krampfhaften Zustande befand sie sich noch lange nachher. Sie stürzte sich voll Zärtlichkeit auf den Leichnam des Kindes, ohne doch eine Thräne zu vergiefsen, und erst im Gefängnifs zu St. vergofs sie Thränen. Die Anwendung der Arzneimittel, so wie die Ruhe im Gefängnisse und Entfernung von den gewohnten Gegenständen können zu ihrer Herstellung viel beigetragen haben.

Nach allen diesen Gründen beantwortet die Wissenschaftliche Deputation für das Medicinal-Wesen die ihr von dem Criminalsenat des Königlichen Ober-Landes-Gerichts zu M. vorgelegte Frage dahin:

dafs allerdings nach den durch die Untersuchung festgesetzten Factis über den geistigen und körperlichen Zustand der C. M. gebornen G., verehelichten T. anzunehmen ist, dafs dieselbe zur Zeit der Verwundung ihrer Töchter sich in einem Anfalle von melancholischem Wahnsinn befunden habe.

Berlin, den 9ten November 1824.

Königl. Wissenschaftliche Deputation
für das Medicinal-Wesen.

VI.

VI.

G u t a c h t e n

über

die Ursachen und die Tödtlichkeit verschiedener in einem rücksichtlich Statt gefundener Tödtung zweifelhaften Falle vorgefundener Verletzungen.

Ein Hohes Ministerium der Geistlichen-Unterrichts- und Medicinal-Angelegenheiten hat nach dem Antrage des Königl. Hochpreifslichen Kammergerichts in der Untersuchungssache wider den N. N. wegen Verdachts der Tödtung der unverehelichten B. U. mit Zufertigung von 2 Vol. Untersuchungsakten der Königl. Wissenschaftlichen Deputation für das Medicinal-Wesen aufgegeben, ihr Gutachten darüber zu erstatten:

1) Ob die an der U. vorgefundenen Verletzungen äufserer Gewalt zuzuschreiben sind, oder nicht, und ob sie namentlich durch Faustschläge in den Nacken hervorgebracht werden konnten?

2) Ob die erwähnten Verletzungen an und für sich selbst unbedingt tödtlich waren, oder ob nur durch die Individualität der Getödteten und durch den Hinzutritt einer andern physischen Ursache der Tod herbeigeführt werden konnte?

Die Deputation genügt hiemit dem erhaltenen Befehl unter Vorausschickung einer aus den anbei zurückerfolgenden Akten gezogenen

Geschichtserzählung.

B. U. im Dienst des Brandweinbrenner M., mittleren Alters, obschon von starkem Ansehen, doch kränklich, namentlich zu Krämpfen geneigt, zugleich bös und zanksüchtig, die stets über Unwohlsein klagte, an Fuſsschäden litt, und schon mehrmals geboren hatte, wurde am 26sten Juli Nachmittags nach zwei Uhr in einem von ihr angestifteten Wortwechsel von dem Brennerknecht N. N. mit der geballten Faust der rechten Hand, nachdem er sie mit der linken am Arm umgedreht hatte, zwei oder dreimal in den Nacken geschlagen. Sie ergriff nachher einen Kessel, um damit nach dem N. N. zu werfen, und als dieser ihr den Kessel aus der Hand genommen hatte, und die Küche, wo der Streit sich ereignete, verlieſs, rief sie ihm noch die Worte nach: „Racker, ich werde dich verklagen." Die bald nachher hinzugekommene C. M. hat nach ihrer Aussage die U. am Küchenschrank, die Hand am Kopf haltend, stehen sehen. Der Eintretenden ist sie ohne ein Wort zu sagen in ihrem gewöhnlichen Gange entgegengekommen, und als sie etwa drei Schritte gethan, auf die Knie und die linke Seite gesunken. Sie hat die Augen auf und zugeschlagen, ein grüner Geifer ist ihr aus dem Munde gekommen und es hat geschienen, als ob sie Krämpfe habe. Sie starb hierauf, und blieb ungeachtet der angestellten Belebungsversuche todt. Ein sogleich herbeigerufener Wundarzt besichtigte sie, fand offene

Wunden an den Füfsen, einen auffallend aufgetriebenen Unterleib, von den angeblich erlittenen Schlägen aber weder am Kopf noch an andern Theilen Merkmale. Die am andern Tage angestellte gerichtliche Obduction gab folgende Resultate. Der Leichnam hatte $4\frac{1}{2}$ Fufs Länge, war von ungewöhnlich starkem Knochenbau, und wohl beleibt, der Kopf mit kurzen schwarzen Haaren bedeckt, das Gesicht bleich, Augen und Mund geschlossen, und aus der Nase flofs stinkende Feuchtigkeit. Am Halse und auf dem Nacken waren keine Veränderungen, und eben so wenig dergleichen an der Brust und auf dem Rücken wahrzunehmen. Allein der Unterleib war an sich schon sehr stark und noch besonders in der regio mesogastrica in die Höhe getrieben. An den Geburtstheilen war keine Abweichung. Auf dem linken Oberarm sah man Narben von scrophulösen Geschwüren, und an beiden Armen die Medianvenen geöffnet. An beiden Füfsen fanden sich sowohl viele Narben, als auch noch viele kleine offene Geschwüre. Die Fäulnifs hatte schon einen hohen Grad erreicht. Die Hals- und Nackenwirbel wurden von ihren Bedeckungen entblöfst, und es zeigte sich über dem dritten und vierten Halswirbel ein Blutextravasat. Die Hals- und Nackenwirbel waren aber weder verrenkt noch zerbrochen. Sie wurden geöffnet, um die medulla spinalis in Augenschein zu nehmen. Die dura mater war zart und weifs, als sie aber geöffnet worden, zeigte sich ebenfalls unter dem dritten und vierten Halswirbel coagulirtes und flüssiges schwarzes Blut. Nach Eröffnung des Schädels sahen Obducenten zwar alle Gefäſse der harten Hirnhaut und des Gehirns mehr wie gewöhnlich mit Blut gefüllt, jedoch die der linken Hemisphäre strotzender, selbst in ihren kleineren Verzweigungen, als die der rechten. Die Gehirnmasse war sehr weich, die Gehirnhöhlen enthielten blutige Feuchtigkeit, und der plexus choroideus der linken Seite war stark geröthet. Auf der basis cranii waren die sinus ein wenig mit Blut angefüllt. Nach Entfernung des tentorii und Herausnahme des kleinen Gehirns aber sah man deutlich auf der Basis des letzteren und zwar auf der linken Seite coagulirtes und extravasirtes Blut. In der Brusthöhle waren die Lungen weich, vollkommen gesund und normal, und enthielten in ihrer Substanz nur wenig Blut. Der Herzbeutel und das Herz waren auſserordentlich mit Fett bewachsen, ersterer ohne Feuchtigkeit. In beiden Herzkammern war schwarzes flüssiges Blut, in der rechten mehr als in der linken. Im Unterleibe waren die Eingeweide von Fäulniſs stark aufgetrieben, der Magen enthielt viel Speisebrei. Die Leber hatte ein bleiches Ansehen, enthielt in ihrer Substanz wenig Blut, und war ohne Abweichung. Dasselbe galt von der Milz. Die Gallenblase war ungefärbt, ganz bleich und enthielt eine unzählige Menge kleiner Steine, der Gröſse weiſser Erbsen gleich. Der tractus intestinorum und die Harnorgane boten nichts bemerkenswerthes dar. Die Gebärmutter war leer, Gröſse und Gestalt zeugten aber von bereits statt gefundener Schwangerschaft.

Die Obducenten hielten die Extravasate, die unter dem kleinen Gehirn und auf der Medulla spinalis gefunden worden, für die Todesursache, nahmen den Grad der Lethalität als absolut an, behielten sich aber eine weitere Bestimmung und Ausführung in einem besonders einzureichenden Visum repertum vor. In diesem, welches sie unter dem 3ten August abgaben, nehmen sie ebenfalls die Anhäufung und Extravasation des Blutes im Rückenmark und auf der Basis des kleinen Gehirns als eine unter allen Umständen zureichende Ursache des Todes, und diese Congestion als veranlafst sowohl durch die Gemüthsbewegung, als durch die erlittenen Nackenschläge an, ohne jedoch den Antheil, welchen jede dieser Veranlassungen an der eigentlichen und nächsten Todesursache gehabt, genauer bestimmen zu wollen. — Ein Gutachten des Königl. Medicinal-Collegii zu Königsberg setzt als nächste Ursache des Todes die Blutergiefsung am verlängerten Mark und dem kleinen Gehirn fest, betrachtet dieselbe aber nicht als nothwendige Folge der Hirnerschütterung durch die mit der Faust in den Nacken geführten Schläge, vielmehr als herbeigeführt unter möglicher Mitwirkung der Schläge durch die Gemüthsbewegung, Kränklichkeit und individuelle Beschaffenheit der Denata.

G u t a c h t e n.

Ein Königl. Hochpreifsl. Kammergericht hat zuerst zur Beantwortung die Frage gestellt:

Ob die an der U. vorgefundenen Verletzungen äufserer Gewalt zuzuschreiben sind oder nicht, und ob sie namentlich durch Faustschläge in den Nacken hervorgebracht werden konnten?

Im Obductions-Protokoll geschieht überhaupt nur verschiedener Extravasate Erwähnung, welche in Rücksicht auf die aufgestellte Frage in Betracht gezogen werden können. Zuerst zeigte sich über dem dritten und vierten Halswirbel ein Blutextravasat. Es ist dieses indefs nicht genau beschrieben, und dessen Erheblichkeit in keiner Beziehung zu erkennen. Blutextravasate im Zellgewebe unter der Haut oder im Zellstoff, welcher die Muskeln verbindet, entstehen indefs in der Regel, und ausgenommen einige Fälle nicht gewöhnlicher Krankheiten, nicht anders als durch äufsere Einwirkung. An und für sich ist es daher wahrscheinlich, dafs das erwähnte Extravasat durch äufsere Gewalt entstanden ist. Noch mehr gewinnt diese Ansicht, wenn wir den Inhalt der Akten berücksichtigen und erfahren, dafs die U. kurz vor ihrem Tode in den Nacken geschlagen worden ist, und mit grofser Wahrscheinlichkeit müssen wir den Ursprung des Extravasats der Einwirkung jener äufsern Gewalt zuschreiben.

Es wurden von den Obducenten nachher die Halswirbel geöffnet, um die medulla spinalis in Augenschein zu nehmen, die dura mater erschien dabei zart und weifs, als sie aber geöffnet worden, zeigte sich unter dem dritten und vierten Halswirbel coagulirtes und flüssiges schwarzes Blut. Die Obducenten hätten billig diesen Gegenstand mit gröfserer Aufmerksamkeit behandeln sollen. Es mag zuweilen schwierig sein, die Menge eines Extravasats nach Maafs und Gewicht genau zu bestimmen, aber ein Coagulum nach seinem Umfange und seiner Stärke durch Vergleichung mit andern bekannten Gegenständen deutlich zu machen, oder die Menge eines dünnflüssigen Blutes auf ähnliche Weise zu schätzen, sind so wenig schwierige Aufgaben, dafs sie vielmehr überall in guten und genauen Obductionsberichten gelöset angetroffen werden, und schon der Vollständigkeit wegen hätte solches auch hier geschehen müssen. Aus dem Umstande, dafs nach Eröffnung der Wirbel die dura mater zart und weifs geschienen, möchte fast hervorgehen, dafs das darunter gefundene Extravasat von keiner grofsen Erheblichkeit gewesen ist, weil bedeutende Extravasate, besonders wenn sie in einem schwarzen Coagulum bestehen, die reine weifse Farbe der dura mater zu ändern pflegen. Es waren auch die Halswirbel unverletzt, weder verrenkt noch zerbrochen. Wenn wir zugeben müssen, dafs eine äufsere Gewalt, und zwar dieselbe, welche das Extravasat aufserhalb bewirkte, auch diesem Extravasat höchst wahrscheinlich seine Entstehung gegeben hatte, so können wir jedoch selbst nach ihrer Einwirkung auf die Wirbelbeine dieselbe nur unsicher schätzen. Eine wirkliche Beschädigung, ein Bruch in irgend einem ihrer Theile wäre immer nur durch harte oder feste Körper möglich gewesen. Die höchste Kraft eines weichen und nachgebenden Körpers hätte eher eine Verrenkung der Wirbel zur Folge haben können, und sehr wahrscheinlich dann ein beträchtliches Extravasat verursacht. Wir haben hier, wo die Spuren einer solchen Gewalt fehlen, keinen Grund, eine bedeutende Ausdehnung des gefundenen Extravasats anzunehmen.

Ein drittes Extravasat fand sich in dem Leichnam der U. nach Entfernung des tentorii und Herausnahme des kleinen Gehirns auf der basis des letzteren auf der linken Seite. Es bestand in coagulirtem Blute, dessen eigentliche Lage und Ausdehnung jedoch ebenfalls weiter nicht beschrieben sind. Die Obducenten sahen aufserdem nach Abnahme des Schädels alle Gefäfse der harten Hirnhaut und des Gehirns mehr wie gewöhnlich mit Blut gefüllt, namentlich die der linken Hemisphäre strotzend selbst in ihren kleinsten Verzweigungen, die Gehirnmasse sehr weich, in den Gehirnhöhlen blutige Feuchtigkeit und den plexus choroideus der linken Seite stark geröthet. Blutextravasate können überall auf dem Gehirn aus innern Ursachen, sie können aber auch und namentlich in der basis cranii durch äufsere Gewalt entstehen, und sind dort in Fällen, wo diese bedeutend auf irgend einen Theil des Schädels gewirkt hatte, in der That gefunden worden. Schon wegen der gänzlichen Abwesenheit von Zeichen, welche beweisen, dafs im vorliegenden Fall eine äufsere Gewalt so heftig, um in der basis ein Extravasat hervorzubringen, auf den Schädel eingewirkt hatte, würde die Annahme einer solchen Entstehungsweise nicht zu rechtfertigen sein. Berücksichtigen wir aber aufserdem den Inhalt der Untersuchungsakten, so finden wir auch hier keine sichere Nachricht von einer Behandlung der Denata, woraus eine Erschütterung des Gehirns bis zu dem Grade nachgewiesen werden könnte. Die U. ist zwar mit der Faust zwei oder dreimal geschlagen worden, aber nach den Akten nicht auf den Kopf, sondern in den Nacken. Auch ist von Schlägen auf den Kopf kein Merkmal gefunden. Vielleicht, dafs selbst nach einem Schlage mit der Faust kein Zeichen geblieben wäre. Aber ein solcher Schlag konnte immer in dem Alter der Verletzten in gewöhnlichen Fällen, und bei fehlerfreier Körperbeschaffenheit kein Extravasat in der basis cranii bewirken, und Schläge in den Nacken, welche statt gefunden haben, vermochten solches aller Wahrscheinlichkeit nach eben so wenig. Besonders aber ist zu berücksichtigen, dafs, sobald wir das Extravasat mit dem übrigen Befunde der Schädelhöhle im Zusammenhange betrachten, die Entstehung desselben, so wie der Blutüberfüllung der Gefäfse des Gehirns, der blutigen Feuchtigkeit in den Hirnhöhlen und der andern vorgefundenen Veränderungen deutlich werden als gewöhnliche Folgen und Erscheinungen des blutigen Schlagflusses. Hier, wo es an inneren Ursachen und Einflüssen, welche den Schlagflufs begünstigen konnten, nicht fehlte, konnte er aus einer solchen Veranlassung eben so, wie unter ähnlichen Umständen oft geschieht, entstanden sein. Wir werden Gelegenheit finden, diesen Gegenstand noch einmal und näher zu beleuchten, und begnügen uns für jetzt, in Beziehung auf das schon Gesagte zu versichern, dafs von den an der U. vorgefundenen Verletzungen nur die Extravasate in der Gegend der Halswirbel mit Wahrscheinlichkeit äufserer Gewalt zuzuschreiben sind, und namentlich durch Faustschläge in den Nacken hervorgebracht werden konnten, und wir glauben hiermit die erste Frage Eines Königl. Hochpreifsl. Kammergerichts beantwortet zu haben.

Die zweite Frage heifst:

Ob die erwähnten Verletzungen an und für sich selbst unbedingt tödtlich waren, oder ob nur durch die Individualität der Getödteten und durch den Zutritt einer andern physischen Ursache der Tod herbeigeführt werden konnte?

Als Verletzungen können auch hier nur die verschiedenen Extravasate, welche am Leichnam der U. sowohl in der Gegend der Halswirbel, als in der Schädelhöhle unter dem kleinen Gehirn gefunden worden sind, Gegenstände der Beurtheilung sein. Die Frage hat sie vereinigt, in Rücksicht auf ihre Bedeutung und Beziehung zu dem Tode scheinen aber unter ihnen wesentliche Unterschiede statt zu finden. Vergleicht man sie nach ihrer Lage und daraus hervorgehendem Einflufs auf Gesundheit und Leben, so konnte jenes Extravasat in der Gegend der Halswirbel nach längerer Zeit der Gesundheit nachtheilig und selbst dem Leben gefährlich werden. Und wenn uns gleich zu einer genaueren Würdigung desselben manche Data fehlen, so läfst sich doch annehmen, dafs durch dasselbe der Tod so schnell wie im vorliegenden Fall nicht hat herbeigeführt werden können. Hier, wo nur von der Würdigung der Verletzungen nach dem Grade ihrer Tödtlichkeit die Rede sein soll, mithin nur von tödtlichen Verletzungen die Rede sein kann, ist das vorerwähnte Extravasat darum, weil es nicht tödtlich geworden ist, kein Gegenstand weiterer Betrachtung. Anders verhält es sich mit dem Extravasat unter dem kleinen Gehirn. Der Tod verbreitete sich in dem Fall, der uns zur Beurtheilung vorliegt, vom Gehirn aus. Die Leichenöffnung hat dies hinreichend dargethan. Sie hat aufser dem Extravasat auch Ueberfüllung der Hirngefäfse, mit blutiger Feuchtigkeit gefüllte Hirnhöhlen und stark geröthete plexus nachgewiesen. Die Geschichte der kurzen Krankheit, welche nach den Akten dem Tode der U. vorhergegangen, erläutert die Entstehung dieser Erscheinungen, und giebt in Uebereinstimmung mit dem Obductions-Bericht Aufschlufs über die Art des Todes. Die genannten Erscheinungen hatten mit Ausnahme des Extravasats unter dem kleinen Gehirn den Tod nicht zur nothwendigen und unabwendbaren Folge und Herstellung der Gesundheit durch schleunige Anwendung eines passenden Heilverfahrens liefs sich bei Ueberfüllung der Hirngefäfse und selbst blutiger Färbung der Feuchtigkeit in den Hirnhöhlen, indem solche Hindernisse einer Beseitigung fähig sind, als möglich denken. Nur das Extravasat oder Blutcoagulum unter dem kleinen Gehirn konnte seiner Lage nach bei keinem Menschen durch irgend eine Kunsthülfe beseitigt, oder so schnell und vollkommen, als zur Rettung nöthig gewesen wäre, durch die Kraft und Thätigkeit der eignen Natur in seinen Fortschritten aufgehalten und das schon ausgetretene aufgelöset und zurückgenommen werden. Es mufste diese Austretung den Tod zur nothwendigen und unabwendbaren Folge haben, und ist hiernach die Lethalität dieser Verletzung zu beurtheilen, und die zweite Frage Eines Hochpreifsl. Kammergerichts zu beantworten.

Was ferner die Gefährlichkeit der Handlung des Inculpaten, und den Einflufs, welchen diese auf den Tod der U. gehabt haben konnte, betrifft, so wird es hierbei zunächst auf eine Bestimmung der eigentlichen Todesart der U. und auf die Entwickelung der Gründe ankommen, nach welchen der erfolgte Tod als Schlagflufs aus innern Ursachen und die Handlung des N. N. als eine solche betrachtet werden mufs, welche keinen oder nur einen geringen und zufälligen Antheil an dem Tode der U. gehabt hat.

Was über den Vorfall selbst, die körperliche und Gemüthsbeschaffenheit der Denata, die Erscheinungen der Krankheit, und die Umstände, unter welchen der Tod erfolgte, die Untersuchungsakten Näheres enthalten, ist schon in der dem Gutachten vorausgeschickten Geschichtserzählung mitgetheilt worden. Daher, ohne solches ausführlich zu wiederholen, wir nur auf einige Punkte wieder zurückkommen wollen. Wir haben hinsichtlich der Person der U. erfahren, dafs sie schon mehrmals geboren hatte, mittleren Alters, von starkem Ansehen, doch kränklich und zu Krämpfen geneigt, mit Fufsgeschwüren behaftet, und sehr heftiger Gemüthsart war. Auch wissen wir, dafs der Wortwechsel, welchem die Behandlung mit Faustschlägen folgte, und der einen so unglücklichen Ausgang nahm, Nachmittags nach zwei Uhr statt fand. Berücksichtigen wir im vorliegenden Fall, um danach die zum Schlagflufs vorhandene Anlage zu beurtheilen, zuerst die körperliche Constitution der Verstorbenen, so fehlen uns hier manche Data, welche zu erfahren wünschenswerth gewesen wäre. Jedoch wird danach, dafs sie von starkem Ansehen, aber kränklich, zu Krämpfen geneigt, von sehr heftiger Gemüthsart gewesen ist, auch öfters über Unwohlsein geklagt hat, eine Disposition zum Schlagflufs nicht unwahrscheinlich. Vor allem aber hat der Erfolg, der wirkliche Eintritt des Schlagflusses, so wie nur Schädlichkeiten, welche seiner Ausbildung günstig sein konnten, hinzukamen, die früher vorhandene Disposition hinreichend nachgewiesen. Als nachtheilige Einflüsse, durch welche bei schon vorhandener Anlage die Entstehung des Schlagflusses möglich wurde, betrachten wir zuerst die im Obductionsprotokoll selbst nachgewiesene Anfüllung des Magens, die bei vielleicht gestörter Verdauung um so nachtheiliger wirken mufste; und dann den heftigen Zorn, in welchen durch den Streit die U. gerathen war, und welcher durch den von Seiten des N. N. geleisteten Widerstand, durch die Ueberwältigung und die Faustschläge zur Wuth gesteigert wurde. Nicht mit Unrecht wird schon im gemeinen Leben heftiger Aerger nach der Mahlzeit, wenn der Magen mit Speisen gefüllt ist, für schädlich und gefährlich gehalten. Ueber die Anfüllung des Magens heifst es im Obductionsprotokoll: „der Magen enthielt viel Speisebrei." Die gestörte Verdauung wird wahrscheinlich aus der im Obductionsprotokoll angegebenen Beschaffenheit der Leber und Gallenblase. Auch ist die ungemeine Auftreibung des Unterleibes und die so früh eingetretene faulichte Ausdehnung der Eingeweide, worunter nur die Gedärme (intestina) verstanden sein können nicht ganz zu übersehen. Die Schläge in den Nacken haben, als solche, wahrscheinlich höchst wenig zum Ausbruch der Krankheit beigetragen, und es kann ihnen eine Mitwirkung zum Tode mit Wahrscheinlichkeit nur in so fern beigelegt werden, als sie zur Steigerung des Zornes mitgewirkt haben können. Sie haben namentlich an und für sich durch Erschütterung des Rückenmarks und durch Lähmung nicht getödtet, denn, sollte sich auch durch zwei oder drei einem erwachsenen Menschen mit geballter Faust in den Nacken geführte Schläge unter gewissen Umständen eine Erschütterung des Rückenmarks bis zur tödtlichen Lähmung als möglich denken lassen, so würde immer der Tod, dieser Ansicht entsprechend, schnell und fast augenblicklich erfolgen müssen. Erscheinungen vor dem Tode, wie im gegebenen Fall, ein Zwischenraum scheinbarer Gesundheit, wo noch Bewegung und Sprache frei bleiben, sind mit solcher Annahme unverträglich. Die Art und Weise, wie die U. starb, die Umstände und Zufälle, welche dem Tode vorhergingen und ihn begleiteten, sprechen nicht für Nervenlähmung oder Rückenmarkserschütterung, sondern allein für Extravasat und Schlagflufs. Nachdem die U. die Schläge in den Nacken erhalten hatte, ergriff sie einen Kessel, um mit demselben nach dem N. N. zu werfen. Der Kessel wurde ihr aus der Hand genommen, und sie äufserte ihren Zorn durch Schimpfen. Sie rief dem N. N. die Worte nach: „Racker ich werde dich verklagen." Es konnte daher durch die Schläge in den Nacken keine Lähmung erfolgt

sein.

sein. Die Erscheinungen des Schlagflusses, der Blutcongestion mit deren Folgen, der Blutergiefsung, traten erst nachher ein, und machten dann dem Leben bald ein Ende. Man hat gesehen, wie die U. den Kopf mit der Hand hielt. Nach der Erzählung von Augenzeugen stand sie erst still am Küchenschrank, that dann einige Schritte nach der Thür den Kommenden entgegen, sank in die Knie, darauf auf die linke Seite, schlug die Augen auf und zu, aus dem Munde trat ein grüner Geifer, und sie schien wie Krämpfe zu haben. Diese Erscheinungen stehen aber mit dem Inhalt des Obductionsprotokolls, in so fern er den Befund der Schädelhöhle betrifft, in so natürlichem Zusammenhange, sprechen gemeinschaftlich so dringend für Schlagflufs als Krankheitsausgang, lassen ihn, als bei vorhandener Disposition aus inneren Ursachen entstanden, so vollständig und ungezwungen erklären, dafs damit die erlittenen Mifshandlungen und äufsere Gewalt mit einiger Wahrscheinlichkeit nicht in Verbindung gesetzt werden können. Wie nun endlich Faustschläge in den Nacken, wenn sie auch mit bedeutender Kraft geführt werden, eine Zerreifsung von Blutgefäfsen im Gehirn, zugleich mit Blutüberfüllung der linken Hemisphäre und blutiger Färbung der wässerichten Feuchtigkeit der Hirnhöhlen nicht leicht zur Folge haben können, haben wir früher schon bei Erörterung der ersten Frage bemerkt. Wenn nun aber nachgewiesen ist, dafs Schlagflufs aus innern Ursachen unter den vorhandenen Umständen hat entstehen können, wenn die Erscheinungen, welche den Tod der U. theils begleitet haben, theils ihm vorhergegangen sind, als Erscheinungen des Schlagflusses anerkannt worden sind, wenn auch aus dem Inhalt des Obductionsprotokolls der Tod durch diese Krankheit deutlich hervorgegangen ist, so ist wohl aufser Zweifel, dafs wirklich die U. an einem Schlagflufs gestorben, nicht aber gewaltsam getödtet worden ist, und wir können daher, nachdem wir alles, was den vorliegenden Fall betreffend uns wichtig erschienen, beizubringen bemüht gewesen sind, als das Resultat gemeinschaftlicher Berathung unsere, den Tod der U., den Einflufs und die Gefährlichkeit der Handlung des N. N. und die Entstehung und Tödtlichkeit der Verletzungen in Beziehung auf die von Einem Königl. Kammergericht aufgeworfenen Fragen betreffende Meinung in der Kürze dahin wiederholen:

1) dafs von den an der U. vorgefundenen Verletzungen die Extravasate in der Gegend der Halswirbel äufserer Gewalt zuzuschreiben sind, und durch Faustschläge in den Nacken hervorgebracht werden konnten, der Befund in der Schädelhöhle aber als Folge einer Krankheit, namentlich eines Schlagflusses mit Wahrscheinlichkeit betrachtet werden mufs.

2) dafs von den erwähnten Verletzungen das Extravasat unter dem kleinen Gehirn an und für sich unbedingt tödtlich, die Verletzungen in der Gegend der Halswirbel aber im vorliegenden Fall nicht tödtlich waren.

Berlin, den 14ten Januar 1821.

Königl. Wissenschaftliche Deputation
für das Medicinal-Wesen.

VII.

G u t a c h t e n

ü b e r

die Tödtlichkeit einer Kopfverletzung.

Ein Hohes Ministerium der Geistlichen-Unterrichts- und Medicinal-Angelegenheiten hat uns 3 Bände Akten in Sachen wider den Lieutenant J. und Consorten zugesandt, um dem Verlangen des Herrn General-Majors und Divisions-Commandeurs v. R. gemäfs, nach Vorschrift des §. 169. der Criminal-Ordnung in dieser Sache ein Gutachten zu geben, weil der gedachte Herr General-Major in den ärztlichen Attesten zu viele Widersprüche und Undeutlichkeiten findet, als dafs auf den Grund derselben eine richterliche Entscheidung gebaut werden könnte.

Dem Hohen Befehl genügen zu können, senden wir die Species Facti voraus.

Der Lieutenant J. und der Lieutenant G., welche in Streitigkeiten gerathen waren, beschlossen ihre Sache durch ein Duell auf Pistolen auszumachen, und begaben sich mit ihren Secundanten, den Lieutenants L. und Q., am 24sten September 1819 Morgens von C., wo sie sämmtlich in Garnison lagen, nach dem benachbarten Gehölz von K., in dessen Nähe der Schiefsplatz der Infanterie befindlich ist.

Wie die gedachten vier Personen im Holze versammelt waren, wählten die Secundanten die kleineren Pistolen des J., luden sie gemeinschaftlich, nachdem sie das Pflaster von den Kugeln entfernt hatten, wodurch diese für gröfsere Pistolen eingerichtet waren, und der G., ein grofser Mann, gegen 12 Zoll haltend, schritt 20 Schritte ab, die wohl 21 gewöhnliche betrugen. Der J., welcher den ersten Schufs hatte, trat heran und ohne zu zielen, auch als ein schlechter Schütze bekannt, worüber bei den Akten mehrere Zeugnisse befindlich sind, und wegen Lähmung des rechten Arms die Pistole in der linken Hand haltend, drückte er los, worauf der G. sogleich, von dem Schusse getroffen, niederstürzte.

Der Lieutenant Q. lief sogleich zum G. hin, und fand, dafs der Schufs mitten in die Stirne durch den Schirm einer überzogenen Czakotmütze gedrungen war. Er hielt das Loch mit seinem Taschentuche zu, allein er sah schon, dafs der G. nach einigen Athemzügen im Verscheiden war.

Der Lieutenant L. war inzwischen nach dem benachbarten Schiefsplatz gelaufen, wo Uebungen statt gefunden, und holte den Compagniechirurgus S. Dieser fand den G. von einem Schufs getroffen liegen, der durch den Schirm der Mütze gegangen war, die noch auf dem Kopfe safs. Es athmete derselbe noch 2 — 3 Secunden, allein ohne Spur von Bewufstsein, und er verschied unter des Chirurgus Händen, der etwas Charpie in die Wunde gesteckt hatte, ganz ruhig und ohne Zuckungen.

Andere Personen waren bei dem Duell nicht zugegen gewesen. J. sowohl als die beiden Secundanten entfernten sich. Der Chirurgus blieb bei dem Todten zurück, bis ein Unterofficier kam, worauf der Chirurgus wegging. Er kam aber wieder hin, und überzeugte sich noch einmal von dem Tode des G., worauf ein Wagen von der Artillerie eintraf, auf den sie den Todten legten, und der Chirurgus ging dem Wagen nach, welcher den Leichnam nach dem Laboratorium brachte, in dem zu der Zeit weder Pulver noch andere brennbare Stoffe vorhanden waren.

Tags darauf am 25sten Septbr. Morgens um 11 Uhr ward zur Section geschritten. Die obducirenden Aerzte waren die der Artillerie in C. zugetheilten Aerzte, der Garnison-Staabsarzt W. und der Compagnie Chirurgus B., wovon ersterer, als Arzt der Königl. Commandantur, alle medicinisch gerichtlichen Actus vorzunehmen, welche zu dem Königl. Commandantur-Gericht gehören, verpflichtet war.

Nach geschehener Recognition des Leichnams ward derselbe überall besichtigt, und aufser der Schufswunde an der Stirn keine Verletzung an demselben gefunden. Zu beiden Seiten des Halses und der Brust fanden sich die gewöhnlichen Todtenflecke, eben so an den Unterschenkeln, und der Rücken vom Nacken bis zu dem Hintern war fast ganz blauroth, eben so auch die hintere Seite aller vier Extremitäten. Der Leichengeruch war nur in sehr geringem Grade wahrzunehmen.

Bei genauer Besichtigung der Stirnwunde, die sich fast genau in der Mitte der Stirn, jedoch einige

Linien mehr links befand, wurde nach weggenommenem Verbande eine den Knochen penetrirende Wunde von fast ganz regelmäſsiger runder Gestalt bemerkt, die man für eine von einer Pistolen- oder Musketenkugel gemachte Schuſswunde halten muſste.

Nachdem die äuſsern Bedeckungen des Schädels und die galea capitis kreuzweise durchschnitten und zurückgelegt waren, ward an keiner Stelle weiter eine Spur von Quetschung, Zerreiſsung oder Extravasat gefunden. In der von der Haut befreiten Knochenwunde fanden sich mit der zugleich eingedrungenen Gehirnsubstanz mehrere kleine Knochenchensplitter vermischt, auch wurde hier ein kleines, einen halben Zoll langes, den achten Theil eines Zolls breites und eine Linie dickes Fragment von der Kugel angetroffen. Bei Lostrennung der Hirnschaale, die ohne Schwierigkeit bewirkt ward, fand sich zwischen derselben und der dura mater kein Extravasat, aber eine blaue Farbe schimmerte durch die letztere, die ein solches vermuthen lieſs. Zwei halbzirkelförmige Einschnitte von vorne nach hinten mit Schonung des unverletzten processus falciformis machten dem über das ganze Gehirn verbreiteten Extravasat Raum und es mochte dasselbe wohl 2 Unzen betragen. Bei der genauen Betrachtung der mit der Knochenwunde correspondirenden Stelle des Gehirns fand sich, daſs es die Spitze des vorderen lobi der linken Hemisphäre war, die den Anfang des Schuſskanals in der Gehirnsubstanz bildete. Diesen zu verfolgen, wurden in die Substanz des Gehirns mit Vorsicht horizontale Einschnitte gemacht, und nach und nach mehrere dünne Scheiben des Gehirns weggenommen. Aller Behutsamkeit ungeachtet war es nicht möglich, den Lauf der Kugel mit vollkommener Deutlichkeit zu verfolgen, da vom Eingang derselben bis zu dem Ort wo sie gefunden wurde, derselbe durch kein Extravasat oder Zerreifsung der Substanz bezeichnet war. Nach fortgesetztem Suchen fand sich die Kugel im unteren und hinteren Theil des lobi posterioris der linken Hälfte des grofsen Gehirns und zwar noch innerhalb der harten Hirnhaut, auf dem tentorium cerebelli liegend. An diesem so wie am cerebellum selbst war nur ein sehr geringer Grad von Entzündung wahrzunehmen. In den Seitenhöhlen war das Adergeflecht etwas blutreicher als gewöhnlich, sonst aber fand sich bei der genauesten Nachforschung nichts Widernatürliches.

Die Obducenten hielten diese Gehirnverletzung für absolut tödtlich, und da der Tod des Denati nach dem erhaltenen Schufs unmittelbar erfolgt war, die Todesursache für hinlänglich ausgemittelt, daher aber auch die Oeffnung der beiden andern Höhlen des Körpers für überflüssig.

Der Richter trat dieser Meinung um so mehr bei, als der Verstorbene vor der That ganz gesund gewesen, und die Tödtung im Duell durch den Lieutenant J. festgestellt war.

Gegen diese Obduction werden von dem Defensor mehrere Ausstellungen gemacht.

Erstlich tadelt er, dafs der Garnisonstaabsarzt W. bei der Obduction den Compagniechirurgus B. zugezogen habe, der als dessen blofser Gehülfe anzusehen sei, statt dessen hätte ein anderer vereidigter Militair- oder Civil-Arzt zugezogen werden müssen.

Zweitens sei die Untersuchung selbst fehlerhaft, denn:

1) Die Oeffnung, welche die Kugel in dem Kopfe veranlafst hat, hätte genauer angegeben werden sollen, um daraus zu beurtheilen, ob die letztere im Steigen oder Fallen den Kopf getroffen.

2) Sei die Stelle, wo die Kugel eingedrungen, nicht genau angegeben, ob über den Stirnhöhlen, oder durch diese, in welchem letzteren Fall die Kugel leichter hätte getheilt, und einen Verlust an Kraft erleiden können.

3) Wenn die Obducenten den Schufskanal nicht im Gehirn hätten finden können, so hätten sie wohl bei gehöriger Untersuchung der pia mater und arachnoidea die Ausgangsstelle finden müssen.

4) Hätte angegeben werden müssen, ob das corpus callosum verletzt gewesen sei oder nicht; denn wenn das corpus callosum und der obere Theil der ventriculorum cerebri, auch der obere Theil des pons Varolii unverletzt geblieben wären, so sei die im Obductionsbericht aufgestellte absolute Tödtlichkeit der Verletzung keinesweges als erwiesen anzusehen.

5) Sei ein wesentlicher Mangel der Obduction, dafs nur der Kopf und nicht die andern Höhlen geöffnet worden. Er hätte vomicae in den Lungen, eine Herzkrankheit u. s. w. haben können, und zählt der Defensor eine grofse Reihe Krankheiten auf, von denen eine statt finden konnte.

6) Endlich fällen die Obducenten nur überhaupt das Urtheil, der Getödtete sei an einer absolut tödtlichen Verletzung gestorben, ohne die drei im §. 169. der Criminalordnung aufgestellten Fragen zu berücksichtigen.

Ferner verlangt der Defensor noch eine Feststellung der Entfernung und eine genaue Angabe der Stellung der Duellanten.

Die Obducenten haben sich gegen die gemachten Ausstellungen dahin vertheidigt.

1) Dafs der Staabsarzt W. den Chirurgus B. zur Assistenz gerufen, weil er erst eine Stunde vor der Section dazu berufen worden, und also nicht mehr Zeit hatte, sich nach einem Andern umzusehen. Diefs falle ihm auch eigentlich nicht zur Last.

2) Die Kugel sei ganz horizontal gegangen, der Thäter müsse also etwas hoch gestanden haben, da er kleiner als der Getödtete war.

3) Der innerste Punkt der der Mitte der Stirn zugekehrten Knochenwunde sei einen Viertelzoll von der ehemaligen sutura frontalis entfernt gewesen, und $\frac{1}{2}$ Zoll über dem oberen Rande der Augenhöhle, die linke Stirnhöhle sei mithin zum Theil der Eingangspunkt der Kugel ins cavum cranii gewesen, doch war in diesem Fall die Abweichung der den Sinus bildenden Knochenplatten nicht so merklich, wie es oft der Fall ist.

4) Wegen des nicht gefundenen Schufskanals entschuldigen sich die Obducenten damit, dafs der Ort, wo sie secirt, zwar hell genug gewesen,

um den Eingangspunct der Kugel zu bemerken, aber nicht den Ausgang zu finden, sonst sei die Kugel horizontal ins Gehirn gedrungen.

5) Das corpus callosum und die andern von dem Defensor genannten Gehirntheile seien nicht verletzt gewesen, daraus folge aber nicht, dafs diese Verletzung nicht absolut lethal gewesen sei.

6) Das unterlassene Oeffnen der übrigen Höhlen können die Obducenten nicht rechtfertigen, doch halten sie es nicht für nachtheilig, da der Getödtete ein gesunder Mann war, wie ihn der Staabsarzt und der Compagnie-Chirurgus selbst kannten.

7) Rechtfertigen sich die Obducenten darüber, dafs sie die drei Fragen des §. 169. der Criminalordnung nicht durchgegangen sind, sondern nur auf die absolute Lethalität erkannt haben.

Der Inquirent entschuldigt sich über die Ausstellungen des Defensors folgendermafsen:

1) Er habe den Chirurgus B. nach der von ihm gemachten Schilderung für mehr als einen blofsen Gehülfen gehalten, und er möge eben so gut sein, als der einzige Kreischirurgus, der damals zu haben gewesen wäre.

2) Die andern Höhlen des Körpers seien nicht geöffnet, weil er und die Obducenten den Getödteten vorher in bester Gesundheit kannten, und nun die tödtliche Kopfwunde sahen; doch giebt der Inquirent zu, dafs er darin gefehlt habe.

3) Ueber den Duellplatz und die Stellung des Getödteten wäre nichts auszumitteln gewesen, da

der Compagnie-Chirurgus S. erst dahin gerufen ward, wie der G. starb, der Lieutenant J. aber mit den Secundanten entwichen waren, und Niemand sonst sich dort aufgehalten hatte.

Gutachten.

Dafs in dieser Sache bei der Obduction einige Fehler begangen sind, läfst sich nicht läugnen, und der Verweis, welchen der Inquirent und die Obducenten von ihrem Chef erhalten haben, besonders rücksichtlich der Zuziehung des Compagnie-Chirurgus B. und der unterlassenen Oeffnung der Brust- und Bauchhöhle, ist allerdings gegründet. Wenn aber die Frage entsteht, ob die gerügten Fehler von der Art sind, dafs sie das Urtheil der Obducenten umstofsen müssen, oder ein Urtheil überhaupt ungewifs machen, so ist dieselbe zu verneinen.

Die Verletzung war von der Art, dafs unmittelbar nach derselben der Tod des Verletzten erfolgte, und es läfst sich mit der gröfsten Sophisterei kein Mittel erklügeln, wie derselbe hätte gerettet werden können. Wenn der Defensor von dem corpus callosum und andern Gehirntheilen spricht, bei deren Nichtverletzung auf keine absolute Tödtlichkeit zu schliefsen wäre, so verräth er dadurch blofs seine Unkunde. Es giebt keinen einzigen Hirntheil, mit dessen Verletzung eine absolute Tödtlichkeit nothwendig verbunden ist, allein überall im Gehirn kann eine Verletzung dieselbe hervorbringen, wenn zugleich ein Druck oder eine Erschütterung statt findet.

Bei der in Rede stehenden Verletzung war eine Blutergiefsung in dem Schädel vorhanden, so dafs dadurch das ganze Gehirn bedeckt ward, welches allein Ursache genug zum Tode sein kann; höchst wahrscheinlich war aber auch eine starke Gehirnerschütterung da, indem die Kugel durch das Stirnbein schlug, und nun obenein nicht hinten herauskam, sondern auf das Zelt des kleinen Gehirns fiel. Das letzte, aber auch das grofse Gehirn mufste hierbei leiden.

Die Obducenten konnten hierbei unmöglich einen andern Ausspruch thun, als den sie gethan haben, dafs hier nemlich eine absolute Lethalität der Verletzung anzunehmen sei. Hierdurch bestimmen sie die Todesart, welche im §. 169. der Criminalordnung unter Nr. 1. gemeint ist, und indem jene festgesetzt worden, fallen von selbst die unter Nr. 2. u. 3. dort angenommenen Todesarten weg, von denen also nur die Rede sein kann, wo die absolute Lethalität nicht statt findet. Die Obducenten hätten allerdings, der Vorschrift der Criminalordnung gemäfs, diese namentlich angeben müssen, allein für die Sache selbst ist hieraus keine Dunkelheit, oder ein anderer Nachtheil erwachsen.

Eben so ist es allerdings zu tadeln, dafs die Obducenten nicht die übrigen Höhlen dem §. 164. der Criminalordnung gemäfs geöffnet haben, allein für das Urtheil der Obducenten in dem fraglichen Fall macht dieſs wohl gar nichts aus. Es ist gewiſs, daſs Jeder, der noch so gesund scheint, einen Fehler an irgend einem inneren Theil haben kann, der ihm über kurz oder lang verderblich wird, es ist daher auch wohl möglich, daſs der Lieutenant G. den Keim zu einer Krankheit, oder ein verborgenes Uebel mit sich herumtragen konnte, allein dadurch wird das Urtheil über die absolute Lethalität der Verletzung nicht im Mindesten geschwächt. Auch bei geschehener Oeffnung aller drei Höhlen hätte der Defensor die Möglichkeit behaupten können, daſs im Rückenmark, daſs im Gangliengeflecht u. s. w. ein Keim zum Tode statt gefunden hätte, der durch die Section nicht entdeckt wäre. Allein bei einer solchen Todesursache, wie hier, müssen billig solche Zweifel schweigen. Der G. war anscheinend bei voller Gesundheit gewesen, hatte lange Briefe geschrieben, war zum Duellplatz hinausgeritten, hatte selbst hier die Entfernung abgemessen, empfängt nun den Schuſs und fällt hin. Da ist der Tod wohl hinreichend erklärt.

Die übrigen Ausstellungen des Defensors sind theils unerheblich für diesen Gegenstand, theils wie z. B. die Bestimmung des Duellplatzes betreffend, aus den vom Inquirenten angegebenen Umständen nicht treffend.

Es kann daher die unterzeichnete wissenschaftliche Deputation nur den Ausspruch der Obducenten dahin bestätigen, daſs die in Frage stehende Verletzung zu Nr. 1. §. 169. der Criminalordnung gehört, und so beschaffen gewesen, daſs sie unbedingt und unter allen Umständen in dem Alter des Verletzten für sich allein den Tod zur Folge haben mufste, wodurch die unter Nr. 2. und 3. des gedachten Paragraphen gethanen Fragen zugleich verneinend beantwortet sind.

Die zur Rede gebrachten Fehler der Obduction aber sind zwar nicht zu vertheidigen, können aber in dem vorliegenden Fall das Urtheil über den Grad der Tödtlichkeit nicht ungewifs machen.

Berlin, den 28sten Juni 1820.

Königl. wissenschaftliche Deputation
für das Medicinal-Wesen.

VIII.

G u t a c h t e n

darüber,

ob in dem erzählten Falle aus dem Leichenbefunde auf eine statt gefundene Vergiftung zu schliefsen.

Geschichtserzählung.

Es hatte nach dem im Jahre 1820 erfolgten Tode des Erbbraukrüger St. zu B. sich das Gerücht verbreitet, dafs der St. vergiftet worden sei. Bei Gelegenheit eines Injurienprocesses zwischen seiner hinterbliebenen Frau, nunmehr separirten H. und der Frau des Tagelöhner E. im December 1823 war dieser Gegenstand von neuem zur Sprache gekommen, und da der Verdacht der Vergiftung auf vorgenannte H. gefallen, durch Verhöre und Untersuchungen Nachstehendes ermittelt worden: Der St., früher gesund und wohl, klagte einige Zeit vor seinem Tode bald nach dem Genusse einer Tasse Kaffee, die er von seiner Frau erhalten und die ihm ungewöhnlich süfs geschmeckt hatte, über Unwohlsein. Er soll besonders über Schneiden und Reifsen im Leibe geklagt, auch während er nachher noch zehn Tage krank gewesen, sich übergeben und purgirt, über die Ursache des Uebels sich aber nicht geäufsert haben. Sein Arzt soll der Kreischirurgus P. in N. gewesen sein. Eine eigentliche Krankheitsgeschichte findet sich nicht bei den Akten. Bei der Beerdigung fielen fast allgemein das frische Ansehen des Leichnams im Gesicht, die Röthung der Lippen und ein rother Streif unter der Nase, so wie die Biegsamkeit der Glieder auf, wodurch zuerst das Gerücht entstand, dafs der St. keines natürlichen Todes gestorben sei. — Es ist hier noch eines Umstandes zu erwähnen: die Ehefrau des St. hatte mit dem in dessen Diensten stehenden Knecht E. lange Zeit in vertrautem Umgange gelebt. Einige Zeit vor des St. Tode hatte sich dieser zur Vertilgung der Ratten Arsenik zu verschaffen gewufst. Die St. sah ihn, als er, das Papier mit dem Arsenik in der Hand, nach dem Stall ging, wo er schlief, und erfuhr nachher von ihm, dafs er das Gift in der Absicht, es am andern Tage mit nach Hause zu nehmen, auf ein Brett oberhalb der Thür hingelegt habe. Dann hat sie demselben unaufgefordert erzählt, dafs sie von dem Gift etwas genommen, und soll etwa die Hälfte daran gefehlt haben. Es geschah dieses acht bis vierzehn Tage vor dem Tode des St.

Die Akten wurden nun dem Kreisphysikus Dr. Sch. zur gutachtlichen Erklärung, ob sich nach den vorhandenen Umständen eine Vergiftung des St., wenn auch nicht mit Gewifsheit, doch mit Wahrscheinlichkeit annehmen lasse, oder ob jene Ermittelungen die Möglichkeit einer Vergiftung geradezu ausschlössen, vorgelegt. Der Sch. erklärte hierauf unter dem 29sten Novbr. 1823 sich dahin, dafs, wenn gleich nicht mit Gewifsheit, doch mit Wahrscheinlichkeit sich supponiren lasse, dafs in dem Kaffee, welchen der St. getrunken, etwas höchst schädliches vorhanden gewesen sein müsse, und bei dem obwaltenden Verdacht einer Vergiftung sich wohl annehmen lasse, dafs eine Vergiftung mit einem ätzenden Gifte statt gefunden habe, diesen Verdacht erhöhe die von der Hebamme Z. an dem Verstorbenen nach dem dritten Tage seines Ablebens noch bemerkte Flexibilität des Körpers, sein frisches Ansehen, Röthung der Lippen u. s. w., so dafs unter den obwaltenden Umständen eine Aufgrabung der Leiche vielleicht einigen Aufschlufs geben könne.

Am 30sten November 1823 wurde demzufolge die Ausgrabung des Leichnams und Obduction, so weit diese möglich, verfügt und letztere am 5ten December von dem Kreisphysikus Dr. Sch. und Chirurgus forensis R. im Beisein der Gerichtspersonen und der Wittwe des Verstorbenen verrichtet.

Der Leichnam fand sich äufserlich wie innerlich von brauner Farbe, mit Schimmel belegt, der Kopf noch mit dunkelbraunen Haaren besetzt, der Mund mit Zähnen versehen, die ohne Anwendung von Gewalt herausgezogen werden konnten, das Kinn voll Schimmel, der Hirnschädel ganz und unbeschädigt, die Kopfhaut lederartig, die fleischigen Theile am Kopf in Verwesung übergegangen. Das wenige Gehirn war von grüner Farbe und breiartig. Die fleischigen Theile des ganzen Körpers waren eingetrocknet und blofs mit einer lederartigen Haut bedeckt, der Unterleib gänzlich eingezogen und zusammengetrocknet, die Farbe der Kopfknochen mehr oder minder braun. Die innern Theile der Brust und des Unterleibes waren nicht mehr genau zu unterscheiden, das Fleischige verweset, und nur zurückgeblieben was häutig war. Lunge, Leber, Milz und Herz bestanden aus einer Masse. Vom Magen liefs sich mit Gewifsheit nichts entdecken. Um die chemische Untersuchung nicht zu stören, wurden sämmtliche Theile der Brust, so wie des Unterleibes zusammengelassen, herausgenommen, und letztere, gesondert von den ersteren, in einen steinernen Topf gelegt. Uebrigens war weder bei Oeffnung des Sarges noch bei der Obduction ein leichenartiger, sondern blofs ein dumpfiger, von Schimmel herrührender Geruch zu bemerken. Die Haut über den Armen und den Beinen schlofs fest an und war pergamentartig, die Knochenmasse fest. Die Rückenwirbel waren in ihren Bändern getrennt und überhaupt die Verbindung der Knochen untereinander aufgelöst.

Bei einer nachherigen genaueren Untersuchung der verwahrten Ueberreste bemerkte man, dafs die häutigen Theile der innern Organe, nemlich Herz, Lunge, Leber, Milz, Magen und nicht minder der Mastdarm in völlig zusammen getrocknetem Zustande vorhanden waren, Magen und Mastdarm dagegen sich noch fleischiger und frischer zeigten. An der innern Fläche der Magenhäute (nach dem visum repertum am Magenmunde und innern Haut des Magens) wurden selbst noch röthliche Stellen, wie von einer Entzündung herrührend wahrgenommen. Auch war eine Verdickung des Magens, welcher in eine lederartige wie gegerbte Substanz übergegangen war, nicht zu verkennen.

Die chemische Untersuchung wurde von dem Apotheker ** in S. folgendermafsen vorgenommen. Der Theil, in welchem man die Ueberreste des Magens erkannte, wurde verkleinert in einer Porzellanschaale mit kochendem destillirtem Wasser übergossen, die sehr schleimig gewordene Masse auf ein Filtrum gebracht, und die abgelaufene warme Flüssigkeit, a) mit frisch bereitetem Kalkwasser gemischt, b) frisch bereitetes Schwefelwasserstoffgas in die Flüssigkeit geleitet, wo in beiden Fällen sich kein gelber Niederschlag zeigte. Die ganze aufgeweichte schleimige Masse wurde nun mit dem Filtrirpapier zusammen in eine Porzellanschaale gethan, noch mit mehrerem destillirten Wasser verdünnt und aufs Feuer gebracht, mit kaustischem Kali versetzt und stark gekocht. Nachdem es mehrere Stunden gekocht hatte, und alle faserigen Theile völlig zerstört waren, und eine breiartige Masse bildeten, wurde reine Salpetersäure so lange in kleinen Portionen der erhitzten Flüssigkeit zugethan, bis alles Fett sich abgeschieden, und unten eine klare hellgelbe Flüssigkeit sich abgesondert hatte. Durch Filtriren wurde diese hellgelbe Flüssigkeit abgesondert, das auf dem Filtrum Verbliebene noch so lange und so oft mit kochendem destillirten Wasser ausgespült, bis die ablaufende Flüssigkeit nicht mehr gefärbt erschien. Diese hellgelbe Flüssigkeit reagirte sauer, und wurde durch kaustische Kalilauge fast entsäuert, so dafs das Lackmuspapier nur schwach geröthet wurde. Jetzt betrug die Flüssigkeit ungefähr 5 Quart, und wurde über Feuer in einer Porzellanschaale noch mehr verdunstet, bis der Rest drei Pfund war. Diese gelbe Flüssigkeit wurde wieder aufs Filtrum gebracht und mit Lackmuspapier geprüft, welches noch schwach geröthet wurde. Von dieser Flüssigkeit wurde in sechs kleinen Cylindergläsern etwas gethan, und auf Arsenik geprüft, a) mit frisch bereitetem Kalkwasser, b) mit schwefelwasserstoffhaltigem Wasser, c) durch Hineinströmung des frisch entwickelten Schwefelwasserstoffgases, d) durch Kupferammonium, e) durch salpetersaures Silber in Verbindung mit weniger Ammonium-Flüssigkeit, f) durch Chromkali. Alle diese Reagentien verursachten in den vertheilten Flüssigkeiten keine solche Farbe und Niederschläge, die als unverkennbare Anzeigen darin enthaltenen Arseniks sich bewiesen. Um die Reduction des Arsenikmetalls zu versuchen, wurde die Flüssigkeit in einer Porzellanschaale zum Kochen gebracht, und so lange frisch bereitetes klares Kalkwasser zugesetzt, als sich noch ein Niederschlag zeigte. Der erhaltene Niederschlag wurde aufs Filtrum gebracht, mit warmem destillirtem Wasser gut ausgelaugt und stark getrocknet. Er wurde nun mit der Hälfte seines Gewichts fein geriebener verglaster Boraxsäure und dem vierten Theile feiner Kohle gemischt, diese Mischung in eine an dem einen Ende zugeschmolzene Röhre gebracht, der obere Theil der Röhre gut gesäubert und die Röhre bis zum völligen Glühen erhitzt. Hierbei blieb die Röhre im oberen Theile ohne den mindesten Anflug. Bei einem Gegenversuch mit absichtlich vergifteter Masse, worin ein Sechzehntheil eines Grans Arsenik sich befand, zeigte sich der Anflug des glänzenden Metallüberzuges bei ganz mäfsiger Hitze sogleich.

Hieraus folgerte der **, dafs in den ihm übergebenen Resten sich kein Arsenik oder ein anderes metallisches Gift vorgefunden habe.

Eine ähnliche Behandlung der andern Theile gab dasselbe Resultat, nemlich, dafs auch hier kein Arsenik vorhanden war.

Das Gutachten, welches in Beziehung hierauf der Dr. Sch. und Chir. for. D. unter dem 2ten Januar 1824 erstatteten, fiel unbestimmt aus und liefs die Frage, ob in dem gegebenen Falle eine Vergiftung mit Arsenik statt gefunden habe, unentschieden. Für die Wahrscheinlichkeit einer Vergiftung mit Arsenik schien den Obducenten jedoch die braune Mahagonifarbe der Haut und der Knochen, die leder- oder mumienartige Verhärtung und Elasticität der Bauchbedeckungen, die deutlich wahrgenommene Röthe des Magens, besonders des Magenmundes und die lederartige Verdickung seiner Häute, ferner der ganz und gar nicht faulichte, sondern schimmlicht-dumpfige Geruch der Leiche zu sprechen.

G u t a c h t e n.

Bekanntlich bleibt da, wo durch chemische Zerlegung das Dasein einer giftigen Substanz in dem untersuchten Leichnam nicht nachgewiesen werden konnte, die Vergiftung zweifelhaft. In dem gegenwärtigen Falle, wo die mit den Resten des nach drei Jahren wieder ausgegrabenen Leichnams des Erbbraukrüger St. angestellten chemischen Versuche ohne Resultat geblieben, kann daher schon deshalb mit Sicherheit auf eine statt gefundene Vergiftung nicht geschlossen werden. Eben so wenig kann jedoch dieser Erfolg beweisen, dafs eine Vergiftung nicht Statt gehabt habe. Denn es ist hierbei zu berücksichtigen, dafs sowohl bei einem mehrtägigen Krankenlager ein, wahrscheinlich nur in geringer Menge beigebrachtes Gift durch Erbrechen und Stuhlgang gänzlich wieder aus dem Körper entfernt werden, als auch aus dem Leichnam durch chemische Zersetzung während des Zeitraums mehrerer Jahre in Gasgestalt entweichen konnte. Auf solche Weise hat das Resultat der chemischen Prüfung im vorliegenden Fall gar keinen Einflufs auf die Entscheidung der Frage, ob aus dem Leichenbefund auf eine statt gefundene Vergiftung zu schliefsen.

Indefs liefert auch der übrige Leichenbefund so wenig erhebliche Beweise für eine Vergiftung überhaupt und die hier vermuthete Arsenikvergiftung insbesondere, als Data für die entgegengesetzte Annahme. Die angetroffene braune Farbe des ganzen Leichnams, die Leder- oder Pergamentähnliche Kopf- und Körperhaut, der eingezogene und zusammengeschrumpfte Unterleib, die Verdickung des Magens sind allerdings Erscheinungen, wie sie sonst wohl an Leichnamen von Personen, wo eine Arsenikvergiftung für höchst wahrscheinlich angenommen werden konnte, angetroffen worden sind. Jedoch ist nicht zu läugnen, dafs der nemliche Zustand auch aufserdem Statt finden kann, und dafs nicht alle Leichen weder so bald noch so vollständig verwesen, dafs sie nicht nach einem Zeitraume von zwei bis drei Jahren in einem mehr oder weniger dem beschriebenen ähnlichen Zustande sollten gefunden werden können. Die Zeit der gänzlichen Verwesung ist sogar im Allgemeinen viel weiter hinausgerückt. Welche Veränderungen aber bis dahin die Leichen nach Maafsgabe der Körperbeschaffenheit und Krankheit der Verstorbenen und der Verschiedenheit des Bodens, in welchem die Beerdigung erfolgte, und aller andern Umstände erleiden, ist durch Erfahrungen und Versuche noch nicht so hinreichend festgestellt, daſs aus Erscheinungen, wie die vorangeführten, in einer so wichtigen Angelegenheit etwas Sicheres gefolgert werden dürfte. Wodurch die Verdickung des Magens und woher die röthlichen Stellen an der inneren Fläche der Magenhäute entstanden, bleibt vornemlich deſshalb zweifelhaft, weil auch diese Erscheinungen Folgen von der Vergiftung unabhängiger Veränderungen im Leichnam sein konnten, die Verdickung des Magens, welche sich auch, jedoch nicht bloſs auf Arsenikvergiftung beziehen läſst, diese Bedeutung hier nicht einmal haben konnte, wo alle Eingeweide in eine Masse verschmolzen erschienen, so daſs kaum mehr etwas zu unterscheiden war. Was aber die röthlichen Stellen betrifft, so würde eigentlich nur eine hohe und dunkle Röthe als Zeichen vorhergegangener Entzündung und Vergiftung betrachtet werden können. Daſs das Fleischige so vollkommen verweset gefunden wurde, stimmt nicht mit den Wahrnehmungen an den Leichnamen vergifteter Personen, wo das Muskelfleisch und die Fetthaut vielmehr in eine Käse- oder Speckähnliche Masse verwandelt angetroffen worden sind, überein. Die Abwesenheit des faulen Leichengeruchs konnte an einem Leichnam, der schon vor so langer Zeit beerdigt war, nicht befremden. Eben so wenig hatte der dumpfe, vom Schimmel, womit der Leichnam überzogen war, herrührende Geruch irgend eine Bedeutung, da vielmehr bei Eröffnung der Leichen derjenigen, die vor längerer Zeit durch Arsenik vergiftet worden, ein Knoblauch ähnlicher und später ein Geruch nach altem Käse sich verbreiten soll. Die Schimmelbedeckung kann übrigens sich auch bei Leichen Vergifteter finden.

So läſst der Leichenbefund die eigentliche Todesart des St. überall in Zweifel. Auf die andern Wahrnehmungen ist aber um so weniger Rücksicht zu nehmen, als über die dem Tode des St. vorangegangenen Krankheitserscheinungen nur ganz unbestimmte Angaben unkundiger Personen vorhanden sind, aus welchen nur so viel hervorgeht, daſs der St., früher gesund und wohl, nach dem Genuſs einer Tasse Kaffee, die ihm ungewöhnlich süſs schmeckte, über Schneiden und Reiſsen im Leibe geklagt, sich erbrochen und purgirt hat, und nach etwa zehn Tagen gestorben ist. Diese Zufälle, allerdings geeignet, den Verdacht einer Vergiftung unter Umständen, welche zu dessen Entkräftung wenig geeignet waren, zu erwecken, sind jedoch bekanntlich auch Begleiter anderer entzündlicher, den Tod leicht herbeiführender Krankheiten des Darmkanals und nichts weniger als eigenthümliche Zufälle und Kennzeichen der Arsenikvergiftung. Das nach dem Tode noch so frische Ansehen des Leichnams, welches allen Anwesenden aufgefallen, konnte ebenfalls bedenklich scheinen, aber ein besonderer Werth ist darauf nicht zu legen, da ein solches frisches Ansehen der Leichen auch nach natürlich erfolgtem Tode zuweilen angetroffen wird, so wie im Gegentheil auch die Leichen durch Arsenik Vergifteter nicht selten sehr bald eine Zersetzung erleiden. Wenn daher die Umstände zusammengenommen den Verdacht, daſs der St. keines natürlichen Todes, sondern durch Vergiftung mit Arsenik gestorben, leicht erregen mochten, so können wir dennoch unser pflichtmäſsiges Gutachten nur dahin abgeben:

daſs aus dem Leichenbefunde auf eine statt gefundene Vergiftung nicht geschlossen werden kann.

Berlin, den 30sten Juni 1824.

Königl. wissenschaftliche Deputation für das Medicinal-Wesen.

IX.

Gutachten

über

das Alter und die Todesart einer heimlich gebornen Frucht, wobei die Frage aufgestellt worden: Ob mit Gewifsheit anzunehmen sei, dafs das Kind, von dem die unverehel. B. zu S. in der Nacht vom 23sten zum 24sten März 1819 niedergekommen ist, eine Frucht von mehr als 30 Wochen gewesen sei, und in der Geburt gelebt habe?

Geschichtserzählung.

Die Hebamme St. zeigte unter dem 23sten März d. J. dem Hof- und Stadtgericht zu S. an, sie sei an demselben Tage früh um 5 Uhr in die Mühle des Walkmüller B. gerufen worden, weil dessen Tochter mit einem todten Kinde niedergekommen. Bei ihrer Ankunft habe sie die unverehelichte B. im Bette, und neben ihr ein todtes Kind in Verbindung mit der Nachgeburt in ein kattunenes Tuch eingewickelt, gefunden. Da sie sich von dessen Tode überzeugt gehalten, so habe sie die Nabelschnur in Ermangelung einer Scheere mit dem Messer abgeschnitten, wobei etwa ein halber Eſslöffel voll sehr frisches Blut ausgeflossen sei.

Die Entbundene gestand ein, nachdem sie früher von einer Vermischung mit irgend einer Mannsperson nichts hatte wissen wollen, daſs sie vor 5 Jahren mit einem Töpferburschen, neuerdings aber mit dem Gesellen ihres Vaters, sowohl einige Wochen vor Michaeli des vorigen Jahres in S., als nachher auf der Mühle den Beischlaf vollzogen habe. Ueber den Hergang vor der Niederkunft enthalten die Akten noch nachstehendes: Nach der Aussage ihres 21jährigen Bruders klagte die Inculpatinn B. am 22sten März über Reifsen im Arm und Kopfschmerz, weshalb sie ihren Vater bat, einen Arzt zu befragen. Dieser wandte sich an den Stadtchirurgus K. und erhielt die Vorschrift zu einer Mischung aus Extractum graminis, Ammonium muriaticum, in Aqua florum Sambuci mit einem Zusatz von Vinum stibiatum, liquor ammonii anisati und Syrupus simplex, alle 1 — 2 Stunden einen Efslöffel voll zu nehmen. Die B. hatte von dieser Arznei bis zum Abend genommen, versichert aber davon gar keine Wirkung bemerkt zu haben. Aber spät Abends um 10 Uhr fing es an ihr im Leibe sehr zu schneiden, und sie hielt dies für die Folge der Arzenei. Als die Schmerzen fortdauerten und heftiger wurden, machte ihr der Vater Steine warm, die sie selbst in ein Tuch gewickelt auf den Leib legte. Die Leibschmerzen nahmen so überhand, dafs die Leidende nicht mehr im Bett aushalten wollte, sondern wie rasend in der Stube umherlief. So dauerte es bis in der Nacht fort, wo in der zweiten Stunde die B. ein Verlangen äufserte, die in dem nahe gelegenen sächsischen Dorfe M. wohnende Wittwe H. um sich zu haben. Während der Vater, dem Verlangen seiner Tochter nachgebend, eilend ging, um die H. zu holen, der Bruder aber, der mit ihr sich in demselben Zimmer befand, ihr den Rücken gekehrt am Fenster stand, um

sich

sich Taback zu schneiden, wurde die B. vor ihrem Bette stehend, das Gesicht gegen dasselbe gekehrt, von einem Kinde entbunden. Als sie nun nicht mehr über Schmerz klagte, erwiederte sie auf die Frage ihres Bruders: „ob es vorbei sei.?" „Ja, es ist todt." Sie legte sich darauf ins Bett, wo sie die Wittwe H., die mit ihrer Tochter etwa eine halbe Stunde später ankam, ihr Kind ohne Lebenszeichen und mit der Nachgeburt verbunden im Arm neben ihr liegend, antraf. Die Wittwe H. schickte sogleich ihre Tochter nach der Stadt, um die Hebamme St. zu holen. Neben dem Bett war am Fufsboden ein Blutfleck einer mäfsigen Schüssel grofs, und von diesem Fleck war etwas Blut nach dem Fufsende des Bettes zu gelaufen. Die Hebamme St., welche zur Stelle gekommen, das todte Kind mit dem Messer von der Nachgeburt getrennt, ersteres gewaschen, letztere ungewaschen in eine irdene Schüssel gethan hatte, bemerkte ebenfalls Blut dicht am Bette, doch sonst in der Stube nirgend. Im Tuchrock der Wöchnerin fand sie nur wenig Blut, mehr Blut im Hemde. Zu bemerken ist neben dem schon Gesagten, dafs, obgleich die B. mit dem Gesellen ihres Vaters geständig wiederholentlich den Beischlaf vollzogen hat, sie dennoch keine Folgen desselben verspürt haben will, indem selbst ihre Reinigung regelmäfsig jeden Monat erschienen ist, mit dem einzigen Unterschied, dafs sie nicht so stark wie ehedem gewesen. Indefs behauptet sie, dafs diefs überhaupt seit einem Jahre und zwar seit der Zeit, wo sie an einer fieberhaften Krankheit mit Leibschmerzen verbunden gelitten, so statt gefunden habe. Die B. erzählt ferner, dafs sie die ganze Winterzeit nicht recht fort gekonnt, Schmerzen im Oberschenkel empfunden, auch blasser wie sonst ausgesehen habe. Dieses Reifsen im Schenkel gab sie auch gegen ihre Bekannten als ihr einziges Uebelbefinden an, und wollte weder vor ihrem Zuhalter noch ihrer jüngeren Schwester die Möglichkeit einer Schwangerschaft zugestehn. Als am Abend ihrer Niederkunft die Schmerzen im Leibe einen hohen Grad erreichten, glaubte sie darin einige Linderung zu finden, wenn sie sich so stellte, dafs der Leib eine krumme Richtung erhielt. Deshalb will sie sich gekrümmt vor ihr Bett gestellt, mit einer Hand auf einen Schemel, mit der andern Hand auf die Bettstelle sich gestützt haben. „Kaum hatte ich „mich so hingestellt" erzählt sie, „als ich in dem „Schoofs eine Empfindung bekam, als wenn etwas „heraus wollte, und es schofs auch gleich darauf et„was von mir. Ich griff danach und fing es auf. „Ich sah, dafs es ein Kind war, legte dasselbe auf „eine vor mir stehende Hitsche u. s. w." Sie erzählt darauf weiter: „Ob das Kind bei der Geburt „an die Erde gefallen, oder ob ich es früher aufge„fangen habe, kann ich mich wegen der ausgestan„denen Angst und der Schmerzen nicht erinnern. „Wahrscheinlich aber habe ich es erst von der Erde „aufgehoben, welches ich daraus vermuthe, weil mir „nachher die Hebamme gezeigt hat, dafs es an der „Stirn blau war u. s. w."

Am 23sten März wurde die Kindesleiche von dem Stadtphysikus Dr. K. und dem Chirurgus K. zu

S. in der Walkmühle gerichtlich obducirt. Das Kind war weiblichen Geschlechts, genau drei viertel Berliner Elle lang, und wog beinahe fünf Pfund. Es war vollkommen von Gliedern, die Knorpel der Ohren ziemlich fest, die Nägel an Händen und Füfsen ausgebildet, doch die Fufsnägel weniger vollkommen als die Nägel der Finger. Das Ansehen des Körpers war bleich, und die Glieder waren erschlafft, weich und nicht ganz mager. Das an dem Körper befindliche Stück der nicht unterbundenen Nabelschnur war $\frac{1}{4}$ Elle lang, vollsaftig und gelblich weifs. Am Ende war sie abgeschnitten, und am Schnitte mit wenigem frischen Blute bezeichnet. Das Haupthaar war kurz, jedoch vollkommen und reichlich; die ganze Stirn abgezeichnet violett blau, das Blättchen nicht eingefallen, sondern angefüllt, die Schädelknochen beweglich.

An der vorderen Seite des Kindes fand sich keine Verletzung und aufser der violett blaufarbigen Stirn war nichts mifsfarbiges sichtbar.

Die hintere Oberfläche des Körpers war auf dem oberen Theil der Arme durchschimmernd bläulich, und an dem Kopfe, dem Rückgrade und Blättchen, war kein Stich oder sonstige Verletzung bemerkbar. Der After war erweitert und in seiner Mündung mit Kindespech angefüllt. Die Nachgeburt war grofs, voll Blut und innerlich und äufserlich ohne Fehler, die daran befindliche fette und vollkommene Nabelschnur 22 Zoll lang und abgeschnitten.

Hierauf schnitt man die Hautdecke über dem Hirnschädel der Länge nach von der Nase bis an das

Genick auf, und fand auf dem ganzen Vorderkopf bis zum Wirbel zwischen den Bedeckungen des Schädels geronnen Blut und vom Wirbel bis ins Genick eine gallertartige mehr braunröthliche Masse. Nach geschehenem Queerschnitte in der Mitte des Kopfs und zurückgelegten 4 Lappen der Hautdecke war die Blutunterlaufung noch deutlicher zu sehen, und verbreitete sich in einer runden Form bis an das Seitenblättchen des Hinterhaupts, wo es mit den Scheitelbeinen zusammenstöfst. Die zurückgelegten beiden Vorderlappen waren besonders mit geronnenem Blut belegt, die hinteren Lappen waren es nur an ihren vorderen Spitzen, hinterwärts aber mit der ebengedachten gallertartigen Masse belegt. Die Sugillation war 4 Zoll im Durchmesser, und hatte selbst das pericranium ergriffen.

Man lösete nun vorsichtig das Stirnbein ab, und fand eine beträchtliche Quantität ausgetretenes Blut auf dem Gehirn, eben so fand es sich, nachdem die Seitenbeine des Schädels gelöset waren. Die am oberen Rande der Seitenbeine befindliche harte Hirnhaut zeigte sich mit Blut unterlaufen. Das nemliche war am Rande der mittleren Trennung des Stirnbeins sichtbar, so wie an dem oberen Wirbel der harten Haut des Hinterhauptbeins. Die innere Fläche sämmtlicher oberen Hirnknochen war unverletzt und rein. Die ganze harte Hirnhaut, selbst das sogenannte Zelt des kleinen Gehirns war sugillirt. Das Gehirn selbst war von weicher Consistenz, legte nichts widernatürliches dar; so auch das kleine Gehirn.

Die Hirnkammern waren ohne Blut und ohne andere Feuchtigkeit; eben so die Aderhaut derselben. Die Gefäfse der weichen Hirnhaut, welche in den Furchen des Gehirns laufen, zeigten keine Anfüllung.

Bei Eröffnung der allgemeinen Bedeckungen vom Halse bis zum Schoofs fand sich die Haut mit Fett versehen; nach Eröffnung des Brustkasten sah man das Zwergfell sehr in die Brust hereingetrieben, die Brustdrüse wie gewöhnlich grofs und natürlich, das Herz frei und nicht von der Lunge bedeckt, die Lungen nach hinten liegend von dunkelrother Farbe. In der Mundhöhle war weder Verletzung noch etwas Fremdartiges vorzufinden. Es wurden die Lungen sammt dem Herzen, der Luftröhre, der Zunge und dem Kehlkopf herausgenommen. Die Zunge war weder aufgetrieben noch verletzt.

Die Lungen im Zusammenhange mit der Zunge, der Luftröhre und dem Herz wurden nun in ein geräumiges mit kaltem reinen Wasser angefülltes Gefäfs sanft hereingelassen. Sie fielen zu Boden, und blieben auch bei jeder Bewegung beim Sinken. Nachdem man das Herz, die Zunge und Luftröhre von den Lungen getrennt hatte, wurde die Wasserprobe wiederholt und die Lungen sanken sowohl ganz, als in einzelne sieben Theile zerschnitten, unter. Ueberhaupt fühlten die Lungen sich schwer an.

Im Herzbeutel war reichliches gelbliches Serum. Beide Herzkammern waren voll Blut. Das foramen ovale und der ductus arteriosus waren, wie zu erwarten, offen. In der ganzen inneren Oberfläche der Brust war keine widernatürliche Erscheinung sichtbar.

Nach Eröffnung des Unterleibes erschien die Leber in ihrer natürlichen Beschaffenheit und Lage. Aus dem Unterleib flossen einige Efslöffel voll citronengelber Flüssigkeit. Die Gallenblase war dunkelgrün, und nicht besonders aufgetrieben. Der Grimmdarm nebst dem Mastdarm von dunkelgrüner Farbe war sehr mit Kindespech angefüllt. Das Netz war unbedeutend, die übrigen Gedärme von natürlicher Beschaffenheit, jedoch das Gekröse nebst den dünnen Därmen röthlich. Die Urinblase war zusammengezogen und leer, übrigens natürlich. In dem Magen waren ungefähr 2 Efslöffel voll dünner gallertartiger Flüssigkeit. Milz und Nieren waren natürlich. Die grofsen Puls- und Blutadergefäfse wurden leer gefunden.

Die Obducenten schliefsen aus diesem Befund:

dafs das Kind nicht vor der Geburt, sondern gleich nach derselben, ehe es geathmet, am Schlagflusse und Entkräftung gestorben sei.

In dem späteren von ihnen unterm 26sten März eingereichten Gutachten behaupten die nemlichen Obducenten, dafs das in Frage stehende Kind reif gewesen sei, obgleich wohl einige Wochen zu zeitig geboren; dafs es ferner lebendig geboren; dafs es schnell geboren worden; dafs es nicht geathmet habe; dafs es schnell gestorben und die Ursache seines Todes doppelt gewesen sei; nemlich 1) der beträchtliche Druck des Gehirns, und 2) die Verblutung, welche sich in der gänzlichen Entleerung des Herzens und seiner grofsen Gefäfse in der Brust und im Unterleibe unverkennbar dargelegt; dafs endlich, wenn die Frage entstehe, welche beider Todesarten die erste und hauptsächlichste gewesen sei? die Apoplexie eher entstanden zu sein scheine, durch die Verblutung und daher rührende Entkräftuug aber das Leben vollends vernichtet worden sei.

In Gefolge eines Erlasses des Criminal-Senats des Königl. Ober-Landesgerichts von der **mark vom 13ten Mai d. J. wurden die Obducenten veranlafst, ihr Gutachten noch darüber abzugeben. 1) Ob das Kind durch den Fall auf die Hutsche oder auf den gedielten Fufsboden bei der von der Inculpatinn beschriebenen Stellung die vorgefundene Kontusion an der Stirn habe erhalten können, oder ob sich aus der Beschaffenheit der Kontusion ein Schlufs auf die Art wie Inculpatinn wahrscheinlich mit dem Kinde verfahren habe, und ihre Absichten habe machen lassen? Welche unmittelbare Folgen in Rücksicht auf das Leben des Kindes der Fall auf die Hutsche oder den Fufsboden oder die Behandlung des Kindes vor, in oder nach der Geburt gehabt habe, und wie diese Folgen den Tod herbeiführen können oder müssen? und 2) Ob und wie sich die Blutleere des Herzens, und der grofsen Gefäfse erklären lasse, da, wie die H. und die St. behaupten, die Nabelschnur erst nach dem Tode des Kindes abgeschnitten worden, und eine Verblutung aus derselben nach der eignen Behauptung der Obducenten ad 3. des Gutachtens nicht mehr möglich gewesen?

Bei der nachträglichen Vernehmung der Obducenten bleiben diese bei ihrer ersten Behauptung, dafs das Kind eine äufsere Gewalt erlitten, dafs jedoch diese auf einen Punkt nicht eingeschränkt, sondern ausgeleitet und gewissermafsen gemächlich gewirkt habe. Ferner: dafs eine Verblutung vorhanden gewesen sei, welche nicht anders, als aus der Nabelschnur erfolgt sein könne, weil keine offene Wunde vorgefunden worden; dafs weiter diese äufsere Gewalt verbunden mit der Verblutung die Ursache des Todes des Kindes gewesen sei und endlich: die Verletzung verbunden mit der Verblutung so beschaffen gewesen sei, dafs sie unbedingt und unter allen Umständen für sich allein den Tod des neugebornen Kindes zur Folge haben müssen.

Bei Vorzeigung der vorhin erwähnten Hutsche, welche $9\frac{1}{2}$ Zoll rheinl. hoch war, erklärten die Obducenten: dafs das Kind durch den Fall auf dieselbe oder auf den gedielten Fufsboden, bei der von der Inculpatinn beschriebenen Stellung die bei der Obduction vorgefundene Kontusion der Stirn habe erhalten können, dafs sich jedoch aus der Beschaffenheit der Kontusion kein bestimmter Schlufs, wie Inculpatinn mit dem Kinde verfahren habe, und ihre Absichten machen lasse. Vorausgesetzt, dafs das Kind natürlich geboren sei, habe dasselbe, nach der von der Inculpatinn beschriebenen Stellung beim Fall zuerst auf das Stirnbein fallen müssen, indem bei allen natürlichen Geburten das Gesicht nach hinten zugewendet sei. Da das Kind schnell geboren sei, so sei dasselbe mit einiger Heftigkeit auf die Hutsche oder den gedielten Fufsboden gefallen, durch welchen Fall die vorgefundene Kontusion, ohne weiter dazu gekommene Umstände entstanden sein könne. Die Kontusion habe die unmittelbare Folge gehabt, dafs durch die Erschütterung des Gehirns und damit verbundene Extravasationen des Bluts eine Schwäche und Betäubung entstanden, welche die Verrichtung des Athemholens hintertrieben. Das Extravasat des Blutes im Gehirn sei von solcher Quantität und solchem Umfange gewesen, dafs daraus nothwendig ein Schlagflufs und der Tod des Kindes erfolgen müssen.

Was die Blutleere des Herzens und der grofsen Gefäfse betreffe, so lasse sich solche aus der Verblutung durch die ungelöfste mit dem noch warmen Mutterkuchen zusammenhängende Nabelschnur erklären, da nemlich die Gefäfse der Nabelschnur und des Mutterkuchens noch reitzbar und der Fortbewegung des Blutes noch fähig gewesen. Es sei daher möglich, dafs die Blutleere, ungeachtet die Nabelschnur erst nach dem Tode des Kindes gelöst, entstanden sei, und die Aussagen der H. und St. ständen deshalb mit ihrem Gutachten in keinem Widerspruch.

Endlich beantwortete der Dr. K. die in Betreff der von der B. vor ihrer Niederkunft genommenen Arzenei an ihn gerichtete Frage: ob und welchen Einflufs dieselbe auf die Entbindung gehabt haben könne, dahin: dafs diese Mixtur nichts eigentlich bedenkliches enthalte, obgleich es wohl möglich sei, dafs das darin befindliche Vinum stibiatum bei einem empfindlichen und leicht beweglichen Subjekte, dergleichen eine Schwangere sei, einiges Erbrechen erregt und so eine an und für sich nahe Geburt beschleunigt haben könne, zumal wenn einigemal hinter einander davon genommen worden sei.

Gutachten.

Es verlangt Ein Hochl. Ober-Appellations-Senat zuerst darüber Auskunft, ob mit Gewifsheit anzunehmen sei, dafs das Kind der B. eine Frucht von mehr als 30 Wochen gewesen sei!

Zur Erörterung dieser Frage führt auf der einen Seite die nach den in den Akten enthaltenen Datis auszumittelnde Dauer der Schwangerschaft. Die ersten, wenn gleich für sich unzuverlässigen doch nicht zu übergehenden Anzeigen geben hierzu die Aussagen der Inquisitinn und ihres Schwängerers. Die Inquisitinn giebt an, in der Nacht vom Sonntag nach Michaelis oder den 3ten October 1813 mit dem Walkmüller-Gesellen S. den Beischlaf, durch welchen sie schwanger geworden, oder überhaupt den ersten Beischlaf in diesem Zeitraum vollzogen zu haben. Mit dieser Angabe stimmt überein die Angabe des Schwängerers, als welcher ebenfalls den Sontag nach Michaeli als den Tag nennt, wo er zum erstenmal die B. gesehen, und in der folgenden Nacht beschlafen habe. Der Zeitpunkt aber, wo die B. in Gegenwart ihres Bruders und wie dies gleichzeitig durch die Angabe ihres Vaters, und die darüber ertheilten Nachrichten der Wittwen H. und St. ausgemittelt ist, ihr Kind geboren hat, ist die Nacht vom 22sten zum 23sten März 1814. Hienach ergiebt sich eine Dauer der Schwangerschaft von 171 Tagen, oder nicht voll 25 Wochen, und es hätte daher das Kind der B. ein Alter von 30 Wochen im Mutterleibe noch nicht erlangt, viel weniger denn überschritten gehabt.

Ein anderer Umstand, welcher, beruhend auf den übereinstimmenden Aussagen der Inquisitinn und ihres Schwängerers, das Alter des Kindes unter 30 Wochen wahrscheinlich machen könnte, ist das Vorhandensein der monatlichen Reinigung bis beinahe zum Termin der Niederkunft, oder bis nur 3 Wochen vor derselben. Die Reinigung hört wenigstens im 7ten Mondes-Monat auf, wenn sie, wie es nicht an Beispielen fehlt, bis dahin regelmäfsig erschienen war. Auch hierin würde also, wenn man den bemerkten Aussagen glauben will, ein Beweis zu suchen sein, dafs das Kind unter 30 Wochen alt gewesen.

Als zusammenhängend mit dem regelmäfsigen Erscheinen der monatlichen Periode ist endlich die Behauptung der B. zu berücksichtigen, dafs sie nie eine Bewegung des Kindes bei sich verspürt habe, denn auch die Bewegungen eines jeden, noch so schwächlichen Kindes müssen, bei übrigens naturgemäfsem Zustande der Frucht wenigstens mit dem siebenten Monat stärker und deutlicher werden.

Wenn indefs diese Angaben, da sie gröfstentheils von der Inculpatinn selbst herrühren, und ihre Wahrheit nicht durch sich verbürgen, allerdings von keinem Gewicht sein würden, sofern sie mit andern erwiesenen Thatsachen oder mit dem Resultat der näheren Untersuchung der Kindesleiche im Widerspruch ständen, so wird ein Gegenstand der weiteren Forschung die Aufgabe sein, ob ein solcher Widerspruch zwischen dem medicinisch-gerichtlichen Befunde und den erwähnten Aussagen statt finde; oder: ob, um den Forderungen Eines Hochlöbl. Ober-Appellations-Senats uns anzuschliefsen aus dem gedachten Befunde sich mit völliger Gewifsheit ein Alter der Frucht über 30 Wochen erweisen lasse?

Nach dem Gutachten der in dieser Angelegenheit zugezogenen Sachverständigen ist diefs scheinbar der Fall. Es heifst in ihrem (freilich sehr unvollkommenen und nicht in der gesetzlichen Form ausgefertigten) Obductionsbericht und Gutachten:

1) Das Kind quaest. war reif. Sie unterstützen indefs diese Behauptung durch sehr ungenügende Beweismittel, die selbst nicht einmal in allem übereinstimmend mit den früheren Datis der Section sind. Sie nehmen überdem ihre Behauptung im Folgenden zurück, indem sie sagen:

2) Doch war es wohl einige Wochen zu zeitig geboren, denn es wog nicht über fünf Pfund (nach dem Sectionsbericht beinah fünf Pfund), verrieth also den Mangel einer ganz vollkommenen Ausbildung. Mithin war das Kind nach dem eignen Geständnifs der Obducenten eine nicht reife Geburt.

Ein etc. verlangt aber mehr als das zu wissen. Es frägt nemlich, ob mit Gewifsheit feststehe, dafs das Kind der B. ein Alter von mehr als 30 Wochen erreicht hatte?

Bei der Bestimmung des Alters einer Leibesfrucht soll überall nicht ein einzelnes Zeichen, sondern die Gesammtzahl des Wahrnehmbaren unser Urtheil leiten. So würde auch im gegenwärtigen Fall die Gesammtzahl der aufgezeichneten Erscheinungen zu beachten sein und wahrscheinlich zu einem genügenden Aufschlufs führen, wenn von den Obducenten im Ganzen mehr Vollständigkeit und im Einzelnen mehr Genauigkeit und Bestimmtheit in der Beschreibung des Vorgefundenen beobachtet worden wäre. Im Obductionsprotokoll wird gesagt: Das Kind der B. sei vollkommen von Gliedern gewesen. Dem entgegen steht aber, wenn es im Verfolg des nemlichen Satzes heifst „die Glieder waren erschlafft, weich und nicht ganz mager" welches doch wohl eben so viel sagen will, als: die Glieder waren welk und ziemlich mager. Sie waren mithin nicht fett und gerundet, welches doch allein nur unter dem Ausdruck „vollkommen" verstanden werden kann. Eben so fallen Widersprüche in beinahe jedem der folgenden Punkte auf. Denn die Nägel an Händen und Füfsen waren ausgebildet, doch die Fufsnägel weniger vollkommen, also nicht ausgebildet. Das Haupthaar wird beschrieben als kurz, wenn gleich reichlich, heifst aber dennoch vollkommen, obschon auch die gehörige Länge der Haare zur Vollkommenheit gehört.

So ist also leicht einzusehen, dafs diese verschiedenen Widersprüche kein sicheres Resultat liefern können, wenn gleich so viel aus dem Beobachteten hervorgeht, daſs das Kind der B. seine vollkommene Reife nicht erlangt haben konnte. Dafür spricht denn endlich auch die Beschaffenheit der Ohrenknorpel, denen nur eine ziemliche Festigkeit zugestanden wird, und vor allen Dingen das geringe Gewicht des Kindes, mit welchem selbst die angegebene Länge eigentlich nicht im Widerspruch steht. Die gröſsere Schwere erhalten die Kinder erst in den letzteren Monaten, wogegen die Länge früher schon ansehnlicher ist *). Namentlich dient aber dieses geringe Gewicht bei der ansehnlicheren Länge zum vorzüglichsten Maaſsstab, um das Alter des B—schen Kindes genauer zu bestimmen. Das Gewicht eines reifen Kindes, so manchen Abänderungen es auch unterworfen sein mag, beträgt dennoch in der Regel mindestens sechs Pfund. Kinder, die nicht über fünf Pfund wiegen, bei denen überdem gleichzeitig eine schon erlangte ansehnlichere Länge zum Beweise dient, daſs sie in ihrer Ausbildung nicht überhaupt zurückgehalten worden, können nicht wohl älter als 32 Wochen oder acht Monat sein. Wir würden daher auch dieses Alter beim Kinde der B., und um so lieber annehmen, als die Erfahrung und wieder-

*) Sehr unterrichtend und beweisend sind in dieser Hinsicht die Wrisbergischen Tabellen (in s. Comment. physiol. med. Goett. 1800) die, obgleich zu einem andern Behuf abgefaſst, nebenher auch das Verhältniſs zwischen dem Gewicht und der Länge der Früchte in ihren verschiedenen Entwickelungsperioden darstellen.

holte Beobachtungen zu ergeben scheinen, dafs frühzeitige Geburten am liebsten mit dem Ende eines vollen monatlichen Termins, als zu welcher Zeit sonst die monatliche Periode einzutreten pflegte, erfolgen. Doch sind wir weit entfernt, jetzt schon behaupten zu wollen, dafs die Natur nothwendig diesen Termin halten müsse, und wir mögen uns keinesweges erdreisten, nach irgend äufseren Merkmalen das Alter einer Frucht, bis auf den Unterschied einer oder einiger Wochen zu bestimmen. Wir geben daher im vorliegenden Falle zu, dafs das Kind der B., wenn gleich es wahrscheinlich ein Alter von etwas mehr als 30 Wochen erlangt hatte, doch auch nur 30 Wochen alt und möglicher Weise selbst noch einige Tage jünger gewesen sein könne.

Bestätigend für diese Annahme ist auch die Leichtigkeit und Schnelligkeit, mit welcher die B. als Erstgebährende ihr Kind zur Welt gebracht hat, welches bei einem vollkommneren Kinde mit ungleich gröfseren Schwierigkeiten verbunden gewesen sein würde.

Der andere Theil der Anfrage Eines etc.: ob nemlich das Kind der B. in der Geburt gelebt habe, läfst sich wohl nur bejahend beantworten. Für das statt gefundene Leben in der Geburt sprechen: das bedeutende Blutextravasat über dem Hirnschädel auf dem ganzen Vorderkopf bis zum Wirbel hin, und der Ergufs einer von da bis ins Genick verbreiteten gallertartigen, braunröthlichen Masse, besonders aber die beträchtliche Quantität ausgetretenes Blut auf dem

Gehirn selbst. Alles diefs konnte bei einem früher verstorbenen Kinde nicht entstehen, und setzt ein Leben in der Geburt voraus. Aber auch während der Geburt konnten die Veranlassungen der genannten Erscheinungen nicht statt finden. Bei sehr schweren und langsamen Entbindungen, bei Einkeilungen des Kopfes, bei unvorsichtiger und oft wiederholter Application der Zange kann der Kopf des Kindes auf mannigfaltige Weise verletzt werden, und es können namentlich Sugillationen, ja selbst Blutextravasate, Knocheneindrücke und sogar Brüche entstehen. Bei der Entbindung der B. fand aber keine von diesen Bedingungen statt; denn dieselbe erfolgte leicht und schnell, ohne Nebenzufälle, ohne starke Blutung, bei zugleich erfolgter Nachgeburt, sogar ohne alle Hülfe der Hebamme. Es können daher die hier beobachteten Blutaustretungen nur Folgen einer das lebende Kind unmittelbar nach der Geburt betroffenen Gewalt gewesen sein, weil nemlich, wie durch die Athemprobe hinreichend und vollständig erwiesen worden ist, überhaupt kein Athemholen statt gefunden hat, die Gewalt also schnell und plötzlich eingewirkt und das Kind in einen Zustand von Betäubung und Leblosigkeit versetzt haben mufs, ehe es zum Athemholen und zum eigentlichen Leben aufserhalb dem Leibe der Mutter Zeit gewinnen konnte. Eine solche Beschädigung des Kopfes hervorzubringen, ist aber keine Gewalt so sehr geeignet, als diejenige, welche die natürliche Folge des Hergangs einer sich selbst überlassenen, in einer aufrechten Stellung

lung vor sich gegangenen, leichten Geburt eines frühzeitigen Kindes ist, wie diefs genau bei der B. der Fall gewesen. Eine das Leben so schnell und so nothwendig zerstörende Kopfbeschädigung konnte kaum auf irgend eine andere Art entstehen, als bei einem durch die Macht der Wehen bewirkten heftigen Austreiben der Frucht, die hierdurch gegen die ihr entgegen gestellten harten Körper, gleichviel ob diefs die in den Akten erwähnte und beschriebene Hutsche oder ob es die Dielen des Fufsbodens gewesen, geschleudert wurde.

Auf diese Veranlassung ist, unserer Meinung nach, auch allein nur Rücksicht zu nehmen, und besonders die angenommene Todesart der Verblutung durch die Nabelschnur auszuschliefsen, weil diese um so weniger hier gelten kann, als sie aus der, bei dem Leben des Kindes undurchschnittenen Nabelschnur unmöglich hat erfolgen können, der Obducenten Annahme einer Verblutung in den ungetrennten Mutterkuchen auf einer physiologischen Unrichtigkeit beruht, endlich aber der Leere des Herzens, als auf welche sich diese Annahme der Obducenten zuerst stützt, dadurch im Obductionsbericht selbst widersprochen ist, dafs mit klaren Worten dort gesagt wird: Beide Herzkammern waren voll Blut.

Wir wiederholen daher kürzlich unser Urtheil und stellen unser Gutachten dahin fest, dafs:

1) mit Gewifsheit **nicht** anzunehmen sei, dafs das Kind, von dem die unverehel. B. zu S. in

der Nacht vom 23sten zum 24sten (nach den Akten vom 22sten zum 23sten) März 1814 niedergekommen ist, eine Frucht von mehr als 30 Wochen gewesen sei.

Dafs aber:

2) dieses Kind in der Geburt gelebt habe.

Berlin, den 22sten November 1814.

Königl. wissenschaftliche Deputation
für das Medicinal-Wesen.

X.

G u t a c h t e n

ü b e r

Vollständigkeit, Leben nach der Geburt und Ursache des Todes eines neugebornen Kindes.

Ein Hohes Ministerium des Innern übertrug der unterzeichneten Deputation am 30sten November d. J. unter Mittheilung des zu diesem Behuf von Seiten des Regierungs-Präsidii zu M. eingesandten, anbei zurückerfolgenden Volumen actorum die Anfertigung eines Criminal-Gutachtens in der Untersuchungssache wider die des Kindermordes angeschuldigte A. St. aus Sch.

Dem erhaltenen Auftrage genügend folgt hier unser Gutachten nach vorausgeschickter aus den Akten entlehnten

Geschichtserzählung.

Die erste Nachricht von der heimlichen Niederkunft der A. St. und dem Auffinden ihres in einem Kuhstall verborgen gewesenen Kindes gab der Bürgermeister M. zu Sch. in seinem, dieserhalb an den Königl. Anwald v. W. unterm 28sten März d. J. erstatteten Bericht. Es enthält dieser Bericht zugleich die Meldung von einer vorläufigen Untersuchung der Kindesleiche durch den Chirurgus H., wonach derselbe keine Spuren äufserlicher Verletzung oder eines gewaltsamen Todes gefunden hat, gleichzeitig aber behauptet, dafs das Kind gelebt habe.

Ein zweiter Bericht des schon genannten Bürgermeisters enthält hierher gehörend nur, dafs das Kind damals schon durch Fäulnifs zum Theil angegriffen gewesen.

Auf die durch den Anwald v. W. ergangene weitere Anzeige beschlofs darauf Ein Hochlöbliches Tribunal des Arrondissements R** eine nähere Untersuchung durch eine Kommission, bestehend aus dem Substituten des Königl. Anwald, dem Stadtphysikus und dem Beigeordneten des Tribunals-Secretairs an Ort und Stelle vornehmen zu lassen.

Am 30sten März hatten sich der erste Stellvertreter des Friedensrichters des Cantons R — — g, Bezirks R**, C. T. B., und dessen Gerichtsschreiber A. M. A. von R. nach Sch. begeben, alwo sie den Bürgermeister M. und den Chirurgus H. vorfanden.

Dieser Wundarzt erklärte, als ihm in der Behausung der Wittwe Sp. der Körper des Kindes der St. vorgelegt wurde, dafs dieser bereits in völlige Verwesung übergegangen, und jede nähere Untersuchung desselben unmöglich sei. Auch den übrigen Anwesenden verrieth sich die Fäulnifs des Körpers durch die Ausdünstung hinlänglich.

Zugleich legte der genannte Chirurgus ein von ihm ausgestelltes sogenanntes visum repertum im wesentlichen folgenden Inhalts vor. „Am 24sten März

Nachmittags halb 4 Uhr habe er auf Requisition des Municipalrath H. ein in der Behausung der Wittwe Sp. todt gefundenes neugebornes Kind untersucht und dabei nachstehendes gefunden:

1) dafs das Kind noch durch die Nabelschnur mit der Placenta verbunden gewesen.
2) dafs es ein völlig ausgetragenes und in seinem Körperbau gut gebildetes Kind gewesen.
3) dafs sich weder am Kopf noch am übrigen Körper die geringste Spur von Eindruck oder sonstiger Quetschung gefunden, dafs das Gesicht weder geschwollen noch blau oder schwarz ausgesehen habe.
4) dafs nach geöffneter Brusthöhle und nach herausgenommenen Eingeweiden derselben er die Lungen vorsichtig vom Herzen getrennt, erstere in einen Eimer mit Wasser gelegt, und bei diesem Versuch gefunden habe, dafs die Lungen specifisch leichter als das Wasser gewesen.

Dafs aus diesen Versuchen folglich der Beweis hervorgehe, dafs das Kind lebendig zur Welt gekommen sei.

Der Chirurgus H. fügt hinzu: dafs er weitere Untersuchungen nicht habe vornehmen dürfen, deshalb alles aus der Brust genommene wieder in die Brusthöhle hineingelegt, und das Kind dem Magistrat zur weiteren Disposition überlassen habe.

Während des trafen auch der Königl. Anwald v. W. und mit ihm der vereidigte Secretariats-Gehülfe Chr. B., und der Stadtphysikus Dr. E. H. von R. zu Sch. ein. Der Anwald v. W. leitete von jetzt an die Untersuchung. Da es zur Besichtigung der Kindesleiche bereits zu spät Abends war, wurde zuerst die Wittwe Sp., geborne Br., deren Magd die in Untersuchung gerathene A. St. gewesen, mündlich vorgeladen. Dieselbe berichtete über die Schwangerschaft und Niederkunft der erwähnten St. folgendes: Obgleich die vorbenannte Magd von sehr starker Leibesconstitution gewesen, habe derselben Zustand ihr doch etwa vor einem Monat verdächtig geschienen, zumal deren sehr vertrauter Umgang mit einem französischen Gensd'armes ihr bekannt gewesen. Die St. habe von einer Schwangerschaft nichts wissen wollen. Sie habe bis zum letzten Augenblick grobe Arbeit gethan und jegliche harte Kost gegessen. Ihr sei endlich von der eigentlichen Niederkunft der St. aus eignem Wissen nichts bekannt. Die erste Nachricht davon habe sie durch den Fr. S. erhalten, der bei dem Fortbringen des Düngers im Kuhstall das vollständige neugeborne Kind gefunden hatte. Die Niederkunft habe ihr danach die St. sogleich eingestanden. Die Erzählung vom Hergang derselben stand hier in Uebereinstimmung mit der St. späteren gerichtlichen Aussagen.

Der hiernächst vorgeladene S. erzählte, betreffend das von ihm gefundene Kind, das Nähere über diesen Vorfall in folgender Art: Das Kind, welches er beim Ausräumen des Mistes, und zwar als er die 3te Schubkarre laden wollte, gefunden, habe hinter den Kühen hart an der Wand gelegen, woselbst der Mist auf Haufen geworfen war; Jedoch könne das Kind nur eine Hand tief unter dem Mist gelegen haben, indem er von der Stelle nur erst eine Gabel voll Dünger und mit derselben zugleich das Kind weggenommen habe. Er habe das Kind dann liegen lassen, und den Vorfall sogleich der Wittwe Sp. entdeckt, die in Begleitung der Frau Sch. hingegangen, das gefundene Kind aus dem Dünger genommen, und es in einem Kuben auf die Diele gesetzt habe u. s. w. Uebrigens habe die St. an den vorhergehenden Tagen ihre Arbeit, wie gewöhnlich verrichtet, Brod geknetet, solches zum Bäcker getragen, gewaschen u. s. w. Die Aussagen der W. S., der Schwester des eben gedachten Fr. S., stimmen mit der Erzählung jenes überein, und enthalten zur Sache gehörend nichts Wesentliches. Das nemliche gilt von dem Verhör des Joh. S., Vater des Fr. S. Doch sprechen alle diese Personen von der Schwangerschaft der A. St., als von etwas, das allgemein bekannt gewesen. Noch erklärt endlich der A. H., daſs er dabei gewesen sei, als Fr. S. das todte neugeborne Kind im Dünger gefunden, gedenkt übrigens dieses Vorgangs in der schon erzählten Art.

Das Verhör der 19jährigen A. St. gab nachstehendes Resultat: Es gestand dieselbe ein, seit mehr als anderthalb Jahren einen vertrauten Umgang mit einem französischen Gensd'armen unterhalten zu haben, und von ihm geschwängert worden zu sein. Sie erzählte ferner, diese Schwangerschaft an mehreren Umständen, und vorzüglich daran gespürt zu haben, daſs ihre Menses ausgeblieben. Doch habe sie von allem auch selbst ihrer Mutter nicht das mindeste gesagt und wenn letztere sowohl als ihre Brodfrau ihren Argwohn wegen der vermuthlichen Schwangerschaft ihr zuweilen zu verstehen gegeben, und sie aufgefordert, dieselbe nicht zu verhehlen, so habe sie stets erwiedert, daſs sie davon nichts wisse. Nur habe sie es auch nicht gänzlich abgestritten. Uebrigens habe sie bis zum letzten Augenblick vor ihrer Niederkunft stets ihre gewöhnlichen Arbeiten verrichtet und dieselbe Kost wie immer zu sich genommen, ohne daſs ihr solches im mindesten beschwerlich gefallen wäre. Am Dienstag (welches den 22sten März gewesen) habe sie, nachdem sie ihre gewöhnliche Arbeit verrichtet, sich gegen 7 Uhr Abends in den Keller ihrer Brodfrau begeben, hier vier Brodte geknetet und sie gegen 8 Uhr zum Bäcker getragen. Unmittelbar nachher sei sie zurückgekommen, habe mit ihrer Brodfrau, dem Joh. S. und seinen Kindern Fr. und W. zu Abend gegessen, sei, nachdem etwa um 9 Uhr ihre Brodfrau mit Joh. S. zum Schaffner G. gegangen, die W. S. aber sich späterhin nach Hause begeben hatten, oben auf ihre Kammer gegangen, und habe sich in ihr Bett schlafen gelegt. Sie habe sich, einige Kopfschmerzen abgerechnet, ganz wohl gefühlet, sei sogleich eingeschlafen, aber ungefähr gegen 11 Uhr einen heftigen Drang, als müsse sie ihre Nothdurft verrichten, fühlend wieder erwacht. Sie habe sich zu dem Ende in die hinter dem Hause ihrer Brodfrau liegende derselben zugehörige Scheune begeben, und sei zwischen die daselbst stehenden Kühe gegangen. Kaum dort angekommen, habe der vorhin gedachte Drang aufgehört, sie selbst sei daher auf ihre Schlafkammer zurückgekehrt, und habe sich von neuem zu Bett gelegt. Fr. S. habe bei ihrem

Wiederkommen, wie vorhin bei ihrem Weggehen ruhig geschlafen. Kaum habe sie im Bett gelegen, und sei noch nicht eingeschlafen gewesen, so habe sie den vorgedachten Drang aufs neue gespürt, und sich ebenfalls in der Meinung, sie müsse ihre Nothdurft verrichten, mit einem dicken Hemde und einem Unterrock bekleidet, zum andernmal in die erwähnte Scheune und zwischen die Kühe begeben. Sogleich als sie dort angekommen, sei ihr etwas ab, und zwischen die Kühe gefallen, wovon sie zwar vermuthet, dafs es ein Kind, ungewifs doch, ob es nicht eine unzeitige Frucht gewesen. Sie habe das ihr Abgefallene sogleich aufgenommen, es jedoch der in jenem Stalle herrschenden gänzlichen Finsternifs wegen nicht genau unterscheiden können. Es habe ihr jedoch geschienen, als wäre es ein Kind, nur Leben habe sie durchaus nicht daran verspürt, auch habe dasselbe keinen Laut von sich gegeben. Unmittelbar darauf habe sie das gedachte Kind hinter den Kühen dicht an der Mauer hingelegt und etwas Dünger darauf gescharrt, damit es niemand entdecken könne, worauf sie sich sogleich wieder nach oben zu Bett verfügt. Auch damals habe der vorerwähnte Fr. S. geschlafen, ihre Brodfrau aber sei noch nicht zurückgekehrt gewesen. Bei Tagesanbruch habe ihre Brodfrau sie gerufen, worauf sie mit zwei Tagelöhnerfrauen P. und B. sich ans Waschen begeben, ohne damals, oder nachher jemand etwas von ihrer Niederkunft zu entdecken. Und obgleich sie sowohl an diesem, wie an dem darauf folgenden Tage zu wiederholten Malen die Kühe, hinter denen das Kind im Mist verborgen lag, gefüttert und gemolken, habe sie doch nicht nach dem Kinde gesehen; sie habe auch nicht gewufst, ob es nicht eine unreife Frucht sei. Am Donnerstage, als am 24sten, als sie Nachmittags im Garten des Joh. S. am Spaten beschäftigt gewesen, sei nun ihre Brodfrau, sie zur Rede stellend, zu ihr mit der Nachricht gekommen, dafs Fr. S. ein todtes neugebornes Kind im Mist hinter den Kühen gefunden habe. Sie sei daher mit der mehrgedachten Brodfrau und dem Joh. S. auf die Scheune gegangen, wo das von dem Fr. S. gefundene Kind in einem Küben auf der Diele gestanden. Von dem, was dabei zu ihr gesagt worden, habe sie in der Verwirrung, in der sie sich befunden, wenig verstanden. Sie sei so in der Furcht gewesen, dafs sie in der Absicht, flüchtig zu werden, bereits bis vor das Stadtthor gekommen, wo sie von dem Polizeidiener arretirt worden sei.

Noch bemerken wir, dafs die A. St. vorher nie schwanger gewesen, und vervollständigen deren Aussagen aus dem mit ihr vorgenommenen zweiten Verhör und Schlufsverhör dahin:

Wenn sie früher beim ersten Verhör die Zeit, wo sie zuerst mit dem Gensd'armes den Beischlaf vollzogen, so wenig als die Zeit, wo sie sich zuerst schwanger gefühlt, genauer bestimmen konnte, so versucht sie hier diesen Zeitpunkt näher dadurch anzugeben, dafs sie versichert, während Lebzeiten des Ehemanns der Wittwe Sp. in einem vertrauten Umgang mit dem Gensd'armes nicht gelebt, und erst ungefähr einen Monat nach dem Tode des Sp. (dieser aber war im August 1813 erfolgt) jenem den Beischlaf gestattet zu haben. Den Anfang ihrer Schwangerschaft habe sie in dem Ausbleiben ihrer monatlichen Reinigung, fünf Monate vor der Entbindung gespürt. Erst wenige Monate vor der Entbindung habe sie gespürt, dafs es ihr anders wie sonst im Leibe war, nicht aber empfunden, dafs es ihr im Leibe gelebt hätte. Sie habe zwischen zwei und drei Monat vor ihrer Entbindung einiges Klopfen unter dem Nabel, zweimal kurz nach einander von acht zu acht Tagen, nachher nichts weiter gespürt. Es sei eine Bewegung gewesen, die sie vorher niemals empfunden.

Zur Berichtigung und Ergänzung der Nachrichten über den Hergang vor und nach der Geburt dienen folgende Angaben: Am Tage vor ihrer Entbindung habe sie keine Schmerzen empfunden, noch Flachs gebrackt, Wasser getragen, Brod geknetet u. s. w. Sie habe selbst keine heftigen Schmerzen empfunden, als sie zum erstenmal zum Stalle gegangen, nicht anders, als wenn man Drang hat, um sein Wasser abzuschlagen. Nur blos zur Zeit der Geburt habe sie einige Schmerzen gehabt, die auch gleich nach der Geburt wieder vergangen. Weiterhin heifst es: Sie soi bei dem ersten Drange etwa 5 Minuten im Stalle geblieben, habe sich hingesetzt, und als sie ihr Wasser nicht los wurde, sei sie wieder weggegangen. Als sie eine halbe Stunde im Bett gelegen, habe sie einen stärkeren Drang zum Wasserabschlagen, wie das erstemal, aber keine Schmerzen gefühlt, Wasser oder sonst etwas Flüssiges sei ihr so wenig im Bett als unterwegs abgegangen. Beim Abgange des Kindes habe sie sich ungefähr $\frac{1}{2}$ Stunde im Kuhstall aufgehalten. Als sie sich hingesetzt, sei ihr vieles Wasser ohne einige Schmerzen weggegangen, gleich darauf auch die Bürde mit einigen Schmerzen abgefallen. Sie sei dabei etwas verwirrt worden, wenigstens habe sie nicht gewufst, wo sie war, und es sei ihr ganz anders gewesen. Das Kind habe sie in einer zur Erde gebückten Stellung, oder in der Stellung einer Person die ihre Nothdurft verrichtet, zur Welt gebracht, so dafs es gar nicht hoch auf den weichen Mist gefallen. Auch die Commissarien hatten bei ihrer Anwesenheit in S. den ganzen Stall mit Dünger belegt gefunden. Als sie etwa nach $\frac{1}{4}$ Stunde wieder zu sich gekommen, habe sie das Kind genommen und fortgelegt. Es sei warm gewesen, aber sie habe so wenig einen Odem verspürt, als dafs es geschrieen oder gekreischt hätte. Es sei kein Leben daran zu spüren gewesen, und sie habe es daher für todt gehalten. Nach ihrer Entbindung habe sie wenig Milch gehabt, und ein einmaliges Waschen der Brüste mit warmen Branntwein, welches die Wittwe Sp. im Arrest verrichtet, habe sie ganz vertrieben.

Auch nach der Bemerkung der Wittwe Sp. ist sie unmittelbar nach der Entbindung von munterm Ansehen gewesen, und hat mit den Waschfrauen gegessen u. s. w.

Nur wenige Tage nach der Entbindung habe sie wegen heftiger Schmerzen in der Seite das Bett hüten müssen.

Am 31sten März Vormittags um 11 Uhr fand endlich die legale Besichtigung und Section des von dem Chirurgus H. bereits unterm 24sten Nachmittags untersuchten und ohne gerichtliche Aufforderung auf früher erwähnte Art von ihm zum Theil eröffneten Kindes der A. St. im Beisein des Königl. Anwalds v. W., und des vereideten Secretariats-Gehülfen Chr. B. durch den Stadtphysikus Dr. H. und Stadtchirurgus H. statt, nachdem zuvor beide so eben genannte Sachverständige erklärt hatten, dafs, obgleich die Brust bereits geöffnet, und mit der herausgenommenen ganzen Lunge die Lungenprobe angestellt worden, doch noch die Oeffnung des Kopfes und des Unterleibes geschehen und mit den in Stücken zu schneidenden Lungen die Probe mit Zuverlässigkeit vorgenommen werden könne, weil von der Fäulnifs, ganz der Versicherung des Chirurgus H. vom vorigen Tage entgegen, noch keine Spuren vorhanden wären.

Nachdem hierauf die Sachverständigen das Kind besichtigt und untersucht hatten, erklärten sie, dafs es ein männliches, dem Anschein nach vollständiges, vollkommen ausgetragenes, und wie sie im viso reperto hinzusetzten, 9 monatliches, sehr starkes oder wie es im viso reperto heifst, dem Anschein nach gesundes und starkes durch die (nicht beschädigte s. visum repertum) Nabelschnur mit der Nachgeburt verbundenes Kind sei.

Sie nahmen dann, nachdem sie äufserlich keine Verletzungen wahrgenommen, die Oeffnung des Kopfes vor. Es fand sich an der rechten Seite des Kopfes auf der innern Seite der äufsern Bedeckung eine wässrigte Geschwulst. Uebrigens waren (nach dem visum repertum) alle Theile, sowohl die äufseren Decken als Knochen gesund. Innerlich auf dem Gehirn auf der linken Seite fand sich etwas geronnenes Geblüt, oder eine (nach dem visum repertum) ebenfalls kleine Extravasation.

Das kleine Gehirn und die Hauptgefäfse waren sehr gut und unversehrt, und nicht mit Blut unterlaufen. Weiter fand sich bei der Oeffnung des Kopfes nichts auffallendes vor, und waren vielmehr alle Theile desselben unversehrt und vollständig. Die Obducenten erklärten, dafs die vorgedachte Sugillation zwar sehr wohl durch einen Fall verursacht sein könne, jedoch nicht mit Bestimmtheit anzugeben sei, ob solche tödtlich gewesen, und zwar um so weniger, als dieselbe unbedeutend sei; die vorgedachte äufsere Geschwulst sei aber höchst wahrscheinlicher Weise mit auf die Welt gebracht.

Da nun die Oeffnung der Brust bereits am 24sten vom Chirurgus H. war vorgenommen worden, so konnten die Sachverständigen jetzt nur noch die dadurch blofs gewordenen innern Theile besichtigen und sie erklärten: Das Herz und die beiden noch unversehrten Lungen seien ganz vollständig und gesund. Die Lungenprobe war auf die vorhin bemerkte Art von dem Chirurgus H. ebenfalls schon angestellt worden, daher die Obducenten sich begnügten, nur noch die Lungen in Stücke geschnitten ins Wasser zu legen. Sämmtliche solchergestalt ins Wasser gelegte Stücke schwammen auf der Oberfläche und es erklärten die beiden Sachverständigen, daſs sie hieraus folgern müſsten, daſs das Kind nach der Geburt wirklich gelebt habe.

Beim Durchschneiden der Lungen zeigte sich, wie es im viso reperto heiſst, eine Blutleere derselben. Das Herz war nach genauer Untersuchung ganz gesund. Die Brust soll, wie aus der Erinnerung der mit unterschriebene Chirurgus H. erzählt, von auſsen gewölbt, und nicht platt gewesen sein, wie bei einem todtgebornen Kinde. Die Eingeweide, nemlich: Lunge und Herz, hätten eine natürliche, gesunde Lage gehabt.

Endlich wurde noch zur Eröffnung des Unterleibes geschritten und sämmtliche Eingeweide wurden untersucht. Sie betreffend erklärten die Sachverständigen, daſs dieselben sehr gesund und vollständig wären, und ein Fehler dabei nicht vorhanden sei.

Vorläufig schon bemerkten die Obducenten, daſs sie aus allen diesen Umständen folgern müſsten, daſs das von der A. St. zur Welt gebrachte Kind wirklich gelebt habe, daſs es jedoch wahrscheinlich sei, wie dasselbe mehr aus Vernachläſsigung, als an den Folgen der obgedachten Sugillation oder irgend einer andern äuſsern Gewaltthätigkeit umgekommen sei.

In dem später eingereichten viso reperto urtheilen die Sachverständigen aus dieser, wie sie dieselbe nennen, genau beschriebenen Obduction, daſs:

1) da die Nachgeburt mit dem Kinde durch die Nabelschnur in Verbindung gewesen, man eine Verblutung hätte annehmen können. Allein es hätten die Gefäſse der Nachgeburt sich wohl durch die Flocken des Zellgewebes der Nachge-

burt nach der Trennung vom Utero geschlossen gehabt; auch müfste dann eine gröfsere Blutleere gewesen sein, welche doch nicht statt gefunden;

2) die in den äufsern Decken des Kopfes vorgefundene kleine wässrigte Geschwulst im Mutterleibe erzeugt worden;

3) die Extravasation auf dem linken Gehirn vom Fallen des Kindes mit dem Kopf auf die Erde durch die dadurch entstandene Erschütterung veranlafst worden sein könne, auch Erstickung statt gefunden haben könne, da bei den meisten Gattungen von Erstickung die Stockung des Bluts innerhalb des Gehirns, so dafs die Gefäfse platzen, und nach dem Tode ein Extravasat gefunden wird, nothwendige Folge sei;

4) die nun nicht mehr ganz vollkommen zu machende, indessen schon von dem Chirurgus H. angegebene und mit den Lungen angestellte Probe beweise, dafs das Kind nach seiner Geburt gelebt habe;

5) zuletzt noch zu bemerken sei, dafs das Kind durch Unwissenheit in Rücksicht der gehörigen Behandlung, Mangel an Wartung, Kälte und andere hinzukommende Ursachen gestorben sei.

Gegen dieses visum repertum hatte besonders der Defensor der Inquisitinn manche Ausstellungen gemacht, und dies veranlafste das Tribunal zu R**, zu beschliefsen, dafs das Gutachten eines Collegii medici darüber eingeholt werden solle: ob nach dem Obductionsprotokoll und Berichte anzunehmen sei,

1) daſs das Kind vollständig gewesen?
2) daſs es in der Geburt gelebt habe?
3) in diesem Falle, was die Ursache seines Todes gewesen?

Gutachten.

Die unterzeichnete Deputation, wenn gleich nicht unmittelbar zur Beantwortung der so eben niedergeschriebenen Fragen aufgefordert, erkennt in ihnen gleichwohl die aus der Natur der Sache geschöpfte Bezeichnung derjenigen Punkte, über welche dem Richter eine nähere Aufklärung wünschenswerth ist, und sie hofft dadurch, daſs sie sich streng an sie hält, dem Verlangen des Gerichts am ehesten zu genügen.

Vollkommen Genüge zu leisten findet sie sich aber dadurch auſser Stande, daſs die Obducenten mit fast beispielloser Nachlässigkeit und Unkunde die Obduction verrichtet haben, ihre nicht motivirten Aussprüche aber, wenn solche überhaupt in keinem Criminalfall auf Gültigkeit Anspruch machen können, hier bei der bewiesenen Unwissenheit und Ungeschicklichkeit um so weniger Glauben und Rücksicht verdienen.

Ganz vorzüglich leidet das Gesagte Anwendung bei der Erörterung der ersten Frage:

ob nach dem Obductionsprotokoll und Bericht anzunehmen sei, daſs das Kind vollständig gewesen?

Wir suchen vergebens in dem ganzen Obductionsprotokoll nach einer einzigen Angabe, welche bei der Beantwortung dieser Frage auch nur entfernt leiten könnte. Sie fehlen sämmtlich, selbst die bekanntesten, unerläfslichsten, die Länge, das Gewicht, die Beschaffenheit der Gliedmaafsen und der Oberhaut, das Haupthaar, die Nägel, die Fontanellen, Ohrenknorpel, Nabelschnur, Hoden u. s. w. betreffende Data.

Wie kann an dessen Stelle die nackte Erklärung genügen, es sei ein „dem Anschein nach vollkommenes, ausgetragenes, gesundes und starkes Kind gewesen?" eine Erklärung, die als im Fundschein begriffen, für null zu achten ist, und ein Urtheil enthält, dem keine Beobachtung zum Grunde gelegt ist.

Sehen wir uns auf dieser Seite so gänzlich verlassen, und treffen wir da, wo sich zur Feststellung eines sichern Urtheils, ungeachtet der früher geschehenen Eröffnung der Brusthöhle, noch immer die vollständigsten Angaben erwarten liefsen, ein leeres Blatt, so ist es nicht allein erlaubt, sondern sogar nöthig, die Untersuchungsakten weiter zu durchblättern und zu versuchen, ob etwa von dieser Seite her ein Licht dämmern will. Was wir im vorliegenden Fall dort finden, ist freilich der Zahl nach mehr als das Obductionsprotokoll leisten wollte, aber es liegt in der Natur der Sache, dafs diese Data nie, selbst entfernt, sich dem Grade der Gewifsheit nähern, der auf dem Grund einer vollständigen medicinisch-gerichtlichen

Untersuchung zu erreichen ist. Die Angaben der Inquisitinn, auf die man hier gröfstentheils fufsen soll, sind nie ohne den Verdacht der zufälligen oder absichtlichen Entstellung der Wahrheit, und die übrigen Data, denen nicht die Erzählung der Inquisitinn allein zum Grunde liegt, liefern alle dennoch ein mehr oder weniger unsicheres und schwankendes Resultat.

Aber wenn die Data, denen man an und für sich keinen Glauben schenken möchte, unter sich in Uebereinstimmung treten, und der einzelnen unwichtigeren und unzuverlässigeren Anzeigen viele sich finden, so dafs sie durch ihre Zahl bedeutender werden, dann mag ihrer immerhin gedacht und sie mögen da berücksichtigt werden, wo es an Angaben von gröfserer Wichtigkeit und höherer Bedeutung ganz gebricht.

Aus diesem Gesichtspunkte betrachtet wollen auch wir die in den Akten erwähnten und aus den Verhören hervorgehenden Thatsachen und Erzählungen zusammenstellen und prüfen.

Das Alter der Frucht würde sich freilich muthmafslich bestimmen lassen, wenn die Zeit des ersten Beischlafs oder der vermuthlichen Schwängerung feststände. Hier finden wir aber nicht allein unbestimmte Angaben, sondern selbst bedeutende Abweichungen und Widersprüche in den Aussagen der Inquisitinn. Es läfst sich dieselbe überall nicht darauf ein, die Zeit ihrer Schwängerung und des ersten Beischlafs bestimmt anzugeben. Sie will im ersten Verhör seit mehr als andershalb Jahren einen unerlaubten Umgang mit dem Gensd'armes unterhalten haben. Im Schlufsverhör dagegen nimmt sie den Tod ihres Brodherrn und Verwandten, des Boten Sp., zur Richtschnur an, und behauptet, erst einen Monat, nachdem dieser erfolgt war, dem Gensd'armes, ihrem Schwängerer, den Beischlaf gestattet, vorher und aufserdem sich mit keiner Mannsperson eingelassen zu haben. Nach der Angabe der dieserhalb befragten Wittwe Sp. ist der Tod ihres Ehemanns im August 1813 erfolgt, und wenn danach anzunehmen wäre, dafs die A. St. im Monat September zum erstenmal den Beischlaf vollzogen hätte, so würde ihr im März 1814 zur Welt gebrachtes Kind nur ein Alter von höchstens 7 Monaten erreicht haben können. Da wir aber weder die Zuverläfsigkeit der Angaben der St., noch die Sicherheit eines daraus nothwendig hervorgehenden Resultats in Schutz nehmen mögen, so müssen wir uns nach andern Datis umsehen, aus welchen sich weitere Muthmafsungen über das Alter des von der St. gebornen Kindes schöpfen lassen. Dergleichen kommen in den Erzählungen der Inquisitinn noch folgende vor: Sie sagt im Schlufsverhör aus, dafs ihre monatliche Reinigung ihr erst fünf Monate vor der Entbindung ausgeblieben wäre. Wenige Monate vor der Entbindung habe sie gespürt, dafs es ihr anders wie sonst im Leibe wäre, nicht aber empfunden, dafs es ihr im Leibe gelebt habe. Nur habe sie zwischen 2 und 3 Monaten vor ihrer Entbindung einiges Klopfen unter dem Nabel, zweimal kurz nach einander, von acht zu acht Tagen, nachher nichts weiter verspürt. Es sei eine Bewegung gewesen, die sie vorher niemals empfunden. Man findet hier ziemlich deutlich die ersten Lebensäufserungen einer Frucht bezeichnet, die etwa um die Hälfte der Schwangerschaft oder gegen den fünften Monat fühlbar werden. Hiernach würde also das Alter der Frucht ebenfalls nicht höher, als auf ungefähr sieben Monat zu nehmen sein. Nur pafst hiezu die angegebene Zeit des Aufsenbleibens der monatlichen Reinigung nicht, und es liefs sich daher, wollte man nicht etwa eine Fortdauer dieser Periode in den ersten Monaten der Schwangerschaft annehmen, auch diese Aussage der Inquisitinn nicht eben in Anschlag bringen.

Wenn wir deshalb in den Akten uns weiter umsehen, so fällt uns zunächst auf, dafs die St. nach allen eingezogenen Erkundigungen als Erstgebärerinn ungewöhnlich schnell und leicht entbunden worden ist. Abgesehn von ihrer eignen Versicherung, dafs sie kaum einige Schmerzen bei der Geburt des Kindes erlitten habe, geht doch die ungemeine Schnelligkeit und Leichtigkeit der Entbindung daraus hervor, dafs, nachdem sie um 7 Uhr die vier Brodte geknetet, sie zum Bäcker getragen, und danach mit ihrer Brodfrau und Andern unbefangen und ohne dafs etwas Ungewöhnliches an ihr bemerkt worden wäre, gegessen hatte, sie sich gegen 10 Uhr schlafen legte, etwa gegen 11 Uhr durch das erste Drängen zur Geburt geweckt wurde, und um 12 Uhr, als die Wittwe Sp. nach Hause zurückkam, längst alles vorbei war.

Auch ist zu berücksichtigen, dafs das Kind mit der Nachgeburt verbunden, so wie es gefunden worden, wahrscheinlich zu gleicher Zeit abgegangen ist, indem die St. von einem nachherigen Abgang der Nachgeburt nichts weifs, auch in diesem Falle wahrscheinlich die Nabelschnur durchgerissen haben würde. Und endlich ist nicht zu übersehen die Geringfügigkeit der Milchabsonderung, so dafs ein einmaliges Waschen mit warmen Branntwein hinreichte, die Milch zu vertreiben.

Dies zusammengenommen macht es fast wahrscheinlich, dafs das von der A. St. zur Welt gebrachte Kind nicht ganz vollständig gewesen sei. Es liefs sich hiernach dann auch eher erklären, wie die Wittwe Sp., welche doch in S. als Hebamme fungirte, erst einen Monat vor der Entbindung der St. den Zustand derselben verdächtig finden konnte.

An Veranlassungen zu einer frühzeitigen Entbindung fehlte es nicht, da die St. bis zum letzten Augenblick jede grobe, den Körper heftig anstrengende Arbeit verrichtet hat, wenn gleich hierin die Nothwendigkeit einer zu frühen Niederkunft nicht zu suchen ist.

Aber alle die bisherigen Erörterungen, noch so gering geachtet, erheben sich mindestens gegen die Vollständigkeit des Kindes, weit entfernt, dafs sie auf irgend eine Art erwiesen oder bestätigt sein sollte, der Behauptung der Obducenten zuwider, nicht unbedeutende Zweifel.

Eine zweite Frage ist die:

ob nach dem Obductionsprotokoll und Bericht anzunehmen sei, dafs das Kind in der Geburt gelebt habe?

Die Obducenten sind der Meinung, dafs es nicht allein in sondern auch nach der Geburt gelebt habe, und man sollte wirklich in dem ersten Augenblick dafür halten, dafs dieser Meinung beizutreten und das Leben des Kindes nach der Geburt durch den Befund der Obduction in dem Resultat der Lungenprobe hinlänglich dargethan und erwiesen sei. Unterrichten wir uns jedoch etwas genauer von dem Verfahren bei der hier vorgenommenen sogenannten Lungenprobe, so wird mit einmal der Glaube an die Zuverlässigkeit derselben ganz schwinden, und wir werden völlig so verlassen stehen, als vorher, da es darauf ankam, das Alter der Frucht zu bestimmen.

Von den einzelnen Beobachtungen und Versuchen, die zusammen genommen die Athemprobe ausmachen, ist in der gesetzmäfsig vorgeschriebenen glaubwürdigen Form nur ein einziger Versuch wirklich angestellt worden. Der Gegenstand dieses Versuchs waren die schon vorlängst aus ihrem Zusammenhange genommenen und in diesem Zustande eine Woche lang, vom 24sten nemlich bis zum 31sten März aufbewahrten, in die Brusthöhle der Kindesleiche wieder hineingelegten Lungen. Der Körper war am Tage vorher von dem Chirurgus H. für faul erklärt worden, und wenn dieser seine Erklärung am andern Tage zurücknimmt, so hatte sich dennoch die Leiche als in Fäulnifs begriffen durch ihre Ausdünstungen auch den Anwesenden verrathen. Diese Lungen wurden in Stücke geschnitten, und schwammen auf dem Wasser. Aber die Menge und Beschaffenheit des Wassers ist nicht angegeben. Es sind keine Data aufgestellt, die das Nichtvorhandensein der vorher behaupteten, nun widerstrittenen, an sich nicht unwahrscheinlichen Fäulnifs des Körpers und der Lungen darthun. Daher denn genau genommen das Schwimmen der Lungen für sich allein und ohne Berücksichtigung irgend eines andern sich darauf beziehenden Umstandes unter den angegebenen Verhältnissen von gar keiner Beweiskraft ist. Daneben wird im viso reperto den Lungen eine Blutleere zugeschrieben, die geradezu dem statt gefundenen Athmen, bei dem sonst allgemein nicht beobachteten Blutmangel, widerspricht und für den nicht eingetretenen kleinen Kreislauf und das nach der Geburt nicht statt gefunden Leben als Beweis gelten könnte.

Wir wollen aber nicht unbeachtet lassen, dafs auch dieser Blutleere im Obductionsprotokoll nicht gedacht, und dafs sie nur im viso reperto nachgetragen wird, eben so, wie dort nur aus der Erinnerung des Chirurgus H. einer Wölbung des Brustkastens gedacht wird, von welcher selbst der frühere Bericht des genannten Chirurgus gänzlich schweigt. Es ist billig, so wenig auf die erstere, als auf die letztere Angabe Rücksicht zu nehmen, und überhaupt solche nicht unmittelbar nach der Wahrnehmung niedergeschriebene d. h. nicht in das Obductionsprotokoll aufgenommene Beobachtungen, als ganz unzuverlässig und nicht existirend zu betrachten, und ihnen einen Einfluſs auf die Beurtheilung nicht einzuräumen.

Es wird nicht undienlich sein, um das Mangelhafte der gegenwärtigen Lungenprobe noch einleuchtender darzustellen, hier einen Blick darauf zu werfen, was alles, zur Athemprobe sonst gehörend, im vorliegenden Falle versäumt und übergangen worden ist. Die äuſsere Gestalt des Brustgewölbes, die Lage der Lungen, ihr Verhältniſs zum Raum in der Brusthöhle und zum Herzen, ihre Fähigkeit in Verbindung mit dem Herzen auf dem Wasser zu schwimmen, diese Punkte sind es, die durch des Chirurgus H. voreilige, wie er selbst zugiebt, eigenmächtig unternommene, und erst nachdem die Lungen aus ihrer Lage genommen waren, inhibirte Leichenöffnung der weiteren Beobachtung und Untersuchung entzogen waren. Aber es blieben auſserdem noch zu beachten übrig: die Wölbung des Zwergmuskels, die Beschaffenheit der Lungen in Rücksicht auf Consistenz, Farbe, Fäulniſs, Gewicht; das Knistern oder Zischen derselben beim Einschneiden und Zerschneiden; der Blutgehalt der Lungen, die Beschaffenheit der Luftbläschen, die sich beim Ausdrücken der Lungenstücke unter dem Wasser entwickelten; das Verhalten der ausgedrückten Lungenstücke im Wasser; vielleicht selbst der Raum, den die Lungen in der Brusthöhle eingenommen hatten, und die Schwimmfähigkeit der einen Lunge im Vergleich zu der der andern. Endlich konnte auch noch die Schwimmfähigkeit anderer Eingeweide versucht werden; die Gegenwart des Urins in der Harnblase oder die Leere derselben mufste wenigstens angegeben und die geschehene oder nicht erfolgte Entleerung des Kindspechs im Protokoll kürzlich bemerkt werden.

Wenn wir nun deswegen auch hier zu dem Inhalt der Untersuchungsakten unsre Zuflucht nehmen müssen, so liefern uns diese einige Data, nach denen es fast wahrscheinlich wird, dafs das Kind der St. in der Geburt sowohl, als nach der Geburt gelebt habe. Für das Leben des Kindes in der Geburt spricht einigermafsen die schnelle Entbindung der St. Auch war nach Aussage der St. das Kind noch warm, als sie es aufnahm, und an die Wand hinter die Kühe legte. Auch hätte doch wohl der Chir. H., der das Kind am Nachmittag des Tages, wo es gefunden worden, besichtigte, irgend ein Zeichen eines früheren Absterbens, wenn dergleichen vorhanden gewesen wäre, entdecken müssen, und er würde diefs in seinem Bericht wahrscheinlich bemerkt haben. Auch wäre dann am 31sten März die Fäulnifs vermuthlich in einem noch höheren und jeden Versuch einer Untersuchung vereitelnden Grade vorhanden gewesen. Hiezu kömmt noch die Wahrscheinlichkeit für das Leben des Kindes nach der Geburt, welche freilich allein auf dem von dem Chirurgus H. beobachteten Schwimmen der vom Herzen getrennten Lungen in einem Eimer mit Wasser beruht, wobei es wohl keiner Erinnerung bedarf, wie wenig dieser einzelne Versuch die Lungenprobe erschöpft hatte, und wie es vielmehr zu wünschen gewesen wäre, daſs, wenn einmal der Chir. H. aus unzeitiger Neugier mit der Eröffnung des Körpers so weit vorgeschritten war, er nun auch auf die Ausdehnung der Lungen, ihre Farbe, Consistenz und Inhalt Rücksicht genommen, auch selbst Einschnitte in ihre Oberfläche versucht und auf das Geräusch beim Einschneiden geachtet hätte. So wie nun aber dieser Versuch angestellt worden ist, gilt er als einzelne Beobachtung eines unpartheiischen Mannes, und als solche gewürdigt beweist derselbe, daſs die Lungen des Kindes der St. Luft enthielten. Ob aber die Luft, welche die Lungen zum Schwimmen brachte, durch Athemholen in dieselben gebracht worden, und daher ein Zeichen des statt gefundenen Lebens war, oder durch Einblasen in dieselben gerathen war, wird durch den Versuch selbst nicht entschieden. Die Möglichkeit des letzteren Falles ist nicht zu leugnen, aber das erstere ist wahrscheinlicher, weil so leicht keine Absicht zu denken ist, in welcher jemand das Einblasen der Luft bei einer, zwei Tage lang mit Dünger bedeckt gewesenen Kindesleiche sollte versucht haben, und von einem Einblasen der Luft als Belebungsversuch die Akten keine Spur enthalten. Danach möchte es also wahrscheinlicher sein, daſs das Kind der St. in und nach der Geburt gelebt habe.

Wir wenden uns zur Erörterung der dritten Frage: was in diesem Falle die Ursache seines Todes gewesen?

Das Obductionsprotokoll und visum repertum enthalten, zur vorliegenden Erörterung dienend, folgendes;

Aeufserlich nahmen die Obducenten keine Verletzungen wahr. Am Kopf, dessen Theile unversehrt und vollständig waren, fanden sie auf der inneren Seite der äufseren Bedeckungen eine wässerichte Geschwulst. Etwas geronnenes Geblüt, oder, wie sie sich im viso reperto ausdrücken, eine ebenfalls kleine Extravasation trafen sie auf dem Gehirn der linken Seite an. Und aufserdem fand sich nirgend eine Abweichung vom gesunden und naturgemäfsen Zustande. Wir sehen nicht ein, wie diese so unvollständige und ungenügende Bezeichnungen des Befundes von einigem Gewicht sein mögen. Selbst das angebliche Extravasat ist so unzureichend beschrieben, mit einem andern ganz verschiedenen Zustande in den Kopfbedeckungen verglichen, in seinem Umfange so wenig, als in der Stelle, die es über oder unter der harten Hirnhaut eingenommen, genau bestimmt, nachher auch als von so geringer Bedeutung geschildert worden, dafs, wenn wir zugleich das ganze so nachlässige Verfahren bei dieser Obduction, so wie den Antheil erwägen, den anfangende Fäulnifs an den erwähnten Erscheinungen haben konnte, wir so wenig Rücksicht auf dieselben, als Todesursachen nehmen können, als die Obducenten es wagen wollten, sie in wirkliche Beziehung zum Tode des Kindes zu stellen.

Ehe wir uns indefs über die vermuthliche Todesart des Kindes der St. weiter auslassen, scheint es uns nicht überflüfsig, noch einiger Muthmafsungen zu gedenken, welche die Obducenten in dieser Rücksicht geäufsert haben.

Die Obducenten bemerken bereits im Obductionsprotokoll, dafs wahrscheinlich das Kind der St. mehr aus Vernachläfsigung als an den Folgen der obgedachten Sugillation oder irgend einer andern äufseren Gewaltthätigkeit umgekommen sei. Sie wiederholen diese ihre Meinung am Schlufs des visi reperti mit den Worten: wie zuletzt noch zu bemerken sei, „dafs das Kind durch Unwissenheit in Rücksicht der gehörigen Behandlung, Mangel an Wartung, Kälte und andere hinzukommende Ursachen gestorben sei." So nahe der Wahrheit die Vermuthung einer solchen Todesart beim ersten Anblick, besonders in der Hinsicht scheinen mag, weil man diese bei der Abwesenheit äufserer Verletzungen und anderer Anzeigen auf gewaltsame Todesart beinah für die allein noch übrige und mögliche halten möchte, so widerspricht dem doch, dafs das Kind in den Dünger, unter welchem es gefunden wurde, unbezweifelt sehr bald nach seiner Geburt eingescharrt wurde. Dieses Einscharren konnte aber nur geschehen sein, als das Kind schon todt war, denn sonst hätte es im Dünger ersticken müssen, wovon aber nirgends eine beweisende Spur zu finden ist, wie wir dies weiterhin erörtern werden. Mithin konnte auch das Kind nicht wohl durch Vernachlässigung, Mangel an Wartung, Kälte u. dergl., wobei der Tod langsamer erfolgt, umgekommen sein.

Die Meinung einer Verblutung, welche die Obducenten im viso reperto hinwerfen, nehmen sie einen Augenblick nachher, allerdings mit Recht, zurück, und zwar aus dem hinreichenden Grunde, weil eine Blutleere nicht statt gefunden. Ihr dabei geführtes Räsonnement, welches hier zu wiederholen eine unnütze Weitläuftigkeit wäre, giebt aber keinen hohen Begriff von dem Wissen der Obducenten im Gebiet der Physiologie.

Weiter nehmen die Obducenten als möglich an, dafs auch Erstickung statt gefunden haben könne, und zwar, weil bei den meisten Gattungen von Erstickung die Stockung des Bluts innerhalb des Gehirns, so dafs die Gefäfse platzen, und nach dem Tode ein Extravasat gefunden wird, nothwendige Folge sei. Wir wiederholen nicht, was wir schon vorhin, das Extravasat betreffend, gesagt haben, wollen aber hier nur bemerklich machen, dafs, ehe die Gefäfse des Gehirns zum Platzen gebracht werden, so dafs ein Extravasat entstehen kann, sie doch wohl von Blut bis zum Platzen ausgedehnt werden müssen, also Ueberfüllung mit Blut, zugleich auch Zeichen der Erstickung da sein müssen. Hieran fehlt es aber im Obductionsbericht ganz, und wenn vielleicht folgende sehr unverständliche Angabe im Protokoll „die Hauptgefäfse waren sehr gut und unversehrt und nicht mit Blut unterlaufen" hierher zu ziehen sein möchte, so deutet doch gewifs auch sie nicht auf Ueberfüllung der Gefäfse. Hierzu kömmt, dafs in dem besonderen, früheren Bericht des Chirurgus H., der sich auf die erste äufsere Besichtigung gründet, ausdrücklich gesagt wird: „dafs sich

weder

weder am Kopfe noch am übrigen Körper die geringste Spur von Eindruck oder sonstiger Quetschung gefunden, dafs das Gesicht weder geschwollen noch blau oder schwarz ausgesehen habe." Auch würden mit Blut überfüllte Lungen wahrscheinlich nicht mit der Leichtigkeit geschwommen haben.

Indem wir nun dem Versuch zur Auflösung der letzten Aufgabe näher rücken, benutzen wir zuförderst das so eben Gesagte, um noch einmal darauf aufmerksam zu machen, dafs nach dem Obductionsprotokoll und dem Inhalt der Akten das Kind der St. nicht füglich erstickt, mithin auch nicht lebendig in den Dünger, wo es nothwendig hätte ersticken müssen, eingescharrt worden sein kann. Wenn es aber weder erstickt, noch sonst eines gewaltsamen Todes gestorben, auch nicht durch Vernachläfsigung, Mangel an Wartung oder Kälte umgekommen, dabei aber ehe es in den Dünger verscharrt worden, gestorben ist, so ist der Fall der wahrscheinlichere, dafs es nur ein schwaches, unvollkommenes Leben geführt hat, welches sehr bald nach der Geburt auf dem Wege des Schlagflusses als natürlicher Folge dieser Schwäche wieder erloschen ist.

Wir wiederholen nach diesem unsre Meinung kürzlich dahin, dafs wegen der höchsten Unvollständigkeit und gänzlichen Unbrauchbarkeit des Obductionsprotokolls auf den Grund desselben zu einem auch nur einigermafsen befriedigenden Resultat zu gelangen unmöglich, und nur aus dem Inhalt der sonst verhandelten Akten zu entnehmen gewesen:

1) dafs mit Gewifsheit nicht anzunehmen sei, dafs das Kind der A. St. vollständig gewesen.

2) dafs dieses Kind wahrscheinlich, (doch nicht gewifs) in und nach der Geburt gelebt hat.

3) dafs in diesem Falle es vermuthlich nur schwach und unvollkommen gelebt hat, und sehr bald nach der Geburt aus dem Grunde der angegebenen Schwäche gestorben ist.

Wir bestätigen durch unsere Unterschriften, dafs dieses Gutachten nach gemeinsamer und collegialischer Berathung abgefafst worden ist.

Berlin, den 27sten December 1824.

Königl. wissenschaftliche Deputation
für das Medicinal-Wesen.

XI.

G u t a c h t e n

über

die Lebensfähigkeit, das statt gefundene Leben und die Ursache des Todes des von der unverehel. G. H. zur Welt gebrachten Kindes.

Ein hohes Ministerium des Innern hat auf Ersuchen des Oberpräsidenten Herrn Grafen von S. unter dem 25sten November v. J. uns aufgefordert, bei der Unbestimmtheit und Unzulänglichkeit des Urtheils, welches in der Kriminaluntersuchungs-Sache wider die des Kindermords beschuldigte unverehelichte G. H. die Obducenten ausgesprochen haben, und bei der Verschiedenheit der Meinungen der Mitglieder des Medicinal-Collegiums für die Herzogthümer J., C. und B. über diesen Gegenstand ein besonderes Gutachten auszuarbeiten und dabei nachstehende zwei vom Kriminalsenat der Königl. Ober-Landesgerichts-Commission zu C. aufgeworfene Fragen zu berücksichtigen.

1) Läfst sich bei den in dem Obductionsprotokoll vom 14ten August 1815 angeführten Umständen die Lebensfähigkeit und das wirkliche Leben nach der Geburt des von der G. H. zur Welt gebrachten Kindes als gewifs annehmen?

2) Welches ist für den Fall der affirmativen Entscheidung der vorhergehenden Frage die vermuthliche Ursache des Todes des Kindes; ist insbe-

sondere derselbe durch die Kopfverletzungen veranlafst, und haben diese in einer absichtlichen Handlung der Inquisitinn oder in einem blofsen Zufalle ihren vermuthlichen Grund?

Wir befolgen gegenwärtig den erhaltenen Befehl und remittiren zugleich die uns Behufs der Ausarbeitung des Gutachtens übergebenen zwei Kriminalaktenstücke des Land- und Stadtgerichts E. und des Inquisitoriats zu C.

Geschichtserzählung.

Am 13ten August 1815 zeigte der Ackersmann A. R. zu V. dem Land- und Stadtgericht E. an, dafs seine Magd, G. H. in der Nacht vom 11ten auf den 12ten August heimlich geboren habe. Die Schwangerschaft der H. war von niemand, so wenig von dem R. und dessen Mutter A. M. R., als von der A. C. S., Mitmagd der H. oder der Mutter der letzteren vermuthet worden, wozu einestheils der Umstand, dafs die H. mit Mannspersonen keinen bemerkbaren Umgang hatte, und die monatliche Reinigung ihr schon mehremal ausgeblieben war, anderntheils die in der dortigen Gegend übliche Art sich zu tragen, beigetragen haben sollen.

Der Hergang bei der Entbindung und die späteren Ereignisse waren nach der Erzählung des R., verglichen mit dem Geständnifs der Inquisitinn und mit den Aussagen der A. C. S., der Wittwe A. M. R., der 17jährigen G. R., der A. C. F., Wittwe L., der Ehefrau H., Mutter der Inculpatinn, der A. M. F., ebenfalls Magd bei R. und der A. C. C. kürzlich folgende:

G. H., nach ihrer eignen Versicherung 20, nach der Angabe ihrer Mutter aber 17 Jahr alt, und seit dem 1sten Mai bei dem Ackersmann R. Dienstmagd, hatte schon am Abend des 11ten Augusts über Leibschmerzen geklagt, und war deshalb zuweilen auf den Hof, gegen 9 Uhr aber zu Bett gegangen. Im Bett hatte sie sehr gewinselt, war endlich um Mitternacht aufgestanden, und hatte dadurch ihre Mitmagd, A. C. S., mit welcher sie in einer Stube schlief, veranlafst, ebenfalls aufzustehn. Zur letztern hatte sie geäufsert, dafs sie nach Hause zu ihren ½ Stunde weit wohnenden Eltern gehen wolle, welches ihr aber von der S. widerrathen worden war, und zwar mit dem Andeuten, dafs sie im Dunklen der Mitternacht den Weg dorthin nicht machen, sondern bis zum Anbruch des Tages warten solle. Indefs hatte die S. in der Schlafstube ihrer Hausfrau nach einer Lampe gesucht und Licht angezündet, auch Brandwein geholt, welchen vorher die H. zur Linderung ihrer Schmerzen verlangt hatte. Und somit wollte sie nach der Stube, in welcher sie beide schliefen, zurückkehren. Da traf sie die Hausthür offen, und vermuthete nicht anders, als dafs die H. nach dem Hofe gegangen sei. Mittlerweile war die Enkelinn der Wittwe R., Namens G., gleichfalls aufgestanden, und wie sie und die S. nach dem Hofe herausgingen, um sich nach der H.

umzusehen, kam letztere hinter einem ungefähr 10 Schritte vom Hause entlegenen Schweinestall hervor, und ging ganz krumm gebückt, die Hände kreutzweis über den Bauch gelegt, ins Haus zurück. Sie trank hier den ihr gereichten Brandwein. Auf die Frage, ob sie sich besser befände, gab sie eine verneinende Antwort. Sie ging geradezu in die Schlafstube, setzte sich eine kleine Weile knieend zur Erde, und legte sich nach diesem, mit Ueberrock und Strümpfen bekleidet, als die C. S. zu Bett gegangen war, ebenfalls wieder schlafen.

Sie blieb, wie die S. nicht anders wufste, bis gegen 8 Uhr Morgens im Bett liegen, stand dann von selbst auf, und verrichtete im Hause allerlei kleine Arbeiten. Wahrscheinlich gleich nachdem sie aufgestanden war (denn es war nach der Angabe der S. gegen 8 Uhr Morgens) und als sie sich noch in der Küche befand, besuchte sie ihre Mutter, welche die Wittwe R. wegen der Krankheit ihrer Tochter durch die Frau A. C. C. hatte rufen lassen. Der Behauptung der Mutter, dafs dieses mit dem Bemerken geschehen sei, dafs ihre Tochter schwanger sein könne, widerspricht die Frau C. Die Mutter, verehel. H. ging mit ihrer Tochter, der G. H. besonders in eine Kammer, untersuchte ihr Brüste und Unterleib, oder wie es an einem andern Orte heifst, die Lenden, und versicherte, als sie wieder von ihr kam, die Umstehenden, dafs, worüber sie froh sei, auf ihre Tochter ein Verdacht der Schwangerschaft nicht ruhen könne, weil ihr Geblüt sich wieder eingefunden habe.

Abends gegen 7 Uhr ging die G. H. die Schweine füttern. Hier sahen nach der Erzählung des Ackersmann R., seine Mutter und die Magd A. C. S. von dem Wohnhause aus, dafs die H., nachdem sie den Schweinen ihr Futter gegeben, noch in einen benachbarten Stall ging, wo sich in diesem Augenblick keine Schweine befanden, und dafs sie dort den Dünger umgewühlt und etwas hervorgesucht hatte. Beiden kam dieses verdächtig vor, worauf sie hingingen und zu ihrem gröfsten Entsetzen die H. damit beschäftigt fanden, ein neugebornes Kind aus dem Dünger hervorzukratzen. Die H. gestand auf der Stelle, dafs sie das Kind in der vorigen Nacht geboren und dort unter dem Dünger verscharrt habe.

Etwas abweichend von dieser Erzählung des R. behaupten dagegen die C. S. und eine dem R. gegenüber wohnende Wittwe L., dafs letztgenannte von ihrer Wohnung aus gesehen habe, wie die H., nachdem sie in dem Schweinestall gewesen, noch in einen andern leeren Stall gegangen sei, und dort mit den Händen den Dünger umgewühlt habe. Und da ihr der Gang und das Benehmen der H. an diesem Tage schon vorher verdächtig gewesen, so sei sie, sobald sich eine Gelegenheit dazu gefunden, an den letzt bemerkten Ort gegangen, und habe dort ein neugebornes Kind etwa einen Fufs tief unter dem Mist verscharrt entdeckt. Die A. C. S., die aus dem Garten, wo sie bisher gearbeitet hatte, eben zurück gekommen, habe durch sie von dem Vorfall die erste Nachricht erhalten. Sie habe ihr das Kind gezeigt, worauf dieselbe ins Haus zu ihrer Herrschaft gegangen sei, und, was sie gesehen, erzählt habe. Die G. H. habe sich zu der Zeit auf dem Hofraum befunden, und die Kühe gemolken, wahrscheinlich aber, so erzählt die S., als sie sie aus dem Stall kommen sehen, geargwohnt, dafs die Sache entdeckt sei; denn als sie nun mit der Hausfrau dorthin zurückgekehrt, sei das Kind, welches sie wieder zuzudecken vergessen, an dem vorigen Ort nicht mehr gewesen. Die Wittwe L. will bemerkt haben, dafs unterdefs die H. eilig in den Stall gelaufen, von der Stelle wo das Kind vergraben gewesen, etwas weggenommen, und es auf einen andern Behälter in dem Schweinestall vor sich her weit weg geworfen habe. Vorbemerkte Aussage der C. S. und Wittwe L., obgleich verschieden von der Erzählung des R., stehen im Wesentlichen nicht im Widerspruch, und es läfst sich wohl annehmen, dafs die Erzählung des R., der alles, was er wufste, nur aus den Berichten Anderer hatte, in Nebenumständen irrig gewesen sei, und dafs vielmehr die Wittwe L. der S. die Niederkunft entdeckt, und diese und so mittelbar die Mutter des R. veranlafst habe, die H., während sie mit ihrem Kinde beschäftigt war, zu überraschen.

Aber weniger vereinbar mit der Anzeige des R. sind von einer andern Seite die Aussagen der S., der Wittwe R., der G. R., und besonders auch der Inquisitinn im artikulirten Verhör, obgleich ihr Geständnifs beim ersten Verhör mit der Erzählung des R. übereinstimmte. Es soll nemlich die H. am Tage nach der Entbindung fast gar nichts gethan, und diesen Tag gröfstentheils in der Küche am Feuer sitzend zugebracht, Abends um 7 Uhr die Schweine gefüttert, am andern Tage sich besser befunden, im Hause allerlei kleine Arbeiten verrichtet, Abends wieder die Schweine gefüttert haben, und darauf die Entbindung entdeckt worden sein. In diesem letzten Falle ist offenbar ein Tag eingeschoben und das Räthsel wäre nicht zu lösen, wenn man durchaus die Nacht vom 11ten zum 12ten August als den Zeitpunkt der Niederkunft annehmen wollte. Wahrscheinlich oder vielmehr gewifs ist hier ebenfalls der Irrthum auf der Seite der R. und ist die H., wie sie selbst späterhin genügend erläutert, einen Tag früher, nemlich in der Nacht vom 10ten auf den 11ten August entbunden worden. Es wird diefs auch noch dadurch bestätigt, dafs überall ein Freitag oder die Nacht vom Donnerstag auf den Freitag als Wochentag benannt wird, an welchem die H. die Schmerzen, welche zur Entbindung führten, erduldet haben soll. Im August 1815 fiel aber der 10te auf einen Donnerstag. Auf ernstes Zureden der Hausfrau soll nun die H. es bald gestanden haben, dafs sie geboren, ihr Kind aber unter dem Dünger verscharrt habe, und nach der Versicherung der S. hat sie in einem neben dem Schweinestall befindlichen Gange einen alten Korb vorgezeigt, in welchen sie das Kind gethan, und mit etwas Stroh bedeckt hatte.

Auf die hiernächst am 13ten August erfolgte Anzeige des R. begaben sich noch im Laufe des Tages der Stadtgerichts-Assessor D. mit dem vereideten Kanzellisten F. unter Zuziehung der Aerzte Dr. G. und N. nach R–s Hof. Sie fanden daselbst die angeschuldigte Dienstmagd H, und befragt, äufserte dieselbe, dafs sie während der Dienstzeit bei ihrer vorigen Herrschaft einen Knecht W. kennen gelernt, und mit ihm den Beischlaf öfters vollzogen habe, welches Ende Octobers oder Anfangs Novembers v. J. zuletzt geschehen sei; dafs sie von diesem letzten Beischlaf schwanger geworden, und die monatliche Reinigung seit der Zeit ihr ausgeblieben sei; dafs sie kurz vor Frohnleichnam d. J. (den 25sten Mai 1815), späterhin aber nicht weiter, das Leben des Kindes gespürt habe. Sie erzählt ferner, dafs sie am 11ten August (nach späteren Angaben am 10ten) als sie noch den ganzen Tag Korn im Felde gebunden, die ersten Wehen verspürt habe, und dafs diese gegen Abend immer heftiger geworden wären. Indefs habe sie sich noch auf den Beinen gehalten und sei, wie gewöhnlich um 9 Uhr mit der andern Magd zu Bett gegangen. Sie habe es aber bei zunehmenden Schmerzen dort nicht aushalten können, und sich genöthigt gesehen, wieder aufzustehen. Nachdem sie so mit einem Rock und einem Tuch bekleidet noch eine Zeit lang auf der Kammer theils stehend, theils auf der Erde liegend zugebracht, sei sie unter den heftigsten Schmerzen in die Küche gegangen, und habe sich mit den Knieen auf die Erde, den Kopf auf die Treppe gelehnt, hingesetzt. So sei nun die C. S. auch aufgestanden, um Licht anzumachen und ihr einen Schnaps zu besorgen. Während dieser Zeit sei die Noth immer gröfser geworden, sie sei von der Erde aufgestanden, und zum Hause heraus in den einige Schritte von da entlegenen Schweinestall gegangen, wo sie auf den Knieen liegend, und mit beiden Ellenbogen auf die Erde gestützt ihre Niederkunft, welche auch gleich darauf erfolgt sei, erwartet habe. Das Kind sei todt zur Welt gekommen, wenigstens habe sie durchaus keine Spuren des Lebens an demselben bemerkt. Nachdem sie die Nabelschnur mit den Händen abgerissen, habe sie das Kind unter das im Stall befindliche Stroh verscharrt, jedoch nicht tief, sondern nur, dafs dasselbe eben bedeckt gewesen, damit, falls noch Leben in ihm sei, es nicht ersticken könnte. Sie sei gleich darauf wieder aus dem Stall herausgegangen, und als sie über den Dünger ins Haus gehen wollen, von der Nachgeburt entbunden worden. Der C. S. habe sie von ihrer Niederkunft nichts gesagt. Es habe dieselbe auch nichts geargwohnt und sich wieder zu Bett gelegt. Sie selbst habe sich erst um 3 Uhr, wo die Schmerzen nachgelassen, zu Bett begeben, sei aber um 4 Uhr, wie es Tag geworden, wieder aufgestanden, und in den Schweinestall gegangen, um zu sehen, ob etwa Leben in das Kind gekommen sei. Dasselbe sei aber eiskalt gewesen, und habe so wenig jetzt wie bei der Niederkunft das mindeste Lebenszeichen von sich gegeben. Die H. bemerkt hier, dafs sie bei ihrer Niederkunft, die um Mitternacht und im Dunkeln erfolgt sei, von dem Tode des Kindes vorzüglich dadurch Gewifsheit erhalten, dafs dieses nicht Athem geschöpft, auch ein Geschrei nicht von sich gegeben, noch sich bewegt habe. Von dem Tode des Kindes vollkommen überzeugt, habe sie es wieder verscharrt, jedoch dieses mal viel tiefer als früherhin, indem sie eine Menge Dünger und Stroh darüber gelegt, damit es nicht gefunden werden sollte. Wie sie mit dem

Einscharren fertig gewesen, habe sie den Stall zugemacht, und sei zurück ins Haus gegangen. Auf dem Wege dahin habe sie ihre Nachgeburt auf dem Dünger liegend gefunden, diese ebenfalls verscharrt und sich darauf wieder zu Bett gelegt.

Obiges Bekenntnifs der Inquisitinn ist indefs nach dem Resultat späterer Verhöre, namentlich der Hauptvernehmung am 9ten November 1815, und des artikulirten Verhörs am 30sten Mai 1816 dahin zu berichtigen und zu vervollständigen, dafs Inquisitinn von dem Knecht W. zur Zeit der vorigjährigen Essender Herbst-Viehmefs (welche gegen den 21sten October fällt) zuerst beschwängert worden, und drei Wochen nachher ihre monatliche Reinigung ausgeblieben sei, deren Ausbleiben sie aber der Krätze, mit der sie damals gerade behaftet gewesen, zugeschrieben habe; dafs seit dem Ausbleiben der Reinigung ihr Unterleib angeschwollen, sie jedoch erst gegen Ende Mai durch die Bewegungen der Frucht von ihrer Schwangerschaft überzeugt worden sei. Dagegen heifst es im artikulirten Verhör, dafs sie die Bewegung des Kindes 3 Wochen vor Maitag und bis 7 Wochen vor der Niederkunft gefühlt habe. Die Inquisitinn giebt ferner an, dafs auf dem Hofe die Geburt sie so auf einmal überrascht, dafs sie in den nächst gelegenen Schweinestall habe gehen müssen; dafs sie dort sich auf das Stroh knieend zur Erde gelegt, den Oberleib vorne herüber gebogen, und sich auf die übereinander gelegten Arme gestützt habe, dafs in dieser Stellung das Kind sogleich zur Welt gekommen, dafs, als sie dasselbe angefafst, es nafs und laulicht warm gewesen sei, dafs es keinen Laut von sich gegeben habe, weder durch Schreien, noch durch Athemholen; dafs die Hände und Füfse ganz leblos gebaumelt, und sie daher nichts anders denken können, als dafs das Kind todt sei, wiewohl sie wegen Dunkelheit der Nacht sich mit ihren Augen davon nicht überzeugen können; dafs, als sie eben um 4 Uhr Morgens bei Tagesanbruch wieder nach dem Kinde gesehen, es todt, ohne Zeichen des Lebens, eiskalt, zwar nicht gelenkig doch auch nicht steif gewesen; dafs an dem Kopf hinten am Scheitel ein brauner, nach dem artikulirten Verhör ein blonder Fleck von der Gröfse eines Kronthalers befindlich gewesen, und dieser vermuthlich daher entstanden sei, weil sie selbst einmal etwa drei Wochen vor ihrer Entbindung in der Scheune durch einen Fall mit dem Hintertheil des Kopfes sich an einen Wandpfosten hart gestofsen habe.

Aufgefordert die Stelle zu zeigen, wo das Kind von ihr geboren und wo es verscharrt worden sei, führte bei ihrer ersten Vernehmung die Inquisitinn die anwesenden Gerichtspersonen zu einem etwa 10 Schritt vom Wohnhause entlegenen Gebäude, worin mehrere von einander abgesonderte Ställe sich befanden. Auf der linken Ecke dieses Gebäudes nach hinten zu war ein kleiner Stall, welcher ungefähr 4 bis 5 Fufs ins Gevierte hatte, und wohin man mittelst einer Thür von aufsen gelangen konnte. In diesem Stalle, sagte die Inculpatinn, sei sie niedergekommen. Auch zeigte sie eine Hand voll trocknes Stroh vor, womit sie das Kind gleich nach der Geburt zugedeckt hätte. Auf dem dicht am Stall befindlichen Mistfall zeigte Inculpatinn weiter die Stelle, wo sie die Nachgeburt verscharrt habe. Solche war jedoch mit einer Mistgabel nicht mehr hervorzusuchen, und es erklärte die Inquisitinn, daſs sie wahrgenommen, wie die Nachgeburt von den Enten aufgefressen worden sei, nachdem sie wahrscheinlich die Schweine wieder aufgewühlt hatten. In dem vorhin bemerkten Gebäude war zwischen den dort befindlichen Schweineställen ein schmaler Gang. In diesem stand eine Tonne mit einem leinenen Tuche bedeckt, und in der Tonne ein Korb mit Stroh zugedeckt. Sie wisse nicht, äuſserte die Inculpatinn, wer von ihren Hausleuten den Korb in die Tonne gesetzt habe; in diesen Korb aber habe sie gestern Abend (den 12ten August) ihr Kind, nachdem sie solches aus dem Stalle unter dem Dünger hervorgenommen, hinein gelegt, aber nicht so viel Zeit gehabt, es mit Stroh zuzudecken, und wisse sie nicht, wer solches gethan habe.

Man packte nun das Stroh in Gegenwart der Inculpatinn aus, und fand unten im Korbe ein todtes Kind weiblichen Geschlechts, welches derselben vorgezeigt, von ihr für das ihrige erkannt, nachher von R—s Hof vorsichtig nach E. getragen, und dort am 14ten August durch die Doctoren G. und H. vorschriftsmäſsig obducirt wurde.

Es ergab sich bei der äuſseren Besichtigung, daſs, nachdem der Leichnam rein abgewaschen, derselbe an Gewicht 5 Pfund und an Länge 20 rheinländische Zoll betrug. Die Knochen des Schädels waren nicht

mehr

mehr leicht verschiebbar; die hintere oder kleinere Fontanelle beinah ganz verwachsen, die vordere oder grofse aber noch offen. Die Ohren waren knorplicht anzufühlen, die Haut derb und glatt. Die Breite der Schultern entsprach dem langen Durchmesser des Kopfs und alle Durchmesser desselben standen im ordentlichen Verhältnifs zu einander, und zur Gröfse des Körpers. Die Glieder des Kindes waren ziemlich fleischigt und rund, die Nägel hart und reichten bis über die Spitzen der Finger und Zehen. Die Geschlechtstheile weiblich und gut gebildet. Die Nabelschnur schien abgerissen, und der am Kinde befindliche Theil betrug an Länge 10 Zoll und war gleichsam gewunden. Weder in der Mundhöhle, der Nasenhöhle, den Augen, an dem After und den Fontanellen, noch sonst an der Oberfläche des Körpers wurde die geringste Spur einer vorhergegangenen Verletzung wahrgenommen. Während der Besichtigung flofs Kindspech aus dem After.

Hierauf schritten die Sachverständigen zur Section, und machten den Anfang mit der Eröffnung des Unterleibes. Die Eingeweide wurden genau untersucht und jeder einzelne Theil, die Gedärme, die Gekrösdrüsen, die Harnblase, der Magen, die Blutgefäfse u. s. w. besonders und genau besichtigt. Alle Theile waren gesund, in ihrer natürlichen Lage, und überhaupt fand sich in der ganzen Bauchhöhle nichts Unregelmäfsiges. Nächst diesem wurde die Brust geöffnet, und nachdem auch hier alles in seiner natürlichen Lage angetroffen worden, wurden zuerst die Lungen genau untersucht, und sodann mit dem Herzen und der glandula thymus zusammenhängend herausgenommen und gewogen, wo denn ihr Gewicht $5\frac{1}{2}$ Loth Medicinalgewicht betrug. Genannte Theile wurden nun zusammen in ein Gefäfs mit frischem kalten Wasser, welches 8 Zoll tief, und $1\frac{1}{2}$ Fufs breit war, gelegt. Das Herz und die glandula thymus waren nicht vermögend, die Lungen unter Wasser zu ziehen, sondern diese schwammen auf der Oberfläche. Die Lungen wurden nun von den vorgenannten beiden Eingeweiden getrennt und für sich allein gewogen, wobei sich ergab, dafs deren Gewicht 3 Loth 2 Skrupel betrug. Es wurden nun die Lungen für sich in das Wasser gelegt und sie sowohl, als zerschnitten jedes einzelne Stück derselben, schwammen auf der Oberfläche. Bei der Untersuchung des Herzens ergab sich, dafs dasselbe regelmäfsig und gesund konstruirt war. Die Brusthöhle überhaupt wurde ziemlich geräumig und gleichförmig gewölbt gefunden.

Nunmehr wurde zur Eröffnung des Kopfs geschritten. Nachdem die allgemeinen Decken zurück geschlagen worden, bemerkte man auf der ganzen rechten Seite des Seitenwandbeins und des ganzen Hinterhauptbeins schwarzes geronnenes Blut, dessen Menge über einen Efslöffel voll betrug. Am oberen Rande des rechten Seitenwandbeins fand sich ein beinah 2 Zoll langer Bruch, der von der sutura coronaria $1\frac{1}{2}$ Zoll, von der hintern Fontanelle 2 Zoll entfernt war, und sich nach dem Mittelpunkt hin ausbreitete. Ein zweiter kleiner Bruch von der Länge eines halben Zolls befand sich ebenfalls an diesem Knochen von der vordern wie auch von der hintern Fontanelle $1\frac{1}{2}$

Zoll, von der Pfeilnath einen Zoll entfernt. Das Hinterhauptbein hatte drei verschiedene Brüche, wovon der gröfsere einen Zoll betrug, und von oben nach dem Mittelpunkt dieses Knochens hin gerichtet war. Die zwei kleineren Brüche von der Gröfse eines Viertelzolls befanden sich an beiden unteren Ecken. Das Seitenwandbein der linken Seite wurde ganz gesund angetroffen. Der grofse Blutbehälter (sinus longitudinalis superior) war durch den grofsen Bruch des Seitenwandbeins, welcher bis an die Pfeilnath reichte, verletzt und das Blut quoll beim gelindesten angebrachten Druck in Menge hervor. Nach der Abnahme der Schädelknochen zeigte sich das Gehirn zwar von guter Consistenz, alle Gefäfse des grofsen Gehirns aber strotzten von Blut, und die Oberfläche desselben war mit extravasirtem Blut bedeckt, dessen Menge wegen weicher Beschaffenheit der Hirnsubstanz sich nicht genau bestimmen liefs. In den Hirnhöhlen befand sich das gewöhnliche Serum. Die Gefäfse des kleinen Gehirns waren ebenfalls mit Blut angefüllt, und in der basis cranii befand sich ungefähr ein Efslöffel voll extravasirtes Blut.

Die Sachverständigen hielten hiermit die Obduction für beendigt, und gaben vorläufig ihr Gutachten dahin ab, dafs das Kind ein völlig reifes, ausgetragenes und lebensfähiges Kind gewesen sei; dafs es sehr wahrscheinlich lebendig zur Welt gekommen, der Tod des Kindes aber durch die vorbeschriebene Kopfverletzung, welche weder durch den Geburtsakt, noch durch das etwanige Herausfallen aus den Geburtstheilen, sondern allein durch Anwendung einer äufseren Gewalt in einem so bedeutenden Grade habe hervorgebracht werden können, entstanden sei; dafs es aber nicht zu entscheiden sei, ob jene Gewalt vorsätzlich gewesen, oder auf welche Art und mit welchem Instrumente dieselbe bewirkt worden.

In dem unterm 25sten August 1815 eingereichten Obductionsbericht und Gutachten stimmen die Obducenten im Wesentlichen mit obiger am Schlufs des Protokolls geäufserten Meinung überein, indem, wie sie sich ausdrücken, sie zu der Vermuthung sich berechtigt halten, dafs das Kind sehr wahrscheinlich nach der Geburt gelebt habe, dafs der Tod des Kindes nicht in einer fehlerhaften Organisation, nicht in der Beschaffenheit des Geburtsakts, noch in den gewöhnlichen schädlichen Einflüssen der Aufsenwelt, sondern lediglich in der erlittenen Verletzung seinen Grund gehabt habe; dafs sich indessen über die Art, wie diese Verletzung entstanden sei, nur Muthmafsungen aufstellen liefsen, der Kopf des Kindes z. B. gegen einen hölzernen Balken angeschlagen, oder mit einem Holzschuh auf denselben getreten worden sein könne, und dafs endlich darüber, ob diefs mit Vorsatz und absichtlich durch die Inculpatinn geschehen sei, nach den vorhandenen Akten nichts bestimmt werden könne.

Der Bericht enthält aufserdem noch einige Data der Obduction, von denen im Protokoll die Rede nicht ist. Wir erwähnen ihrer hier, um den geschichtlichen Theil unsers Gutachtens vollständiger zu liefern, nicht aber, um solche Angaben, welche der erforderlichen Glaubwürdigkeit entbehren, einem künftigen Urtheil zum Grunde zu legen. Es gehört dahin: dafs die Haut nicht wachsfarbig, die dicken Därme und ein Theil der dünnen mit Kindspech angefüllt, die Gekrösdrüsen meistens angeschwollen, die Harnblase zusammengefallen, in ihr noch einige Tropfen Urin enthalten, im Magen ungefähr ein halber Theelöffel voll einer dem liquor ammii ähnlichen Flüssigkeit befindlich, und in allen Blutgefäfsen des Unterleibes, sowohl Arterien und Venen, viel schwarzes Blut vorhanden, dafs die Wölbung des Zwergfells sehr nach oben gerichtet gewesen sei, und die Eingeweide des Unterleibes die Höhlung desselben genau ausgefüllt hätten, dafs ferner die Lungen im Hintergrunde der Brusthöhle sich gezeigt, die äufsere Fläche des Herzbeutels in der Breite von beinah $1\frac{1}{2}$ Zoll unbedeckt gelassen, und eine hell kirschbraune Farbe gehabt hätten, dafs beim Anfassen und gelinden Druck derselben ein Knistern und beim Durchschneiden deutlich ein zischender rauschender Laut, auf den Durchschnittsflächen aber ein weifsblutiger Schaum wahrzunehmen gewesen wäre, auch ein solcher Schaum in die Höhe gestiegen sei, wenn einzelne Stücke unter Wasser gehalten zusammengedrückt wurden; dafs im Herzen das eirunde Loch noch offen, die linke Herzkammer fleischigt und nicht so geräumig wie die rechte, und in beiden Kammern sehr wenig dunkles Blut vorhanden gewesen sei.

Der Criminalsenat der Königl. Ober-Landesgerichts-Commission zu C. glaubte aber, dem von ihm abzufassenden Erkenntnifs das so unbestimmte Gutachten der Aerzte G. und N. um so weniger zum

Grunde legen zu können, als dasselbe sich auf sehr wesentliche Umstände in Betreff der angestellten Lungenprobe stützt, deren das in den Untersuchungsakten befindliche Obductionsprotokoll vom 14ten August 1815 gar nicht erwähnt. Sie fanden sich daher veranlafst, das Königl. Medicinal-Collegium für die Herzogthümer J., C. und B. um ein anderweitiges sachverständiges Gutachten über die beiden im Eingange bereits ausgehobenen Fragen zu ersuchen. Die Mitglieder des Medicinal-Collegii reichten darauf jeder ein besonderes Gutachten ein, wo denn in dem letztern die Fragen der Königl. Ober-Landesgerichts-Commission dahin beantwortet wurden:

1) dafs nach der Lage der Akten, und bei den in dem Obductionsprotokoll angeführten Umständen die Lebensfähigkeit des von der G. H. zur Welt gebrachten Kindes als gewifs anzunehmen, das wirkliche Leben desselben nach der Geburt aber blofs höchst wahrscheinlich sei.

2) dafs ungeachtet eine unbedingte affirmative Entscheidung der ersten Frage nur theilweise statt finde, dennoch die vermuthliche Ursache des Todes des Kindes eine Erschütterung des Gehirns und ein von ausgetretenem Blut herrührender Druck desselben sei; und diese in einer absichtlichen Handlung der Inquisitinn, nicht aber in einem blofsen Zufall ihren vermuthlichen Grund haben.

Der Regierungsrath D. war ebenfalls der Meinung, dafs das wirkliche Leben des Kindes der H. nach der Geburt sich zwar als wahrscheinlich, nicht aber als gewifs annehmen lasse, der Tod des Kindes durch die Kopfverletzung veranlafst worden, eine absichtliche Tödtung aber aus dem Inhalt der Akten nicht zu erweisen sei.

Gutachten.

Nach dem ausdrücklichen Verlangen des Criminalsenats der Königl. Ober-Landesgerichts-Commission und gestützt auf die Vorschriften der Criminal-Ordnung werden auch wir zur Erörterung der von gedachtem Senat aufgeworfenen beiden Fragen nur die Data des Obductionsprotokolls, keineswegs aber die in den Obductionsbericht nachträglich aufgenommenen mehreren Umstände benutzen. Wir müssen aber im voraus rügen, dafs die Aerzte G. und N., wenn gleich von ihnen gesagt wird, dafs sie mit den Functionen des Kreis-Physikats höheren Orts beauftragt worden, und zu der vorzunehmenden Obduction in jeder Hinsicht für qualificirt zu achten gewesen, doch im vorliegenden Falle mit so grofser Nachlässigkeit und Unkunde verfahren haben, dafs hierdurch allein der hinreichendste Beweis ihrer Untüchtigkeit zu jedem forensischen Geschäft gegeben ist. Den Obductionsbericht haben sie allerdings bei mehrerer Mufse und im Besitz mehrerer Hülfsmittel gemeinschaftlich ausarbeiten können; doch ist dieser, wenn gleich weitläuftiger und scheinbar vollständiger, sowohl mit dem Protokoll als mit sich in Betreff der wichtigsten Punkte so sehr im Widerspruch, dafs wir sogar in Verlegenheit gerathen würden, wenn wir neben dem Protokoll auch ihn unserm Urtheil zum Grunde legen sollten. Zu solchen widersprechenden Angaben gehört namentlich und besonders, was Lage, Verhältnifs, Farbe und Beschaffenheit der Lungen betrifft, Gegenstände, deren genauere Beleuchtung und zuverlässige Auseinandersetzung am rechten Orte zur Entscheidung der Frage: ob das Kind der H. nach der Geburt gelebt habe, so augenscheinlich wichtig gewesen wäre.

Wir wenden uns zur Beantwortung der aufgeworfenen Fragen. Was zuerst den Punkt betrifft, ob das Kind der H. ein reifes und lebensfähiges Kind gewesen sei, so dienen zur Erörterung dieses Gegenstandes theils und vorzüglich die Angaben, welche hierüber das Obductionsprotokoll enthält, theils der Inhalt der Akten, in so weit dieser den Zeitpunkt der Empfängnifs, der ersten Lebensäufserungen der Frucht und der Geburt angeht.

Das Gewicht des Kindes betrug zwar nicht mehr als fünf Pfund (bürgerlich Gewicht), es hatte aber dieses Kind ein Längenmaafs von zwanzig rheinländischen Zollen, die Schädelknochen waren nicht leicht verschiebbar, die kleinere Fontanelle beinah ganz verwachsen, die Ohren waren knorplicht, die Haut derb und glatt, die Glieder ziemlich fleischigt und rund, die Nägel hart, bis über die Spitzen der Finger und Zehen reichend. Wenn gleich die Kennzeichen der

Reife hier nicht sämmtlich genannt sind, so läfst sich doch schon nach den angegebenen mit Grund daran nicht zweifeln, dafs das Kind der H. ein, wo nicht ganz, doch bis auf sehr kurze Zeit ausgetragenes, wenigstens lebensfähiges Kind gewesen sei. Wenn wir daneben die Angaben der Inquisitinn über das Ausbleiben der Reinigung und die ersten Bewegungen der Frucht, obgleich ihnen an und für sich ein hoher Werth nicht beigelegt werden kann, berücksichtigen, so ergiebt sich leicht aus ihnen, verglichen mit dem Zeitpunkt der Niederkunft, ein mit dem des Obductionsprotokolls ziemlich übereinstimmendes Resultat. Es erfolgte die Niederkunft in der Nacht vom 10ten auf den 11ten August 1815. Zur Zeit der Essender Herbst-Kirchmefs (gegen den 21sten October) 1814 war die Inculpatinn von dem Knecht W. beschwängert worden, und drei Wochen nachher war ihre monatliche Reinigung ausgeblieben, auch von dieser Zeit an ihr Unterleib stärker geworden. Es ist wohl nicht ein eigentlicher Widerspruch zu nennen, wenn die Inculpatinn früher angegeben hatte, von dem letzten mit dem W. am Ende des October oder im Anfang des November vollzogenen Beischlaf schwanger geworden zu sein, und seit dieser Zeit ihre Reinigung verloren zu haben. Kurz vor Frohnleichnam (den 25sten Mai) 1815, späterhin aber nicht weiter, versicherte Inquisitinn, das Leben der Frucht gespürt zu haben. Es wäre aber letzteres, wenn wir annehmen, dafs die Schwangerschaft Ende Octobers oder in den ersten Tagen des November begonnen hatte, gegen das Ende des sechsten Monats gewesen, vor Ablauf oder vielmehr in der Mitte des neunten Monats aber die Entbindung erfolgt.

Der zweite Theil der ersten uns zur Beantwortung vorgelegten Frage ist von besonderer Wichtigkeit. Wenn sonst darüber, ob ein Kind nach der Geburt wirklich gelebt habe, der Erfolg der Lungenprobe entweder genügende oder doch wichtige und wesentliche Aufschlüsse giebt, so können wir vorliegend darauf nur wenig Rücksicht nehmen, weil die hauptsächlichsten zur Lungenprobe gehörenden Versuche gar nicht angestellt worden sind. Der äufseren Erscheinungen ist nicht gedacht. Ueber den Befund im Innern der Brust müssen uns die Versicherung, dafs Alles in seiner natürlichen Lage gewesen sei, und die Angaben, dafs die Lungen mit dem Herzen und der glandula thymus $5\frac{1}{2}$ Loth, für sich 3 Loth 2 Skrupel gewogen, und sowohl in erstgedachter Verbindung als für sich und in Stücken zerschnitten auf der Oberfläche des Wassers geschwommen hätten, genügen. Nicht einmal die Ausdehnung der Lungen, ihre Farbe, ihr Aussehen, der Grad ihrer Dichtigkeit, ihr Verhältnifs zu andern Eingeweiden der Brusthöhle, ist berücksichtigt, nicht ist die Wölbung des Zwergfells beachtet, nicht erforscht worden, ob die Luft, als blutgemischter Schaum, mit Zischen aus den gemachten Einschnitten hervordrang, und Blut auch in die feinsten Gefäfse eingegangen war, nicht nachgesehen, ob etwa Luftbläschen am Saume der Lungenlappen am Schwimmen der Lungen Schuld waren u. s. w.

Die Lungen wogen, vom Herzen und der glandula thymus getrennt drei Loth und zwei Skrupel. Ihr an sich geringes Gewicht stand also im Verhältniſs zu dem des Körpers wie 1 zu 53 oder 2 zu 106. Wir finden aber hierin, wo nicht einen Beweis von der Unsicherheit der Ploucquetschen Lungenprobe, doch eine Veranlassung anzunehmen, daſs, wenn nicht vielleicht beim Wiegen die nöthige Genauigkeit nicht beobachtet worden ist, das Kind der H. aus irgend einem Grunde nur unvollkommen geathmet haben muſste, so daſs schon diese Annahme mit dem vollkommenen Schwimmen der Lungen im Widerspruch zu stehen scheint. So viel ist gewiſs, daſs ein zuverlässiger Schluſs sich aus diesen Angaben nicht ziehen läſst.

Daſs die Lungen, sowohl in Verbindung mit dem Herzen und der thymus, als für sich, ganz und zerschnitten auf der Oberfläche des Wassers sich hielten, deutet darauf hin, daſs Luft in ihnen enthalten gewesen sei. Ein mehreres läſst sich indeſs hieraus nicht schlieſsen, und über die Art, wie die Luft in die Lungen gekommen, ob durch Athemholen oder nicht, wegen mangelnder weiterer Beobachtungen und unterlassener besonderen Versuche ein bestimmter Ausspruch nicht wagen. Möglich ist es, daſs die Luft, welche die Lungen zum Schwimmen brachte, sich durch angehende Fäulniſs in ihnen entwickelt hatte, denn es traf sich, das die Inculpatinn mitten im Sommer (in der Nacht vom 10ten zum 11ten August) entbunden wurde, und es bis zum 14ten August, wo das Kind obducirt wurde, wenn gleich zufällig nicht sehr heifs, doch bei Tage sowohl als in der Nacht warm genug war, um das Fortschreiten der Fäulnifs zu begünstigen. Der höchste Stand des Thermometers war in hiesiger Gegend am 11ten August 63 Fahrenh. (14 + Reaum.) und am 13ten 76 Fahrenh. ($19\frac{3}{4}$ + Reaum.) Hiebei ist zu berücksichtigen, dafs das Kind mehrentheils an einem warmen Ort, in dem Stall, dessen Boden mit Stroh bedeckt war, zuerst unter dem Stroh leicht versteckt, nachher tiefer unter dem Mist verscharrt gelegen hatte. Es sind aber im Obductionsprotokoll eben so die Zeichen vorhandener Fäulnifs, als die, aus welchen das Nichtvorhandensein derselben hervorgegangen sein würde, mit Stillschweigen übergangen. Und wenn wir gleich gern zugeben wollen, dafs die im Obductionsprotokoll, obgleich zu ganz anderm Zweck, angeführten Worte „die Haut war derb und glatt", dem, dafs der kleine Leichnam von merklicher Fäulnifs ergriffen gewesen, einigermafsen widersprechen, auf der andern Seite es sich auch nicht wohl denken läfst, dafs über einen Grad der Fäulnifs, der in den Lungen sich geäufsert und diese schwimmfähig gemacht hätte, die Obducenten so ganz sollten geschwiegen haben, so müssen wir doch bemerken, dafs sowohl jene Worte als dieses Stillschweigen für sich allein nicht hinreichend sind, um jeden Einwurf, welcher aus dem faulichten Zustand der Lungen gegen die Richtigkeit der Schwimmprobe hergenommen werden kann, im Voraus wie es billig hätte sein sollen, zu entkräften.

Es konnte aber auch auf eine andere Weise, nemlich durch Einblasen, die Luft in die Lungen gelangt sein. Und wenn gleich nicht zu glauben ist, dafs die Mutter selbst dieses sollte versucht und nachher darüber geschwiegen, ja sogar es geleugnet haben, so läfst sich doch der Einwurf, dafs es möglicherweise durch einen Unbekannten hat geschehen können, nicht gänzlich beseitigen.

Wir reden hier absichtlich weiter nicht von dem Athemholen des noch nicht gebornen Kindes, und mögen diese sonst beobachtete Erscheinung auf den vorliegenden Fall nicht in Anwendung bringen, weil, wenn ein solches Athmen vor der Geburt auch überhaupt nicht zu läugnen ist, es doch in dem Fall einer so schnellen und ganz durch die Kräfte der Natur vollendeten Entbindung sich durchaus nicht annehmen läfst.

Wenn nun aber aus dem Resultat der Lungen-Schwimmprobe vorliegend mit hinreichender Zuverläfsigkeit und Sicherheit nicht hervorgeht, dafs das Kind der H. nach der Geburt gelebt habe, so mögen wir es doch nicht verhehlen, dafs in den Akten und namentlich im Obductionsprotokoll andere Thatsachen aufgezeichnet sind, welche allerdings dafür zu sprechen scheinen, dafs das Kind der H., wenn auch nicht mit deutlichen Lebensäufserungen, doch lebend, vielleicht scheintodt, zur Welt gekommen sei. — Von geringerem Gewicht, doch der Erwähnung werth, ist die Aussage der Inquisitinn, dafs, als sie gleich nach der Entbindung das Kind angefafst habe, dieses nafs und laulicht warm gewesen sei. Von besonderer Wichtigkeit und wesentlich der Frage, ob das Kind der H. lebend geboren worden sei, gehörend, ist aber das am Kopf des Kindes vorgefundene bedeutende Extravasat in Verbindung mit den unter ihm angetroffenen Verletzungen: „Nachdem die all„gemeinen Decken zurückgeschlagen, bemerkte man „auf der ganzen rechten Seite des Seitenwandbeins „und des ganzen Hinterhauptbeins, schwarzes geron„nenes Blut, dessen Menge über einen Efslöffel voll „betrug. Am obern Rande des rechten Seitenwand„beins fand sich ein beinah zwei Zoll langer Bruch, „der von der sutura coronaria $1\frac{1}{2}$ Zoll, von der hin„tern Fontanelle zwei Zoll entfernt war, und sich „nach dem Mittelpunkt hin ausbreitete. Ein zwei„ter kleiner Bruch von der Länge eines halben Zolls „befand sich ebenfalls an diesem Knochen, von dem „vorigen wie auch von der hinteren Fontanelle $1\frac{1}{2}$ „Zoll, von der Pfeilnath einen Zoll entfernt, das „Hinterhauptbein hatte drei verschiedene Brüche, wo„von der gröfsere einen Zoll betrug, und von oben „nach dem Mittelpunkt dieses Knochens hin gerich„tet war. Die zwei kleineren Brüche von der Gröfse „eines Viertelzolls befanden sich an beiden untern „Ecken." — „Der grofse Blutbehälter (sinus longi„tudinalis superior) war durch den grofsen Bruch des „Seitenwandbeins, welcher bis an die Pfeilnath reichte, „verletzt, und das Blut quoll beim gelindesten Druck „in Menge hervor. Nach der Abnahme der Schädel„knochen zeigte sich das Gehirn zwar von guter „Consistenz, alle Gefäfse des grofsen Gehirns aber „strotzten von Blut und die Oberfläche desselben war „mit extravasirtem Blute bedeckt, dessen Menge we„gen weicher Beschaffenheit der Hirnsubstanz sich

„nicht genau bestimmen liefs. In den Hirnhöhlen „befand sich das gewöhnliche Serum. Die Gefäfse „des kleinen Gehirns waren ebenfalls mit Blut über„füllt, und in basi cranii befand sich ungefähr ein „Efslöffel voll extravasirtes Blut."

So vollständig und in den Angaben genau und bestimmt, als es nicht allein wünschenswerth, sondern auch möglich gewesen wäre, ist freilich die so eben ausgehobene Beschreibung der Kopfverletzungen in dem Obductionsprotokoll nicht. Es herrschen sogar Widersprüche darin, theils da, wo gesagt wird, dafs wegen weicher Beschaffenheit des Gehirns sich die Menge des über dasselbe ergossenen Blutes nicht genau habe bestimmen lassen, da doch nach einer früheren Angabe das Gehirn von guter Consistenz gewesen; theils da wo der grofse Bruch des Seitenwandbeins erst einen und einen halben Zoll von der sutura coronaria entfernt und dann bis an die Pfeilnath reichend angegeben wird. Der Vorwurf des Mangels an Genauigkeit und nöthiger Ausführlichkeit trifft aber vorzüglich die Stellen des Protokolls, wo von dem über das Gehirn verbreiteten und in basi cranii extravasirten Blute die Rede ist. Endlich aber drücken sich die Obducenten unbestimmt und undeutlich namentlich da aus, wo sie sagen, dafs der grofse Bruch im Seitenwandbein sich nach dem Mittelpunkt hin ausgebreitet habe. Ungeachtet der gerügten Mängel ist dennoch dieser Theil des Obductionsprotokolls einer vorzüglichen Berücksichtigung werth, und wir benutzen, was von dem der Anschauung dargebotenen zum gegenwärtigen Zweck dienlich die Obducenten aufgefafst und unzweideutig berichtet haben. Hierher gehört vor allem der Befund, nachdem die allgemeinen Kopfdecken zurück geschlagen worden. Unter ihnen bemerkten nemlich die Obducenten auf dem ganzen rechten Seitenwandbein und Hinterhauptsbein schwarzes geronnenes Blut, dessen Menge über einen Efslöffel voll betrug. Ueber die Entstehungsart dieses Extravasats überhaupt kann wohl nicht leicht ein Zweifel obwalten. Denn kaum läfst es sich denken, dafs dieses so ausgedehnte den inneren Verletzungen so angepafste einseitige Extravasat, Folge des Hergangs der Geburt gewesen und mit den Extravasaten zu vergleichen sei, welche auf diese Weise entstanden nicht selten sonst bei neugebornen Kindern, besonders Erstgebärender, angetroffen werden. Viel wahrscheinlicher ist es, dafs die nemliche Gewalt, welche die Knochenbrüche, namentlich die Brüche des Seitenwandbeins und die Verletzung des sinus longitudinalis bewirkt, auch das Extravasat hervorgebracht hatte.

Es kömmt aber hier darauf an, zu bestimmen, ob erstlich, da wir das Extravasat für sich als Folge des Geburtsakts nicht füglich betrachten können, wir nicht die Verletzungen sammt dem Extravasat als durch den Hergang der Geburt selbst bewirkt ansehen dürfen? oder ob zweitens, es als möglich angenommen werden kann, dafs dem bereits todten Kinde solche Beschädigungen zugefügt worden sind, deren Folge das in der angegebenen Art vorgefundene Extravasat gewesen ist.

In der ersten Rücksicht fehlt es freilich, wie bekannt, nicht an Beobachtungen von Sugillationen, Knocheneindrücken und Knochenbrüchen, welche während der Geburtsarbeit da entstanden sind, wo dem Austreten des Kindeskopfs aus den Geburtstheilen der Mutter sehr beträchtliche Hindernisse in den Weg traten, und die Entbindung lang dauernd und schwierig machten. Aber so bedeutende und mehrfache Knochenbrüche, vergesellschaftet mit einem so ansehnlichen blutigen Extravasat, sind überhaupt auf diese Weise wohl nie entstanden und haben am wenigsten da entstehen können, wo die Entbindung, wie hier, mit ungewöhnlicher Schnelligkeit und, nach allen begleitenden Umständen zu urtheilen, ungemein leicht vor sich gegangen ist.

Sollte es sich aber nicht um so eher annehmen lassen, daſs sämmtliche Verletzungen dem todten Kinde durch irgend eine zufällig heftige Einwirkung von auſsen, Schlag, Stoſs, Tritt, oder wie man sie sich denken will, zugefügt worden sind? Und sollte vielleicht bei dieser Gelegenheit Rücksicht verdienen, was die Wittwe L. behauptet: es habe die Inquisitinn H. am Abend des 12ten August im Stalle „an „der Stelle, wo sie vorher etwas vergraben hatte, „etwas, ohne Zweifel das neugeborne todte Kind, „aufgenommen, sei auf einen andern Behälter in dem „Schweinestall hingegangen, und habe dieses vor „sich her weit weggeworfen" und konnten nicht sogar aus dieser Handlung die vorbeschriebenen Beschädigungen entsprungen sein? Daſs Beschädigungen jeder Art dem todten, wie dem lebenden Körper zugefügt werden können, wird niemand leicht in Abrede stellen, doch ist nicht zu übersehen, dafs die begleitenden Erscheinungen und hinterbliebenen Spuren unter beiderlei Verhältnissen verschieden sind. Kaum dürften wir im vorliegenden Falle einräumen, dafs aus dem verletzten sinus longitudinalis, obgleich aus ihm während der Obduction das Blut bei dem gelindesten Druck in Menge hervor quoll, auch nach dem Tode das Blut so weit über die Oberfläche des Gehirns sich ergossen, und in so beträchtlicher Menge in der basis cranii sich angehäuft haben sollte. Indessen ist dem, dafs dieses möglich gewesen, oder dafs vielmehr bei der mit der nöthigen Behutsamkeit nicht angestellten Obduction dazu Gelegenheit gegeben worden sei, aus dem Inhalt des Obductionsprotokolls nichts entgegen zu setzen, weil nemlich die Obducenten über die Beschaffenheit des extravasirten Blutes sich weiter nicht ausgelassen haben. Anders aber verhält es sich mit dem Extravasat, welches nach zurückgeschlagenen Kopfdecken auf dem rechten Seitenwandbein und dem Hinterhauptsbein aufliegend sichtbar wurde. Es bestand in schwarzem geronnenem Blute, dessen Menge über einen Efslöffel voll betrug. Auch dieses Extravasat stand allerdings wohl in Verbindung mit dem verletzten sinus. Aber theils konnte hier das Blut nicht aus dem sinus sich nach aufsen über das Scheitel- und Hinterhauptsbein ergossen haben, theils konnte es überhaupt nicht nach dem Tode erst ausgetreten sein, denn es hätte in solchem Falle als todtes Blut und geschieden von der atmosphärischen Luft, gleich dem Blute in dem sinus, wenn auch von Farbe schwarz oder dunkel, doch flüssig bleiben müssen, und nicht geronnen, wie es war, erscheinen können. Alle Gefäſse des groſsen Gehirns strotzten von Blut, so waren auch die Gefäſse des kleinen Gehirns mit Blut überfüllt. An und für sich betrachtet konnte eine solche Ueberfüllung der Gefäſse theils durch mechanische Einsenkung des Bluts nach den Gesetzen der Schwere im todten Körper vor sich gegangen sein, theils konnte sie als Zeichen eines apoplectischen Todes des Kindes während der Geburt gelten. Aber in Verbindung mit den vorgefundenen Verletzungen und dem Extravasat unter der Kopfhaut scheint diese Erscheinung mehr auf einen apoplectischen Tod nach der Geburt durch Gehirnerschütterung zu deuten und es zu bestätigen, was das Extravasat dargethan hat, daſs nemlich die gefundenen Beschädigungen im Zusammenhange dem lebenden, entweder durch wirkliche Lebensäuſserungen sich verrathenden oder scheintodten Kinde, welches beides sich nach dem Vorgefundenen nicht entscheiden läſst, zugefügt worden sind.

Sehen wir uns in den Akten um, so stoſsen wir auch hier auf einen Umstand, welcher zur Erläuterung des Gesagten nicht ganz aus der Acht gelassen werden darf, und wonach hervorzugehen scheint, daſs Anfangs schon und sogleich nach dem vermuthlichen Absterben des Kindes das Extravasat deutlich vorhanden, und dessen Spur sichtbar gewesen sei. Denn die Inquisitinn hatte am 12ten August um 4 Uhr Morgens, mithin wenige Stunden nach der Geburt des Kindes, und als sie dasselbe zuerst beim Lichte des anbrechenden Tages sehen konnte, hinten am Scheitel (wie sie sich ausdrückt) in der Gröfse eines Kronthalers einen braunen Fleck wahrgenommen. Und durch diesen kann wohl nichts anders, als irgend eine, durch die Färbung sich verrathende Blutunterlaufung bezeichnet sein, von der es nur zweifelhaft bleibt, ob es eine gewöhnliche Kopfgeschwulst, oder das nachher bei der Obduction bemerkte Extravasat gewesen sei. Die Inquisitinn nennt diesen Fleck im artikulirten Verhör eine Verletzung und blond, und leitet ihn davon her, dafs sie etwa drei Wochen vor ihrer Entbindung in der Scheune durch einen Fall mit dem Hintertheil des Kopfes sich selbst an einen Wandpfosten hart gestofsen habe. Was indefs von dieser Erklärungsart zu halten sei, bedarf wohl keiner umständlichen Auseinandersetzung.

Wir bemerken nur noch, dafs Fäulnifs, an welcher die an einer Stelle des Obductionsprotokolls bemerkte weiche Beschaffenheit des Gehirns erinnert, auf die hier beobachteten Erscheinungen keinen Einflufs hat haben können, denn diese war eher geeignet, das Blut flüssig zu erhalten als es zu verdichten.

Die angeblichen Brüche im Hinterhauptsbein sind vermuthlich Eigenthümlichkeiten der Bildung gewesen, wie sie in diesem Knochen und in den bemerkten Punkten sehr oft bei Neugebornen vorkommen.

Die zweite der vom Criminalsenat Einer Königl. Ober-Landesgerichts-Commission zu C. aufgeworfenen Fragen hat ihrem ersten Theile nach nicht wohl anders als im Vorhergehenden schon beleuchtet und erörtert werden können. Wir verweisen daher auf jene Auseinandersetzung und äufsern weiter unsre Meinung über die Todesart des Kindes der H. dahin, dafs, wie wir aus den am Kopfe dieses Kindes gefundenen Verletzungen in ihrem Zusammenhange betrachtet schliefsen mufsten, das Kind habe, da solche Verletzungen es nur lebend hatten treffen können, auch nach der Geburt gelebt, wir gegenwärtig uns veranlafst fühlen, in die mehr erwähnten Verletzungen die eigentliche Ursache des wahrscheinlich sehr bald nach der Geburt erfolgten Todes zu setzen.

Das Kind der H. mochte nach dessen geringem Gewicht zu urtheilen von Anfang an mit weniger Lebenskraft ausgerüstet gewesen sein; die angetroffenen Beschädigungen aber waren geeignet, ein jedes Leben bald zu zerstören.

Andere Todesursachen, als diese, haben aber nach den Akten und dem Obductionsprotokoll mit keinem Schein der Wahrheit sich nennen lassen, und würden selbst mehrentheils in geradem Widerspruch mit der so gegründeten Annahme des Todes durch die Kopfverletzung stehen. So verhält es sich z. B. mit der Verblutung aus der Nabelschnur. Es ist überhaupt unwahrscheinlich, dafs ein Kind aus einer, wenn auch nicht unterbundenen, doch in der Entfernung von zehn Zollen vom Kindeskörper abgerissenen Nabelschnur sich verbluten sollte. Aber im vorliegenden Falle konnte etwas ähnliches um so weniger statt gefunden haben, weil, wenn das Kind sich verblutet hatte, die Kopfverletzungen es nicht hätten tödten, noch die Spuren der am lebenden Kinde verübten Gewalt in einem so bedeutenden Extravasat zurückbleiben können. Hatten aber die Kopfverletzungen das Kind getödtet, so war eine Verblutung aus der Nabelschnur an sich unmöglich.

Eine Erstickung des Kindes anzunehmen, wäre ganz willkührlich, da auch nicht ein Zeichen der Erstickung im Leichnam angetroffen worden ist, die Zeichen des etwanigen apoplectischen Todes sich aber ungezwungen durch die Kopfverletzungen erklären lassen. Und so würde es mit jeder Todesart gehen, die wir in Beziehung auf den vorliegenden Fall in ihren Erscheinungen beleuchten wollten.

Wenn es aber darauf ankömmt, zu bestimmen, ob die Kopfverletzungen in einer absichtlichen Handlung der Inquisitinn oder in einem bloſsen Zufalle ihren vermuthlichen Grund hatten, so bemerken wir zuerst, daſs in den Akten solche Data nicht enthalten sind, welche diesen Punkt ins Licht zu setzen vermöchten, so daſs wir diese Frage unentschieden lassen, und uns mit der Versicherung begnügen müssen, daſs einestheils im ganzen Befund nichts uns berechtigt, den Beschädigungen eine absichtliche Handlung zum Grunde zu legen, es auf der andern Seite aber der möglichen Zufälle sehr viele giebt, durch welche in finsterer Nacht ein so eben gebornes Kind am Kopfe lebensgefährlich beschädigt werden kann. Es läſst sich weit eher annehmen, daſs die unter solchen Umständen von der Geburt Ueberraschte und Entbundene ein deutliches Bewuſstsein von dem, was mit ihr und neben ihr vorgegangen, nicht gehabt habe, und da war es leicht möglich, daſs durch sie selbst in dem engen Behälter des Schweinestalls das zwischen ihren Füſsen liegende Kind, ihr unbewufst, vielleicht durch ihre schweren Holzschuhe, vielleicht auf andere Weise beschädigt wurde. Auch liefs sich als möglich aufstellen, dafs das Kind bei der raschen Geburt gegen einen im Stall liegenden Stein mit dem Kopf getrieben worden sei. Freilich setzt die Aussage der Inquisitinn über die Stellung, in der sie geboren, und ihre Versicherung, dafs das Kind aus der Geburt leise auf die Erde gekommen, wie auch, dafs der Boden des Stalls mit kurzem Stroh bedeckt gewesen sei, dieser Annahme nicht unwichtige Bedenken entgegen. Jedoch kann irgend ein einzelner Stein an dem übrigens mit Stroh bedeckten Boden des Stalles unbemerkt gelegen haben. Es läfst sich auch denken, dafs sogar bei einer mehr sitzenden oder huckenden Stellung der Gebärenden der ausgeschlossene Kindeskopf an einen ihm entgegen gestellten harten Körper einen um so heftigern Stofs erleiden konnte, je weniger die Gewalt der treibenden Wehe durch die Nabelschnur in ihrer Kraftäufserung gehemmt wurde.

In keinem Fall aber können wir in Rücksicht auf die letzte Frage etwas mehr als Möglichkeiten und Muthmafsungen aufstellen, ohne zu wissen, wie nahe wir der Wahrheit gekommen oder wie fern wir ihr geblieben sind.

Wir wiederholen aus dem Vorhergehenden und stellen in gedrängter Kürze zusammen, was in Antwort auf die vom Kriminalsenat des Königl. Ober-Landesgerichts zu C. aufgeworfene Fragen unsere Meinung ist, indem wir nemlich dafür halten:

dafs, obgleich wegen ungemeiner Dürftigkeit in der Ausmittelung des Thatbestandes in dieser Angelegenheit überall nichts mit völliger Gewifsheit hat bestimmt werden können, wenn wir die Lebensfähigkeit des vorgefundenen Kindes ausnehmen, doch nach Erwägung aller Umstände für wahrscheinlich anzunehmen sei, dafs

1) dieses Kind nach der Geburt wirklich gelebt habe,
2) die Kopfverletzung die eigentliche Ursache seines Todes gewesen sei, wogegen es
3) ganz unentschieden bleibt, ob diese Verletzung in einer absichtlichen Handlung der Inquisitinn, oder in einem blofsen Zufall ihren vermuthlichen Grund gehabt habe, zumal die Beschaffenheit des Stalles und des Erdbodens daselbst nicht genau genug untersucht und die Abwesenheit jedes harten Körpers hinreichend nachgewiesen worden ist.

Berlin, den 9ten Februar 1817.

Königl. wissenschaftliche Deputation
für das Medicinal-Wesen.

XII.

G u t a c h t e n

darüber:

„Ob das von der P. W. in St. heimlich geborne Kind noch während der Geburt gelebt habe?"

Geschichtserzählung.

Der Einsasse C. W. aus dem Amtsdorfe St. zeigte dem Königl. Landgerichte zu M. an, dafs seine unverehelichte Tochter P. W. am 11ten Febr. 1817 Nachmittags mit einem todten Sohne entbunden worden und dafs ihm von ihrer Schwangerschaft nichts bekannt gewesen sei. Dieselbe befand sich in einem Alter von 24 Jahren, war von starker Leibesconstitution und gesund. Sie gestand, dafs sie mit ihrem Vetter, dem damals 17jährigen W. W. um Pfingsten 1816 den ersten Beischlaf vollzogen, und den Umgang mit demselben bis gegen Jacobi fortgesetzt habe. Sie bemerkte bald Folgen desselben, wurde stärker, und gewann die Ueberzeugung, dafs sie schwanger sei. Sie fühlte die Bewegung in ihrem Leibe, und empfand ganz deutlich die Bewegung des Kindes, die sie in der letzten Hälfte des Monats October 1816 zuerst bemerkte. Sie hatte die Absicht, ihrem Vater ihre Entdeckung bekannt zu machen; und doch glaubte sie es verschieben zu müssen, da er krank wurde und längere Zeit darnieder lag. Sie befand sich während ihrer Schwangerschaft wohl, doch versichert sie, dafs sie am 11ten Februar, als sie ihre Bettstelle zusammen schieben wollen, ausgeglitten, und mit dem Bauch gegen die Stollen des Bettgestelles gefallen sei. Sie versichert, gleich einen heftigen Schmerz davon empfunden zu haben. Es sei ihr vorgekommen, als wenn sich ihr etwas im Leibe umdrehte. Der Schmerz dauerte jedoch nur kurze Zeit. Gegen Mittag desselben Tages bekam sie heftigen Kopfschmerz und Kreuzschmerzen, worauf sie jedoch nicht achtete, da sie dergleichen Schmerzen fast täglich und besonders dann hatte, wenn sie vom Spinnstuhl aufstand. Sie begab sich nun in die über der Wohnstube befindliche kleine Stube, und legte sich in ihr dort stehendes Bett. Als ihr Vater nach ihrem Befinden sich erkundigte, klagte sie über grofse Kopfschmerzen. Als es anfing dunkel zu werden, stand sie auf, um die Wirthschaft zu betreiben. Sie fühlte das Bedürfnifs, den Urin zu lassen, und indem sie im Begriff stand, über den Hausflur vor die Thür zu gehen, platzte ihr etwas im Leibe, und es ging Wasser von ihr ab. Ehe das Wasser kam, empfand sie heftige Schmerzen im Unterleibe, und nachdem der Abgang des Wassers erfolgt war, wurden diese so heftig, dafs sie selbst nicht wufste wie ihr war. Sie stieg auf ein mit Stroh bedecktes Bettstell in demselben Stübchen und erinnert sich, dafs sie den Kopf und den Rücken fest an die Wand gelehnt habe. Warum sie dies gethan, wisse sie selbst nicht, da sie der Schmerz ganz betäubt habe. Es sei ihr so vorgekommen, als wenn ihr etwas aus den Schaamtheilen zwischen die Beine gefallen sei. Als ihre Betäubung nachliefs, und sie zur Besinnung gekommen war, fand sie, dafs sie auf dem Unterrock safs, und nachdem sie diesen auseinander genommen, entdeckte sie, dafs zwischen ihren Beinen ein Kind lag. Das Kind schrie nicht und bewegte sich nicht. Sie kniff die Nabelschnur mit den Nägeln entzwei, befafste dann den Mund des Kindes und steckte den Finger in denselben, um zu beobachten, ob sich die Lippen bewegen würden, welches aber nicht geschah. Sie hauchte demselben dreimal in den Mund, um zu sehen, ob es athmen würde, indefs war das Einhauchen auch vergebens. Sie nahm das Kind nun mit ins Bett und legte es an ihre Seite. Nach einer Hebamme habe sie sich nicht früher umgesehen, da sie von der Entbindung übereilt worden und da sie sich in grofser Betäubung befunden habe. Erst jetzt, nach der Entbindung, schickte sie zur unverehelichten G., und zeigte ihr den Vorgang an. Als die hinzugerufene Hebamme B. bei ihr angekommen war, wusch solche das Kind ab, und versichert diese, durchaus keine Spur des Lebens an dem Kinde entdeckt zu haben.

Am 15ten Februar wurde die Leiche des von der W. gebornen Kindes gerichtlich obducirt. Die Sachverständigen, der Physikus Dr. B. und der Stadtchirurgus G. bemerkten hierüber im Obductionsprotokoll folgendes:

Aeufserlich war an der Leiche jenes Kindes, an keinem Theil des Körpers, weder am Kopfe, wo besonders die Gegend der Fontanellen genau untersucht wurde, noch am Halse, noch im Nacken und im ganzen Lauf der Wirbelbeine, irgend eine Spur von Verletzung zu entdecken. Weder in der Mund- noch Nasenhöhle, noch in den Ohren, wurde etwas Widernatürliches gefunden. Im scroto waren die Hoden schon vorhanden. Die Nabelschnur war frisch und saftreich. Sie war abgerissen, welches aus der ungleichen, fasrigten Endigung hervorging, nicht verbunden, und 9 Zoll lang. Das Gewicht des Kindes betrug 7 Berliner Pfund und die Länge $\frac{3}{4}$ von einer Berliner Elle auch zwei Zoll (also 20 Zoll). Die Haut des Cadaver war fast über dem ganzen Körper geröthet, besonders aber war es das Gesicht. Sie war wenig von Fett und Fleisch ausgefüllt. Spuren von Fäulnifs waren in keiner Art sichtbar, sondern alle Theile waren hart und die Gelenke steif. Der mit wenigen und schwachen Haaren besetzte Kopf war regelmäfsig geformt, die Fontanellen noch grofs, aber nicht eingesunken, und die Knochen des Schädels noch sehr beweglich. Die Augen wie der Mund waren fest geschlossen, und bei Besichtigung der ersteren war die membrana pupillaris nicht mehr anzutreffen. Aus den beiden Oeffnungen der Nase waren einige Tropfen Blut geflossen, die an der Oberlippe getrocknet waren. Die Knorpel der Ohren waren nur schwach und dünn, so dafs sie die eigentliche Festigkeit eines Knorpels noch nicht erreicht hatten. Auch die Nägel an den Fingern und Zehen waren ganz dünne und zarte Plättchen. Bei Durchschneidung der Kopfintegumente fand sich in der Gegend des Wirbels etwas gelatinöses, röthlich gefärbtes Extravasat, ohne dafs die darüber liegende Haut in Ansehung ihrer Farbe verändert war. Alle Schädelknochen waren sehr schwach, und nur wie durch Bänder verbunden. Auch bestand das Stirnbein noch aus zwei, nicht mit einander verwachsenen Stücken. Sie waren alle sehr geröthet. Nach Eröffnung der Schädelhöhle wurden sowohl die Gefäfse, als sinus der harten Hirnhaut, so wie auch die Blutgefäfse des Gehirns, sehr stark mit Blut angefüllt angetroffen. Auch waren dies die Gefäfsverflechtungen (plexus choroidei) in den Gehirnhöhlen, so wie auch die Gefäfse im Schädelgrunde. Nirgend war eine Spur von Extravasat oder etwas Krankhaftes in der Organisation des Gehirns wahrgenommen. Die äufsere Form der Brust erschien nicht platt, sondern gewölbt. Nachdem die dünnen, cartilaginösen Rippen durchschnitten waren, fanden die Obducenten das Herz, nebst dem Herzbeutel ganz frei, und von den schwammigen und blafsrothen, in dem hintern Raum der Brusthöhle liegenden Lungen noch nicht bedeckt. Den obern Theil der Brusthöhle nahm die Brustdrüse, die mit den Lungen von gleicher Farbe war, ein. Es wurden hierauf die Lungen in Verbindung mit dem Herzen aus der Brusthöhle gesondert, nachdem die grofsen Gefäfse nebst Luftröhre zuvor unterbunden worden waren, und in einen Wassereimer gelegt, der zwei Drittheil mit reinem kalten Wasser gefüllt war. Die Obducenten fanden, dafs die genannten Theile auf dem obern Theile des Wassers schwammen, und als sie auf den Grund des Eimers heruntergedrückt wurden, doch bald wieder in die Höhe stiegen. Hierauf wurden beide Lungen ohne das Herz ins Wasser gelegt. Sie schwammen ebenfalls, und als selbige in einzelne Stücke zerschnitten wurden, wobei das knisternde Geräusch hörbar ward, schwamm auch jedes einzelne Stück für sich vollkommen. In den grofsen Blutgefäfsen der Lungen wurde Blut gefunden. Am Herzen wurde nichts Widernatürliches verspürt. Die rechte Herzkammer enthielt etwas coagulirtes Blut, die linke war davon leer. In der Luftröhre ward kein Schleim oder andere Flüssigkeit gefunden, sondern sie war ganz frei. Nach Eröffnung der Unterleibshöhle fand man die Leber sehr grofs und die Gallenblase enthielt eine bedeutende Quantität flüssiger Galle. Der Magen war leer, die dicken Gedärme waren mit meconium angefüllt, auch war in der Harnblase noch etwas Urin enthalten. Die Milz war natürlich. Die Obducenten fügen hinzu: Hieraus gehe hervor, dafs das Kind gelebt und geathmet habe, dafs keine gewaltsamen vorsätzlichen Ursachen den Tod desselben bewirkt, sondern der Mangel an dem nothwendigen hülfreichen Beistande als Ursache zu betrachten, dafs dasselbe an einem Blutschlagflusse (apoplexia sanguinea) verstorben sei.

Unter dem 26sten Februar gaben die genannten Obducenten ein Gutachten ab, dessen Inhalt im Wesentlichen folgender ist: „Die Frage, ob das Kind reif gewesen?" beantworten sie dahin: dafs, wenn die Schwere und Länge des Körpers den Maafsstab hiezu allein abgebe, diese Frage bejaht werden müsse. Weil dies jedoch ganz relative Bedingungen der Reife

und

und nur die vollkommene Ausbildung der einzelnen Theile die wesentlichen Requisite der zu bestimmenden Reife wären, so wäre hier der Schlufs zu ziehen: dafs dieses Kind wegen der schwachen Nägel und dünnen Ohrknorpel, wegen der noch grofsen Fontanellen und wegen der noch sehr beweglichen und unter sich schwach verbundenen Schädelknochen noch nicht das vollkommene Ziel der Reife von 40 Wochen oder 280 Tagen erreicht hatte, und vielleicht 14 Tage und etwas darüber gemangelt haben können, was mit der Aussage der Inculpatinn, dafs sie in der letzten Hälfte des Monats October 1816 zuerst die Bewegung der Frucht empfunden, nicht im Widerspruch stehe. Dessenungeachtet könnten sie die Lebensfähigkeit dieses Kindes nicht bezweifeln, da die Erfahrung gelehrt habe, dafs noch frühzeitiger geborne Kinder beim Leben erhalten wären. Da die Inculpatinn die ganze Schwangerschaft hindurch stets gesund gewesen, so sei anzunehmen, dafs der beim Bettmachen erlittene Stofs auf den Unterleib Veranlassung zur frühern und beschleunigten Niederkunft gegeben habe. Die zweite Frage, ob das Kind bei der Geburt, und ob es auch nach der Geburt gelebt habe? sei dahin zu beantworten: bei der Geburt habe es gelebt. Das Geschäft der Respiration habe bereits den Kreislauf des Bluts dahin abgeändert, dafs derselbe von der rechten Herzkammer zur arteria pulmonalis schon begonnen hatte, jedoch wegen eingetretener Asphyxie sei derselbe nicht vollführt, weil in den Zweigen dieser Gefäfse noch kein Blut vorhanden gewesen. Es gehe hieraus hervor, dafs dies Kind, während der Geburt, nach einigen unvollständigen Athemzügen verstorben sei, wofür auch noch der Befund des Urins in der Blase, und die Anhäufung des Meconii in den dicken Gedärmen sprächen. Obgleich hiemit die Athemprobe in Widerspruch zu stehen scheine, so müfsten sie doch für ihre Meinung anführen: dafs der Herzbeutel frei und unbedeckt gelegen, und dafs die Lungen sich noch im hintern Raume der Brusthöhle, gegen die Rückenwirbelbeine hin, befunden haben. Obgleich die Lungen schwammig und blafs roth gewesen, die einzelnen Segmente derselben schwammen, auch das knisternde Geräusch beim Durchschneiden hörbar war, so dürfe man hieraus doch nicht schliefsen, dafs ein vollständiges Athemholen statt gefunden. Die Wölbung der Brust beruhe auf der ursprünglichen Architectur derselben, und könne nie vom Druck schwammiger Lungen, auch wenn sie die ganze Brusthöhle erfüllten, hervorgebracht werden. Obgleich im vorliegenden Fall die Brust gewölbt gewesen, so hätten doch die Lungen bei weitem die Brusthöhle nicht ausgefüllt, sondern sich noch ein bedeutend leerer Raum in ihr befunden. Die Anwesenheit der Luft in allen Lungenzellen wäre jedoch ganz unverkennbar gewesen. Es frage sich nur, ob dies als Wirkung der Respiration allein, oder als Folge des Belebungsversuches durch Einhauchen derselben in den Mund, zu betrachten sei. Dies ist der Fall, erklären die Obducenten, worüber wir keine fremde Autorität anführen können, sondern uns erlauben, unsere eigene Meinung abzugeben. Wir halten dafür, dafs das Kind während der Geburt, als der Kopf entwickelt war, zu athmen begonnen habe, und dafs die Lungen von der zum Theil geschehenen Respiration disponirt wurden, durch das darauf erfolgte Einhauchen sich in dem Grade mit Luft zu füllen, dafs sie ihre dunkle Farbe, ihre compakte Beschaffenheit verloren, dadurch schwimmfähig wurden, und beim Durchschneiden knisterten. Wie grofs der Antheil der Respiration und der des Einhauchens an der Anfüllung von Luft in einem solchen gemischten Falle sei, lasse sich nicht genau bestimmen; doch werde der mehr oder weniger vollführte Kreislauf des Blutes durch die Lungen den Maafsstab dazu geben. Wenn gleich bei einem todten Kinde der Versuch mit dem Einblasen der Luft vielleicht zu dem Grade der vollkommenen Ausdehnung aller Lungenzellen nicht möglich wäre (ob uns gleich nach physischen Gründen, bei zweckmäfsigem und anhaltendem Einblasen, die Unmöglichkeit nicht einleuchtet), so würde dies doch leicht der Fall sein können, wenn bereits der gröfste Theil der Lungen durch eingeathmete Luft schon ausgedehnt wäre, und dieses Einblasen noch zur Zeit geschieht, wo die Wärme und die davon abhängige leichtere Ausdehnbarkeit der Lungenzellen noch vorhanden wäre. Die Behauptung, dafs das Kind an einem Blutschlagflufs gestorben sei, werde durch die rothe Farbe des Gesichts, durch die bedeutende Farbe aller Blutgefäfse des Gehirns erwiesen. Hievon seien auch die an der Oberlippe getrockneten Blutstropfen herzuleiten, indem die angefüllten Gefäfse der Schneiderschen Haut in der Nase, bei der Erschütterung des Fahrens, dieselbe ergossen habe. Diese Todesart sei daher ohne vorsätzliches Verschulden der Mutter, als eine häufige Folge der Geburt und des mangelnden nöthigen Beistandes bei derselben erfolgt. Die nicht unterbundene Nabelschnur habe keinen Antheil am Tode des Kindes gehabt, und eben so wenig habe das in der Gegend des Wirbels vorgefundene Extravasat von röthlich gelatinösem Stoff dazu beigetragen, indem in dieser Gegend fast bei allen Kindern, die naturgemäfs mit dem Kopf zuerst geboren wurden, ein Extravasat, und bei schweren zögernden Geburten oft in ansehnlicher Menge gefunden werde, welches von der Pressung des Muttermundes in der Geburtsperiode, wo der Kopf in die Krönung trete, verursacht worden. Die Resultate dieses gutachtlichen Obductionsberichts seien daher:

1) das von der W. geborne Kind war lebensfähig; doch hatte es den Zeitraum der völligen Reife noch nicht erreicht.

2) hatte dies Kind zwar während der Geburt gelebt, war aber vor der völligen Exklusion verstorben; endlich

3) war dieses Kind ohne vorsätzliche, gewaltsame Einwirkung, vielmehr als häufige Folge der Geburt, und wegen fehlenden Beistandes, apoplectisch verstorben.

Der Defensor der Inquisitinn griff dieses Gutachten der Sachverständigen in seinen einzelnen Theilen an und behauptete:

1) dafs das Kind der Inquisitinn nicht reif, also noch nicht lebensfähig war, und

2) dafs dasselbe nicht während der Geburt gelebt habe, sondern schon todt geboren worden, und also nicht apoplectisch habe versterben können.

Der Criminalsenat des Königl. Ober-Landesgerichts von W. hielt jedoch den Zweifel über die Lebensfähigkeit des Kindes nicht für begründet, und deshalb die Einhohlung eines höheren Gutachtens noch nicht für nöthig. Erheblicher erschien jedoch der Zweifel: ob das Kind der Inquisitinn noch während der Geburt gelebt habe. Hierbei müsse vorausgesetzt werden, dafs die Inquisitinn nach ihrer Behauptung das Kind durch mehrmaliges Lufteinhauchen zu beleben gesucht habe, und dafs anzunehmen sei, dafs dies wirklich statt gefunden habe. Eine Untersuchung über die Menge des in den Lungen des Kindes der W. vorgefundenen Blutes sei, nach Lage der Akten, nicht vorgenommen worden, und aus den Umständen, dafs in den Lungenblutadern noch kein Blut vorhanden war, lasse sich schliefsen, dafs die Masse des in den Lungen selbst vorgefundenen Blutes nicht beträchtlich gewesen sein dürfte. Die Untersuchung des Umstandes, auf welchen die Sachverständigen ihr Gutachten: dafs das Kind der W. noch während der Geburt gelebt habe, gründen, scheine also nicht vollständig erfolgt, und bei dieser unvollständigen Ausmittelung das abgegebene Gutachten nicht hinreichend und nicht überzeugend gerechtfertiget zu sein. Erwäge man die Beschaffenheit und Lage des Herzens und Herzbeutels; dann den am Tage der Niederkunft statt gefundenen Fall der Inquisitinn auf den Unterleib, wodurch der Tod des Kindes vor der Geburt veranlafst worden sein könnte, so werde der Zweifel: ob das Kind der Inquisitinn wohl noch wirklich während der Geburt gelebt habe, um so gegründeter, und endlich erscheine die Meinung der Sachverständigen, dafs das Kind der Inquisitinn während der Geburt, als der Kopf desselben entwickelt war, geathmet habe, und noch vor der völligen Exklusion apoplektisch verstorben sei, zweifelhaft, da nach der Versicherung der Inquisitinn ihr Kind auf einmal und augenblicklich von ihr gegangen.

G u t a c h t e n.

Nach diesem Hergange der Sache hält sich die wissenschaftliche Deputation für das Medicinal-Wesen für überzeugt, dafs nicht mit Wahrscheinlichkeit, viel weniger mit Gewifsheit behauptet werden könne, dafs das am 11ten Februar d. J. von der P. W. geborne Kind noch während der Geburt gelebt habe. Der Inhalt des Obductionsprotokolls, welches dem Urtheile des gerichtlichen Arztes stets zur Richtschnur dienen mufs, ist nicht von der Art, dafs man daraus folgern könnte, dafs dies Kind während der Geburt noch nicht todt gewesen sei, indem die bisherigen Erfahrungen gelehrt haben, dafs die innere Körperbeschaffenheit neugeborner kurz vor der Geburt gewifs verstorbener Kinder nicht selten der hier beschriebenen ganz gleich war. Die Ueberfüllung der Gefäfse des Gehirns mit Blut, die Röthe der Haut, die Blutanhäufung in den Adergeflechten des Gehirns, das Vorhandensein einer geringen Menge eines gelatinösen, röthlich gefärbten Extravasats unter den Integumenten, alle diese Merkmale kommen auch in Leichen solcher Kinder vor, die schon vor der Geburt verstorben waren. Aufserdem verdient hier die Lage des Herzens und des Herzbeutels, welche Theile von den in dem Hinterraume der Brust liegenden Lungen noch nicht bedeckt wurden, die gröfste Beachtung. Die Behauptung der Obducenten, dafs das Kind während der Geburt gelebt, ja während derselben zu athmen angefangen habe, und dann nach einigen unvollständigen Athemzügen verstorben sei, ist daher höchst willkührlich und nach dem Inhalt der Akten durchaus nicht erweislich. Zwar sind die Fälle nicht ganz zu leugnen, in denen neugeborne Kinder, während des Durchgangs des Kopfs durch die Scheide, in einer solchen Lage, dafs die äufsere Luft zu dem frei liegenden Munde des Kindes gelangen konnte, Athem holten, ja, ehe sie völlig geboren waren, deutlich wahrnehmbare Laute von sich gaben. Aber eben diese Fälle sind höchst selten, und kamen bisher immer nur bei sehr langsamen und zögernden Geburten vor. Die Entbindung der W. erfolgte aber sehr schnell und leicht, weshalb es schon an sich höchst unwahrscheinlich ist, daſs jener überhaupt höchst seltene, von vielen erfahrenen Geburtshelfern und Hebammen nie erlebte Fall gerade hier statt gefunden habe. Prüft man die Veranlassung näher, welche die Obducenten zu dieser willkührlichen Behauptung brachte, so stöſst man auf eine Ansicht, die durch faktische Gründe, die aus den Akten entnommen wären, nicht bestätigt wird. Die Obducenten behaupten: weil man die Lungen dieses Kindes schwammig, mit Blut erfüllt und bei der Lungenprobe specifisch leichter wie Wasser fand, weil man in der Lungenarterie schon Blut bemerkte, so muſs das Geschäft der Respiration schon begonnen, das Kind wenigstens in der Geburt geathmet und gelebt haben. Das ist der unrichtige Schluſs, der dem Gutachten der Obducenten zum Grunde liegt. Sie selbst scheinen indeſs gefühlt zu haben, wie gewagt es sei, hier eine statt gefundene vollständige Respiration anzunehmen, da sie in den Zweigen der Pulmonalgefäſse kein Blut vorfanden, da die Lungen in dem hintern Raum der Brusthöhle lagen, und das Herz noch nicht bedeckten, da in der Blase Urin und in den dicken Gedärmen Meconium angehäuft gefunden wurde, und glaubten nun, diesen Widerspruch in den Erscheinungen durch eine von Thatsachen entblöſste Hypothese auszugleichen, daſs das Kind der W., obgleich noch nicht reif, und auſserdem schnell und leicht geboren, schon während seines Durchgangs durch die Scheide, unvollständig geathmet haben müsse. Es existiren keine Facta, die zu einer solchen unwahrscheinlichen Annahme berechtigen, indem der Umstand, daſs die Lungen des in Rede stehenden Kindes mit Luft angefüllt, von schwammigter Beschaffenheit und auf dem Wasser schwimmend gefunden wurden, einer solchen Hypothese keinen Vorschub leistet. Eben diese Beschaffenheit der Lungen wird auch durch das Einblasen der Luft, nach dem Tode des Kindes vorgenommen, hervorgebracht, und um so leichter, je öfter dies wiederholt wird, und je besser dasselbe gerade gelingt. Aus den Akten geht aber hervor, dafs die Inquisitinn dies Einhauchen der Luft zu drei Malen wiederholt habe, und man hat keinen Grund gefunden, dies zu bezweifeln. Die Erfahrung hat uns allerdings gelehrt, dafs aufgeblasene Lungen blasser und schwamminger wurden, dafs sie beim Zerschneiden ein zischendes Geräusch gaben, dafs einzelne Stückchen derselben, in ein Gefäfs mit Wasser gelegt, auf dem Wasser schwammen, auf den Boden des Gefäfses gedrückt, schnell wieder empor stiegen. Die Erscheinungen, die bei der mit dem Kinde der W. angestellten Athemprobe sich darboten, haben die gröfste Aehnlichkeit mit denen, die in dem eben angenommenen Falle vorkommen. Wahrscheinlich sind die Obducenten zum Irrthum dadurch veranlafst, dafs sie bei der Obduction in den grofsen Blutgefäfsen der Lungen Blut gefunden, woraus sie schlossen, das der kleinere Kreislauf des Bluts durch die Lungen begonnen habe. Aber auch hierin kann man den Obducenten nicht unbedingt beistimmen. Daraus, dafs in den grofsen Blutgefäfsen der Lungen Blut gefunden worden, folgt noch keineswegs, dafs der durch das Athemholen bedingte kleine Kreislauf wirklich eingetreten war, und, wenn auch nur kurze Zeit, fortgedauert hatte. Wenn der Versuch des Einblasens der Luft durch die Lungen vollständig gelingt, wie es in diesem Falle angenommen werden mufs, indem die kleinsten Lungenstücke auf dem Wasser schwammen, was bei den unvollständig respirirenden und schnell nach der Geburt verstorbenen Kindern in der Regel nicht statt findet; so kann durch die dadurch bewirkte Ausdehnung der Lungen, die ohne gleichzeitige Bewegung des Herzens nicht denkbar ist, sehr leicht einiges Blut aus der rechten Herzkammer zur Lungenarterie gelangen, und diefs kann hier um so mehr ohne Zwang angenommen werden, da die Resultate der mit wissenschaftlicher Sorgfalt aufgenommenen Sectionen todtgeborner Kinder gelehrt haben, dafs sogar bei dunkeln, compacten im Wasser zu Boden sinkenden Lungen nicht ganz selten einiges Blut und blutiger Schaum aus den durchschnittenen Lungengefäfsen ausflofs, obwohl der Bau und die Richtung des ductus arteriosus Botalli vom naturgemäfsen nicht abwich. Die Obducenten haben in ihrem Gutachten eine Bemerkung hierüber hinzugefügt, deren im Obductionsprotokoll nicht gedacht wird, nämlich die: dafs in den Zweigen der Lungengefäfse noch kein Blut vorhanden war. Da nun im Obductionsprotokoll nur bemerkt wird, dafs in den grofsen Blutgefäfsen der Lungen Blut gefunden worden, und da es nicht heifst: dafs in denselben viel Blut gefunden worden, und dafs auch die kleinsten Zweige der Lungenblutgefäfse damit erfüllt gewesen. so läfst sich die Richtigkeit dieser nachträglichen Bemerkung um so weniger bezweifeln, da man eine vollständige Bluterfüllung der grofsen Lungenblutgefäfse und ihrer Zweige dann gewifs gefunden und bemerklich gemacht haben würde, wenn die vorgefundene Blutanfüllung der Lungen als Folge einer lebendigen und eigenmächtigen Inspiration betrachtet werden könnte. So ist auch dieser Zweifel zu beseitigen, da durch die Erfahrung bewiesen ist, dafs auch in den Lungengefäfsen einiges Blut angetroffen werden kann, obgleich der Zustand der Lungen aufser Zweifel setzt, dafs keine, ein Leben nach der Geburt bekundende, wahre Inspiration statt gefunden hatte.

Diese Ansicht der Sache gewinnt noch mehr Gewicht durch den Umstand, dafs das Kind der W. offenbar noch nicht die gehörige Reife hatte, als es geboren wurde. Es ist unnöthig, dies nach dem Inhalt des Obductionsprotokolls nachzuweisen, da die Richtigkeit dieser Behauptung aus den von den Obducenten angeführten Gründen erhellt, und von dem Criminalsenat des Königl. Ober-Landesgerichts von W. auch nicht bezweifelt ist. Unreife Früchte werden ohne Zweifel, während des Durchgangs durch die Scheide, noch ungleich seltener, wie reife, Athem holen, indem es in der Natur der Sache liegt, dafs sie leicht in Scheintod verfallen, und dafs ihnen, nach vollendeter Geburt, häufig die Kraft fehlt, das nun selbstständige Leben durch Inspiration zu beginnen. Nicht weniger wichtig ist hier auch der Umstand, dafs Veranlassungen obgewaltet, die dem Leben der Frucht noch während der Schwangerschaft gefährlich werden konnten; und hierher ist namentlich der Fall der Inquisitinn auf die Stollen der Bettstelle zu rechnen, der gerade am Tage der Entbindung statt fand. Solche Verletzungen, die gewöhnlich mit starkem Druck und Quetschung des Leibes verbunden sind, veranlassen häufig frühe Geburten, ja nicht selten ein schnelles Absterben der Frucht. Die W. befand sich völlig gesund vor der Schwangerschaft, und blieb dies während derselben. Um so mehr ist anzunehmen, daſs die Gewalt bedeutend sein muſste, die bei einem so gesunden Landmädchen eine Frühgeburt bewirken konnte, und um so leichter ist es möglich, daſs dieselbe Beschädigung, deren Wirkung durch den gleichzeitig statt findenden Schreck sich vergröſserte, auch eben so bald den Tod der Frucht bewirkte, wie sie den schnellen Abgang derselben herbeiführte.

Die Behauptung der Obducenten: daſs das in Rede stehende Kind am Blutschlagfluſs verstorben sei, weil die Farbe des Gesichts roth und alle Blutgefäſse des Gehirns bedeutend angefüllt gewesen, weil an der Oberlippe einige getrocknete Blutstropfen sich befunden, die aus den angefüllten Gefäſsen der Schneiderschen Haut der Nase sich ergossen haben müſsten, wird durch solche Gründe keineswegs bewiesen. Unreife neugeborne Kinder zeigen häufig eine röthere Haut, wie reife oder ausgetragene; und im vorliegenden Falle wird nach dem Obductionsprotokoll ausdrücklich bemerkt, dafs die Haut des Cadavers fast über dem ganzen Körper geröthet gefunden worden. Was die Anfüllung der Blutgefäfse des Gehirns betrifft, so findet sich dieser Zustand bei vielen neugebornen Kindern, da das Gehirn in diesem Alter des Lebens nach physiologischen Gesetzen vorzugsweise mit Blut versorgt sein soll. Wenn man aber auch, hievon abgesehen, einräumen wollte, dafs aus der Obduction des Kindes der Inquisitinn ein tödtlich gewordener Blutschlagflufs gefolgert werden dürfe, so kann doch daraus unmöglich geschlossen werden, dafs ein solcher Tod schon während der Schwangerschaft, kurz vor der Geburt und bald nach dem Fall der Schwangeren auf ihren Leib, nicht erfolgt sei. Endlich ist es aber so einseitig, wie willkührlich, aus ein paar Blutstropfen an der Oberlippe auf eine bedeutende Blutüberfüllung der Gefäfse der innern Nasenhaut zu schliefsen, da diese geringfügige Erscheinung bei der Zartheit der Gefäfse eines ohnedies unreifen Kindes, nach einem weiten Transporte und nach der mit dem Fahren verbundenen Erschütterung, unter allen Umständen und ohne apoplectischen Tod leicht vorkommen konnte.

Nach dieser Ansicht der Sache, und nach sorgfältiger Prüfung aller hierbei in Betracht kommenden, aus den Akten entnommenen Umstände, hält sich die wissenschaftliche Deputation für das Medicinal-Wesen für überzeugt:

dafs man nicht einmal mit Wahrscheinlichkeit, noch weniger mit Gewifsheit behaupten könne, dafs das am 11ten Februar d. J. von der P. W. geborne Kiud noch während der Geburt gelebt habe.

Berlin, den 18ten Junius 1817.

Königl. wissenschaftliche Deputation
für das Medicinal-Wesen.

XIII.

G u t a c h t e n

ü b e r

die Art des Todes eines neugebornen Kindes.

Ein Hohes Ministerium der Geistlichen- Unterrichts- und Medicinal-Angelegenheiten hat auf des Königlichen Hochpreifslichen Kammergerichts Antrag vom 18ten December 1820, unter Zufertigung der wider die Wittwe J. W. M. wegen Kindermords verhandelten Untersuchungsakten, unter dem 20sten December 1820 der unterzeichneten wissenschaftlichen Deputation für das Medicinalwesen aufgegeben, ein Gutachten über folgende von dem Königlichen Kammergericht zur Beantwortung gegebene Frage zu ertheilen: ob nemlich der Obductionsbefund mit hinlänglicher Gewifsheit ergebe,

1) dafs der Tod des Kindes der Inquisitinn allein und aufser Verbindung mit den am Kopfe vorgefundenen Frakturen durch Verblutung aus der ununterbundenen Nabelschnur erfolgt sei?

2) dafs die Frakturen des Scheitelbeins und der dura mater an sich als lethal anzunehmen?

3) dafs diese genannten Verletzungen bei Lebzeiten des quaest. Kindes, oder erst nach dessen Tode entstanden?

oder aber, ob eine oder die andere dieser Thatsachen, und eventuell welche von ihnen aus dem Leichenbefunde mit Bestimmtheit sich nicht folgern lasse? auch
in wie fern das Kind der Inquisitinn lebensfähig und wie alt es gewesen?

Dem Befehl Eines Hohen Ministerii nachzukommen, haben wir den Inhalt der hiermit zurückerfolgenden Untersuchungsakten wohl erwogen, und erfolgt gegenwärtig das verlangte Gutachten nach vorangeschickter genauer und ausführlicher

Geschichtserzählung.

In der Nähe von H......e in den von W—schen Waldungen im sogenannten H....loche oder der M.....burg, findet sich in einer rauhen und wilden Gegend mitten im Holz, etwa einen Büchsenschufs entfernt von der Strafse, welche von K. nach H......e führt, im Gestein ein senkrechtes Loch von mehr als 40 Fufs Tiefe, oben etwa 4 Fufs lang und 5 Fufs breit, welches den Namen des Erzt- oder Schachtloches führt. Einwohner von H......e, J. H., Ph. und W. B., und H. Z., durch die in der Tiefe befindlichen, von den nahen Bäumen abgebrochenen grünen Büsche aufmerksam gemacht, und neugierig, was unter diesen Büschen verborgen sein möge, entdeckten dort am 27sten Mai 1820 am Boden des Lochs eine Schachtel, an welcher Blut zu haften schien. Sie fanden sich hierdurch veranlafst, zu dem Schulzen S. nach H......e zurück zu gehen, und

und diesem mitzutheilen, was sie gesehen hatten. Der Schulze S. verfügte sich hierauf mit ihnen an den eben beschriebenen Ort. Auch er überzeugte sich von dem Vorhandensein der Schachtel am Boden des Lochs. Sie fällten hierauf einen Baum, legten ihn über das Loch, befestigten an denselben ein Seil, und die beiden Brüder J. und Ph. B. liefsen an diesem Seil sich hinunter in den Schacht. Als sie daselbst angekommen waren, fanden sie die Schachtel mit einem gedrehten leinenen Bande zugebunden, zum Theil umwickelt von einem leinenen Tuche, aufgesprungen an der einen Seite dicht am Boden, so dafs sie sehen konnten, dafs in der Schachtel ein todtes Kind war. Sie banden noch die Schachtel mit dem Tuche zu, steckten sie in einen Sack, den sie mitgenommen hatten und zogen sie, nachdem sie wieder heraufgestiegen waren, an dem Seile heraus. Der Schulze S., ferner W. und Ph. B. und G. Z. blieben bei dem Kinde, während J. B. nach K...... ging, um dem dortigen Schulzen St. weitere Anzeige zu machen. Derselbe kam nebst dem Schöppen A. Sch. und nahmen die Schachtel in Empfang, welche nachher nach K. zur näheren Untersuchung getragen wurde.

Im Dorfe K. wohnte eine beinahe 45jährige Wittwe J. W. M., deren Ehemann seit etwa $2\frac{1}{2}$ Jahren todt war. Sie wohnte bei ihrem Schwiegersohn, dem Bauer J. Ph. F., half ihm in der Wirthschaft, und afs an ihrer Kinder Tisch, hatte auch ein eigenes Vermögen von 100 Thlr. Aufser der verehelichten F. hatte sie noch eine zweite Tochter, verehelichte S. gehabt, welche jedoch vor ihrem Vater (vor 8 Jahren schon) gestorben war. Auf die erwähnte J. W. M. fiel nun der Verdacht der verheimlichten Niederkunft, denn sie hatte ungefähr im April v. J. gegen den ehemaligen Westphälischen Regiments-Chirurgus R. in Stadt W ..... Klagen über Ausbleiben der Reinigung und mancherlei Beschwerden geführt, wonach dieser eine Schwangerschaft vermuthet und von seinem Verdacht dem Kreisphysikus Dr. G. Nachricht gegeben hatte. Derselbe hatte die Hebamme C. E. M. zur Untersuchung der Wittwe J. W. M. aufgefordert, welche, als sie der Aufforderung genügt, zwar keinen starken Leib, aber angeschwollene Brüste, wie es im Anfange der Schwangerschaft wohl zu sein pflegt, gefunden hat, eine genauere Untersuchung aber nicht angestellt zu haben scheint. Diese Angaben waren jedoch hinreichend, auf die Wittwe J. W. M. aufmerksam zu machen und sie am 29sten Mai gerichtlich zu verhören, bei welcher Veranlassung die Vorgeladene zur Sache folgendes deponirte:

Sie sei den ganzen Winter hindurch und schon seit einem Jahre immer kränklich und elend gewesen, habe besonders an Brustbeschwerden gelitten, doch wenig Arzenei gebraucht. Vor etwa sechs Monaten kurz vor Martini wäre sie in das Holz gegangen, durch welches der Weg nach B. führt. Dort hätte ein unbekannter Mann, mehr jung als alt, von mittelmäfsiger Gröfse und starkem Körperbau sie umfafst, niedergeworfen und den Beischlaf mit ihr vollzogen. Darnach sei ihre Monatszeit stehen geblieben, ohne dafs sie jedoch geglaubt, dafs dieses Folge des

Beischlafs sei. (Nach einer späteren Aussage ist sie allmählig und erst acht Wochen vor der Entbindung ganz ausgeblieben.) Dafs ihre Monatszeit ausgeblieben, habe sie wohl ihrem Bruder A. B. entdeckt, davon aber, dafs sie auf die vorhin angegebene Art einem Manne zugehalten, niemand in Kenntnifs gesetzt. Vor zwei Monaten indefs habe sie in Begleitung ihres eben genannten Bruders sich zum Dr. G. nach St. begeben, um denselben ihres Zustandes wegen um Rath zu fragen und sich von ihm untersuchen zu lassen. Derselbe hätte auch letzteres gethan und in ihres Bruders Gegenwart gesagt, dafs sie seit ungefähr vier Monaten schwanger sei, welches sie aber nicht glauben können, weil sie so weit noch nicht gerechnet. Vor vier Wochen (nach einer anderen und späteren Aussage, vor sechs Wochen) sei sie, sie wisse nicht auf wessen Veranlassung, durch die Orts-Hebamme wieder untersucht worden, ohne dafs jedoch dieselbe darüber, ob sie schwanger sei, sich bestimmt geäufsert hätte. So hätte ihre Ungewifsheit vierzehn Tage oder drei Wochen, nach anderer Aussage sechs und nach einer dritten Aussage acht Wochen vor ihrer Entbindung fortgedauert, wo sie die ersten Bewegungen des Kindes empfunden habe. Ihr dicker Leib sei inzwischen ihren Kindern aufgefallen und sie habe auch ihren Zustand ihnen nicht verheimlicht, eine Angabe, welcher jedoch eine spätere Aussage widerspricht. Am zweiten Pfingsttage wären ihre Tochter und ihr Schwiegersohn aus der Kirche gekommen und hätten erzählt, dafs der Prediger sehr auf die Huren gescholten, und sie als eine, welche die Kinder abtreiben wolle, bezeichnet habe. Ueber die Vorwürfe, welche ihr bei dieser Gelegenheit gemacht worden, hätte sie sich sehr geärgert. Nachmittags gegen ein Uhr wäre sie auf den Futterboden gegangen, um für die Pferde Futter zu machen, als sie auf einmal ein starkes Kneipen in dem Rücken empfunden. Noch ein dergleichen und ein drittes habe sie bekommen, sei dann an die Wand getreten, um auszuruhen, und habe bei dem dritten Schauer bemerkt, dafs es unter ihr nafs geworden, daher vermuthet, dafs die Wasserblase gesprungen. Sie sei ihrer zu wenig mächtig gewesen, um vermuthen zu können, dafs ihre Entbindung erfolgen werde. In diesem Schauer sei das Kind mit der Nachgeburt von ihr auf den Lehmboden geschossen. Sie habe dabei gelehnt an der Wand gestanden, und sei, wie sie gefühlt, dafs das Kind aus dem Schoofse fallen wollen, im Begriff sich zu bücken gewesen, dann aber ohnmächtig niedergefallen. Nach dem artikulirten Verhör ist die Entbindung am Pfingstmontage Nachmittags gegen drei Uhr erfolgt. Ueber eine Stunde habe sie sich im Zustande der Ohnmacht befunden, und als sie erwacht, mit dem Unterleibe auf dem Kinde, welches todt gewesen, gelegen. Sie habe sodann aus ihrer Schlafkammer eine Schachtel geholt, das Kind nebst der Nachgeburt in selbige eingepackt und sie unter Stroh auf dem Futterboden versteckt, bis Dienstag Morgen sie dort verwahrt, sich dann in die M....burg begeben, und die Schachtel mit dem Kinde und der Nachgeburt in das daselbst befindliche Loch heruntergelassen, auch einige in der Nähe abgebrochene grüne Zweige darauf geworfen. In dem Loche, wo es kühl wie in einem Keller sei, habe das Kind bis es gefunden worden, vier Tage gelegen. Bei ihrer Niederkunft sei übrigens niemand gegenwärtig, auch niemand im Hause gewesen. Das Kind habe sie gar nicht angesehn, daher auch dessen Geschlecht nicht gewufst. Im Verhör am 8ten Juni 1820, wie im artikulirten Verhör, giebt sie jedoch an, das Kind sei todt und weiblichen Geschlechts, die Nabelschnur abgerissen gewesen, ohne dafs sie jedoch wisse wie solches zugegangen, da sie selbst sie nicht abgerissen. Nachgeburt und Kind hätten jedoch dicht bei einander gelegen. Sie hätte schon acht Tage vorher keine Bewegung mehr gehabt, daher auch nicht geglaubt, dafs sie nöthig hätte, Anzeige ihrer Entbindung zu machen. Ihrer Tochter so wenig, als deren Ehemann hätte sie bei deren Zurückkunft von ihrer Entbindung Nachricht gegeben. Das Blut auf dem Futterboden hätte sie mit dem Futter zusammengenommen und auf den Mist geworfen. Das Kind sei auch ihrer Meinung nach noch nicht zeitig, etwa ein halbes Jahr alt gewesen.

Die gerichtliche Obduction der aufgefundenen Kindesleiche geschah am 28sten Mai durch den Kreisphysikus Dr. G. und den vereideten Distrikts-Chirurgen St., nachdem jene die Schachtel in Augenschein genommen und hinsichtlich ihrer Gröfse und Beschaffenheit Nachstehendes bemerkt hatten:

Die Schachtel war nemlich eilf rheinländische Zoll lang, sechs Zoll breit und vier Zoll tief. Sie war mit einem leinenen Bande umbunden; der Boden in drei Stücke zerbrochen, und die eine Seitenwand zersplittert. Bei der Schachtel befand sich ein alter zerrissener leinener Lappen mit Blut, ohne alles Abzeichen, in derselben die Nachgeburt, das Kind und Hechsel. Die Schachtel wurde von den Findern und den Schulzen St. und Sch. als diejenige, welche sie aus dem Loche hervorgeholt und letztere in Empfang genommen und bis dahin verwahrt hatten, anerkannt. In der eben erwähnten Schachtel fand sich das Kind eingedrückt, ganz entblöfst, auf dem Rücken und der rechten Seite des Kopfes liegend, mit dem Gesicht von der zersplitterten Stelle der Schachtel abgewendet. Die Besichtigung ergab folgendes:

Der Leichnam war mit Blut, Schmutz und Häckerling bedeckt, am After befand sich abgegangenes Kindspech, Spuren desselben auch in der Schachtel. Der Leichnam wurde in Wasser gereinigt. Er war weiblichen Geschlechts. Die Länge betrug sechzehn und einen halben Zoll Rheinländisch, das Gewicht vier und ein halb Pfund, der Kopf war überall mit Haaren besetzt, an demselben eine bedeutende Geschwulst. Hände und Füfse waren mit weichen Nägeln bewachsen. Die Farbe der Haut war mehr weifs als röthlich, der Körper ohne Fäulnifs, ziemlich gut genährt, ohne äufserliche Fehler der natürlichen Bildung. Die Nachgeburt war durch Zerreifsung der Nabelschnur vom Körper getrennt. Die Nabelschnur, nicht unterbunden, nicht abgeschnitten, sondern zerrissen, hatte am Körper die Länge von $4\frac{1}{4}$ Zoll Rheinländisch. Der Theil an der Nachgeburt war 16 Zoll lang. Die Nachgeburt selbst wog $1\frac{1}{4}$ Pfund. Die

Knochen des ganzen Körpers waren fest, weder zerbrochen noch verrenkt. Im Munde befand sich Schmutz und auf der Zunge Hechsel, auf dem rechten Backen ein rother Flecken von 1 Zoll Länge und $1\frac{1}{2}$ Zoll Breite, auf der linken desgleichen. Von den Augenliedern, welche geschlossen waren, war das rechte Auge verschwollen und von blauer Farbe, so wie auf der nemlichen Seite vom Auge bis zur Lippe ein blauer Streif in der Länge von einem halben Zoll rheinländisch. Die Augenlieder des linken Auges von rother Farbe, in der Nähe desselben vom äufsern Augenwinkel ab nach dem Ohre zu ein runder rother Flecken im Durchmesser von drei Linien. Das äufsere rechte Ohr war durchgängig von rother Farbe. Unter dem Halse befand sich vom Brustbein an bis über das Zungenbein ein grauer Flecken von mehreren Punkten zusammengesetzt, die in Form und Gröfse verschieden waren und zusammen eine Fläche von $1\frac{1}{2}$ Zoll breit bildeten und hin und wieder von der epidermis entblöfst waren. Nase und Ohren waren von fremden Körpern frei. Nachdem die äufsern Kopfbedeckungen weggenommen waren, zeigte sich auf dem rechten Seitenbein nach dem Schlafbein hin schwarzes coagulirtes Blut von etwa einem halben Quentchen, auf der nemlichen Stelle zwei Quentchen Gehirn; auf der Stelle, wo sich das rechte Scheitelbein mit dem linken verbindet, war ebenfalls coagulirtes Blut vorfindlich. Die äufsere Beinhaut der Schädelknochen, die des Stirnbeins ausgenommen, war roth von sugillirten Blutgefäfsen. Das rechte Scheitelbein hatte zwei Frakturen, eine vom Scheitelbein nach dem Schlafbein zulaufend, die andere vom Stirnbein an mitten durch das Scheitelbein bis zur Hälfte dieses Knochen, wodurch derselbe in drei Stücke zertheilt wurde. Nach Wegnahme der Schädelknochen fand sich die dura mater unter den oben beschriebenen Wunden zerrissen, und zwar in der Richtung vom Scheitelbein nach dem Schlafbein hin, von $2\frac{1}{2}$ Zoll Länge. Das auf den Knochen befindliche Gehirn war durch die oben beschriebene Knochenwunde gedrungen, sonst war die Hirnsubstanz unter dem rechten Scheitelbeine mehr als gewöhnlich breiartig. Die Blutgefäfse der dura und pia mater waren vom Blute angefüllt, das kleine Gehirn in seiner Oberfläche blutig; übrigens nirgend extravasirtes Blut, Wasser oder sonstige Verletzung in der Hirnsubstanz oder den Höhlen. Bei der Brusthöhlen - Eröffnung fanden sich die Lungen von blafsrother Farbe, das Herz davon fast ganz bedeckt, und füllten dieselben den gröfsten Theil der Brusthöhle aus. Das Zwergfell war mehr nach unten gebogen. Die Lungen wurden sammt dem Herzen, nachdem die Luftröhre, die aorta, die venae cavae unterbunden waren, herausgenommen, und in diesem Zustande, nachdem sie zuvor in Wasser abgespült, in einen mit Brunnenwasser beinahe noch ganz angefüllten Eimer gelegt. Sie schwammen im Ganzen mit dem Herzen in Verbindung sowohl, als getrennt vom Herzen jede Lunge für sich und in einzelnen Stücken. Beim Durchschneiden gaben sie einen knisternden Ton. Die Lungenpulsadern waren mit Blut angefüllt, desgleichen die rechte Herzkammer; der ductus arteriosus und die linke Herzkammer nur wenig. Nach der Eröffnung des Unterleibes fanden sich die Lebergefäfse sammt den Gefäfsen, die zum Nabelstrang führen, blutleer, weniger der ductus venosus, überhaupt waren alle Blutgefäfse des Unterleibes blutleer. Im Mastdarm befand sich eine Menge Kindspech, die Urinblase war leer.

Die Sachverständigen waren hiernach der Meinung,

1) dafs das Kind lebendig geboren sei und geathmet habe;

2) dafs es in Betracht seiner Gröfse und Schwere und hauptsächlich in Erwägung des durch die unterbliebene Unterbindung der Nabelschnur entstandenen Blutverlustes, wodurch dasselbe an Schwere verloren, und in Betracht der übrigen Constitution und Bildung des Körpers eine wenigstens sechs monatliche Frucht sei, welche fortzuleben nicht im Stande gewesen;

3) dafs es an Folge der durch die unterlassene Nabelschnur-Unterbindung entstandenen Verblutung, welche sich aus der Blutleere der Gefäfse des Unterleibes ergeben, aufser Verbindung mit den am Kopfe vorgefundenen Frakturen seinen Tod gefunden habe;

4) dafs letztere durch äufsere Gewalt mit einem stumpfen Instrumente zugefügt worden, und zwar theils bei Lebzeiten des Kindes; dafs sich aber auf die Absicht und körperliche Kräfte des Thäters aus der Beschaffenheit der Wunde nicht schliefsen lasse.

Im später eingereichten visum repertum fügen sie hinzu: dafs die Art und Weise dieser Gewalt nicht ohne Geständnifs der Inquisitinn sich angeben lasse. Die Kopfgeschwulst sei jener nicht ähnlich gewesen, die von einem langen Einstehen des Kopfes während der Geburt entstehe. Auch lasse sich ein solches Einstehen bei einem schwachen Kinde mit so beweglichen Schädelknochen wie hier und bei noch nicht ausgewachsenem Kopfe nicht denken. Nach Aussage der Inquisitinn sei die Geburt schnell erfolgt, gleichsam von ihr gestürzt, und es lasse sich annehmen, dafs die Kopfgeschwulst und das Extravasat auf den Schädelknochen von einem Sturz der Frucht auf einen harten Körper entstanden wären. Die bedeutenden Frakturen des Scheitelbeins und Zerreifsung der dura mater könnten aber durch diesen Sturz des Kindes auf den Kopf nicht entstanden sein, auch könnten sie nicht bei Lebzeiten, sondern müssten erst nach dem Tode des Kindes entstanden sein. Denn hätte während dieses Ereignisses das Kind noch gelebt, so hätte allerdings besonders durch die Zerreifsung der dura mater eine bedeutende Blutung entstehen und das ausgetretene Blut unter dem Hirnschädel vorgefunden werden müssen. Wahrscheinlicher werde es, wenn man in Betracht ziehe, dafs der Schachteldeckel gänzlich und die Schachtel an dem Ort, wo der Kopf des Kindes gelegen, zerschmettert waren, dafs die bedeutenden Frakturen des Scheitelbeins bei dem Herunterfallen der Schachtel mit dem Kinde und dem Aufschlagen desselben auf den Felsengrund des tiefen Loches entstanden wären. Die Tödtlichkeit der Läsionen betreffend, nehmen die Obducenten an, dafs die Verblutung durch den Nabelstrang unter allen Umständen in dem Alter des Kindes tödtlich sein müsse, wenn man es auch bloſs auf ein Leben beziehen könne, welches kein fortbestehendes und von keiner langen Dauer sein konnte. Das Blutextravasat und die Kopfgeschwulst wären, wenn auch das zarte Alter der Frucht in Betracht gezogen werde, in keiner Hinsicht für tödtlich zu achten. Was die Frakturen des ossis bregmatis und Zerreiſsung der dura mater anlange, so kommen diese, da man annehmen müsse, daſs sie erst nach dem Tode entstanden, in Hinsicht der Lethalität nicht in Betracht.

Gutachten.

Ein etc. Kammergericht setzt das statt gefundene Leben des neugebornen Kindes der Inquisitinn Wittwe M. als erwiesen voraus. Nach den Resultaten der Obduction giebt es in der That keinen Grund, die Richtigkeit dieser Annahme in Zweifel zu ziehen. Wir können uns daher zur Lösung der Fragen nach der vorgeschriebenen Ordnung wenden. Demgemäſs beschäftigt uns zuerst die Erörterung der Aufgabe:

„ob der Obductionsbefund mit hinlänglicher Ge-
„wiſsheit ergebe, daſs der Tod des Kindes allein
„und auſser Verbindung mit den am Kopfe vor-
„gefundenen Frakturen durch Verblutung aus
„der ununterbundenen Nabelschnur erfolgt sei?"

In älteren Zeiten nahm man gewöhnlich den Tod durch Verblutung aus der Nabelschnur in solchen Fällen an, wo sie nach dem Tode ununterbunden angetroffen wurde und die Lungenprobe für statt gefundenes Leben sprach. In den letzten Jahren will Mancher die Möglichkeit einer solchen Verblutung nicht einmal gelten lassen, denn er hält selbst die Unterbindung der Nabelschnur für überflüssig und unnöthig. Wir können so wenig der einen, wie der andern Ansicht beitreten, und besonders läſst sich die letztere Meinung so wenig durch Gründe aus der anatomischen Beschaffenheit der Theile, als nach dem, was vorurtheilfreie Beobachtung und Erfahrung gelehrt haben, hinlänglich vertheidigen. Verblutung aus der abgerissenen sowohl als abgeschnittenen Nabelschnur ist in der Regel um so eher möglich, je dichter am Körper die Trennung geschehen, und je schärfer das Instrument, mit dem sie vollbracht worden, gewesen war, weniger da zu erwarten, wo das Athemholen bald und vollständig zu Stande kam und der Nabelstrang längere Zeit nach der Entbindung erst getrennt wurde. Möglicherweise kann aus einer unterbundenen Nabelschnur Verblutung selbst späterhin noch entstehen, wenn bei locker gewordener Unterbindung auf irgend eine Art das schon begonnene Athemholen gestört wurde. In allen Fällen erfolgter Verblutung müssen indeſs die Zeichen derselben am Leichname nachzuweisen sein, und es läſst sich bei noch so kurz abgerissener Nabelschnur der Tod aus dieser Ursache mit Gewiſsheit nur da annehmen, wo bei der Section Blutleere der Gefäſse, auffallender

Blutmangel in den grofsen Venen und den Nebenkammern des Herzens, besonders der vorderen, eine bleiche Wachsfarbe der Oberfläche und Bläfse der Eingeweide wahrgenommen wurden, dabei keine bedeutende Verletzungen, welche Blutung auf andere Weise hätten veranlassen können, vorhanden waren. Wenden wir das Gesagte auf den vorliegenden Fall an, so war hier allerdings die Nabelschnur in einer Entfernung vom Körper abgerissen, dafs eine Verblutung aus ihr hätte erfolgen können und der Körper war mit Blut bedeckt, welches aus der nicht unterbundenen Nabelschnur seinen Ursprung genommen haben konnte. Auch waren die Gefäfse im Unterleibe, die Lebergefäfse, sammt den Gefäfsen die zum Nabelstrang führen, blutleer. Jedoch wurde dieser Blutmangel nicht allgemein bemerkt, und wenn auch nicht zu übersehen ist, dafs bei so jungen Kindern die Haut gewöhnlich dunkler gefärbt ist, so war sie doch nicht bleich, wie nach einer Verblutung, nur mehr weifs als röthlich, die Beinhaut der Schädelknochen geröthet, die Blutgefäfse der dura und pia mater waren voll Blut und die Lungenpulsadern wie die rechte Herzkammer mit Blut gefüllt. Es waren aufserdem bedeutende Kopfbeschädigungen vorhanden aus denen Blut hatte entleert werden können, und es fehlte daher die Uebereinstimmung in den Zeichen, wonach mit hinlänglicher Gewifsheit eine Verblutung aus der Nabelschnur als alleinige Todesursache und aufser Verbindung mit den am Kopfe vorgefundenen Frakturen angenommen werden konnte.

Die zweite Frage stellt zur Beurtheilung:

„die Lethalität der am Kopfe des Kindes vor-„gefundenen Verletzungen."

Es soll entschieden werden, ob namentlich die Frakturen des Scheitelbeins und Zerreifsungen der dura mater an sich als lethal anzunehmen? Vielleicht wäre es zweckmäfsig gewesen, vorher zu entwickeln, wie fern die an dem Leichnam gefundenen Beschädigungen und welche von ihnen dem lebenden Kinde zugefügt worden, um sodann letztere allein bei Beurtheilung der Lethalität in Betracht zu ziehen. Bei der von dem Königlichen Kammergericht gewählten Ordnung der Fragen und Benennung der Verletzungen können wir nicht anders, als deren Tödtlichkeit im Allgemeinen ohne eigentliche Berücksichtigung eines bestimmten Falles, nur unter der Voraussetzung, dafs sie einem lebenden Körper zugefügt worden, beurtheilen.

Nach dem Obductionsprotokoll hatte das rechte Scheitelbein zwei Frakturen, eine vom Scheitelbein nach dem Schlafbein zulaufend, die andere vom Stirnbein an mitten durch das Scheitelbein bis zur Hälfte dieses Knochen, wodurch er in drei Stücke zertheilt wurde. Nach Wegnahme der Schädelknochen fand sich die dura mater unter den beschriebenen Wunden zerrissen und zwar in der Richtung vom Scheitelbein nach dem Schlafbein hin von $2\frac{1}{2}$ Zoll Länge. Auf dem rechten Scheitelbein nach dem Schlafbein zeigte sich schwarzes coagulirtes Blut von etwa $\frac{1}{2}$ Quentchen und auf der nemlichen Stelle 2 Quentchen Gehirn, welches durch die vorhin beschriebene

Kno-

Knochenwunde gedrungen war. Es bedarf keines ausführlichen Beweises, dafs Verletzungen, welche in mehrfachen Frakturen des Scheitelbeins mit Zerreifsungen der dura mater verbunden bestanden, an sich als lethal anzunehmen sind.

Nun erst können wir die Frage erörtern, ob der Obductionsbefund

„mit hinlänglicher Gewifsheit ergebe, dafs die „genannten Verletzungen bei Lebzeiten des quaest. „Kindes oder erst nach dessen Tode entstanden."

Es fand diese Frage im vorliegenden Fall, aufser der Beschaffenheit der Verletzungen eine besondere Veranlassung in der Art, wie nach dem Inhalt der Akten das Kind nach der Geburt behandelt worden war. Die Schachtel nemlich, welche es enthielt, fand sich in einem Loch von mehr als 40 Fufs Tiefe, und war an der einen Seite dicht am Boden so aufgesprungen, dafs man darin das todte Kind sehen konnte, der Boden der Schachtel war in drei Stücke zerbrochen, und die eine Seitenwand zersplittert. Das Kind lag auf dem Rücken und der rechten Seite des Kopfes, das Gesicht von der zersplitterten Stelle abgewendet. Die Schachtel war übrigens verhältnifsmäfsig sehr klein, nur eilf rheinländische Zoll lang, sechs Zoll breit und vier Zoll tief. Das Kind, dessen Länge 16½ Zoll betrug, fand sich eingedrückt. Die Mutter gab an, bei der Entbindung ohnmächtig geworden zu sein, und beim Erwachen auf dem todten Kinde gelegen zu haben. So konnte daher der Leichnam am Kopfe beschädigt worden sein, sowohl durch Einpressen in den im Verhältnifs sehr engen Raum der

Schachtel, als durch den Fall beim Einsenken in das tiefe Loch, und endlich durch das Aufliegen der Mutter.

Hier kommt es daher vornehmlich auf eine nähere Betrachtung der Verletzungen an, und die Sugillationen werden zuerst in Erwägung zu ziehen sein. Nicht immer sind Blutunterlaufungen sichere Zeichen des statt gefundenen Lebens. Nach den Gesetzen der Schwere senkt sich auch im todten Körper das Blut nach den am tiefsten gelegenen Gegenden zwischen das Zellgewebe der Haut. Der Anfang fauligter Zersetzung begünstigt solche Blutunterlaufungen. Im vorliegenden Fall war der Körper zwar ohne Fäulnifs, denn es wird dies im Obductionsprotokoll ausdrücklich versichert, doch hatte das Kind in der Schachtel bis zur Obduction überhaupt sieben Tage, fünf Tage im Schachtloch, wo es kühl wie in einem Keller gewesen, auf dem Rücken und der rechten Seite des Kopfs gelegen. Der Flecken auf dem Backen, das verschwollene und blau gefärbte rechte Augenlied, der blaue Streif vom Auge bis zur Lippe können als Folgen der Blutinfiltration nach dem Tode angesehen werden. Eine nähere Untersuchung dieser angeblichen Sugillationen hat jedoch nicht statt gefunden. Mehr als jene Vermuthung zu geben, und über die Entstehung dieser Flecke mit Sicherheit zu urtheilen, fühlen wir uns daher aufser Stande. Welches die Entstehungsweise des unter dem Halse vom Brustbein an bis über das Zungenbein bemerkten, aus mehreren in Form und Gröfse verschiedenen Punkten zusammengesetzten $1\frac{1}{2}$ Zoll breiten grauen Flecken gewesen sei, läfst sich eben so wenig entscheiden. Der Leichnam war, als er gefunden wurde, mit Blut, Schmutz und Häckerling bedeckt. Im Munde befand sich Schmutz und auf der Zunge Hechsel. Die Mutter wurde von ihrer Frucht auf dem Futterboden, wohin sie, um Futter für die Pferde zu machen, gegangen war, entbunden. Dort schofs das Kind von ihr auf den Lehmboden. Sie will sogleich nach der Entbindung in einen Zustand von Ohnmacht gerathen sein und mit dem Leibe auf dem angeblich todten Kinde gelegen haben. Diese Umstände könnten die Entstehung jener räthselhaften Flecke einigermafsen erklären helfen. Eine das Leben des Kindes gefährdende Handlung scheint dadurch nicht angedeutet zu werden, wenn auch damals das Kind wahrscheinlich am Leben gewesen ist. Von gröfserer Bedeutung ist wahrscheinlich das coagulum von ungefähr $\frac{1}{2}$ Quentchen schwarzem Blut, welches die Obducenten, nachdem sie die äufseren Kopfbedeckungen, die sie als geschwollen bezeichnen, weggenommen hatten, auf dem rechten Scheitelbein, so wie jenes, welches sie an der Vereinigung beider Scheitelbeine getroffen haben. Es können diese Blutansammlungen bei dem im Verhältnifs sehr kleinen Kinde nicht wohl während der Geburt, die so leicht von Statten gegangen war, entstanden sein. Wahrscheinlich sind sie nachher entstanden, und hier finden wir die natürlichste Veranlassung in dem Sturz auf den Lehmboden, indem die Mutter im Stehen geboren hat und nur, als das Kind aus dem Schoofse fallen wollen, ihrer Aussage nach im Begriff sich zu bücken gewesen ist. Ob beide coagula durch dieselbe äufsere Veranlassung entstanden sind, läfst sich nicht bestimmen, da das zweite nicht so genau wie das erste seiner Lage und Menge nach beschrieben, auch der Ort, wo die M. geboren hatte, nicht untersucht, noch angegeben worden ist, ob der Boden glatt oder uneben, ob mit Steinen belegt oder ob sonst Körper vorhanden waren, durch welche der Kopf des Kindes beim Fallen hätte beschädigt werden können. In der Gegend der Blutansammlungen wurden noch Knochenbrüche gefunden. Es ist wahrscheinlich, dafs einige von ihnen, aber nicht alle gleichzeitig mit jenen Blutaustretungen und durch dieselbe Gewalt entstanden, die bedeutenden Brüche aber, die Zerreifsungen der dura mater, das Austreten des Gehirns, erst nach dem Tode, durch den Fall von einer bedeutenden Höhe bewerkstelligt worden sind, denn die Blutunterlaufungen waren von verhältnifsmäfsig geringem Umfang und unter dem Schädel kein Blut ausgetreten, da die Bemerkung der Obducenten, dafs das kleine Gehirn an seiner Oberfläche blutig gewesen, keine Blutaustretung unter dem Schädel zu bezeichnen scheint.

Ein Königliches Kammergericht verlangt endlich unsere gutachtliche Aeufserung darüber, inwiefern das Kind der Inquisitinn lebensfähig, und wie alt es gewesen? Die Data der Obduction, welche hiebei in Erwägung zu ziehen sind, betreffen die Länge und das Gewicht, in gewisser Hinsicht die körperliche Beschaffenheit des Kindes und die Beschaffenheit der Nachgeburt. Das Obductionsprotokoll ist in dieser Hinsicht sehr unvollständig geblieben, denn wir finden nichts über die Beschaffenheit der Fontanellen, der Haare, der Ohrenknorpel und der Oberfläche, und eigentlich aufser der Länge und dem Gewicht des Kindes nur die Beschaffenheit der Nachgeburt zur Beurtheilung gestellt. Aber schon in diesen Stücken weicht das Kind der Inquisitinn sehr von den bei reifen und ausgetragenen Kindern sonst gewöhnlichen Verhältnissen ab. Seine Länge betrug $16\frac{1}{2}$ Zoll Rheinländisch, das Gewicht $4\frac{1}{2}$ Pfund. Ein ausgetragenes reifes Kind mifst 19 bis 22 rheinländische Zoll und wiegt gewöhnlich 6 bis 7 Pfund. Es kömmt im vorliegenden Fall besonders das Gewicht des Kindes in Betracht, da Kinder in den letzten Monaten weniger an Länge als im Umfange und an Gewicht zunehmen. Das Kind der Inquisitinn konnte hiernach durchaus nicht als ein reifes und ausgetragenes Kind gelten. Es waren auch weder an Händen noch an Füfsen die Nägel gehörig ausgebildet, vielmehr weich, wie bei Kindern, welche die gehörige Reife nicht erlangt haben. Der Blutverlust aus der Nabelschnur hat das Gewicht des Kindes nicht so bedeutend verändern können, dafs wir in Rücksicht darauf über die Reife des Kindes anders urtheilen sollten. Das Gewicht der Nachgeburt betrug $1\frac{1}{4}$ Pfund. Das Gewicht dieses Theils ändert indefs zu sehr ab, als dafs dieser Umstand bei Beurtheilung der Reife eines Kindes von besonderem Werth wäre. Selten wiegt die Nachgeburt eines ausgetragenen Kindes über $1\frac{1}{2}$ Pfund. Das Kind der Inquisitinn ist nach Maafs und Gewicht wahrscheinlich eine Frucht zwischen dem sechsten und siebenten Monat gewesen, so dafs es auch bei der sorgsamsten Pflege sein Leben aufserhalb der Gebärmutter fortzusetzen nicht im Stande gewesen wäre.

Wir fassen nach diesem den Inhalt unsers Gutachtens in der Kürze zusammen, und beantworten die von Einem etc. Kammergericht uns vorgelegten Fragen dahin, dafs:

1) der Obductionsbefund mit hinlänglicher Gewifsheit nicht ergebe, dafs der Tod des Kindes der Inquisitinn allein und aufser Verbindung mit den am Kopfe vorgefundenen Frakturen durch Verblutung aus der ununterbundenen Nabelschnur erfolgt sei,

2) die Frakturen des Scheitelbeins an sich als lethal anzunehmen,

3) der Obductionsbefund mit hinlänglicher Gewifsheit nicht ergebe, dafs die genannten Verletzungen bei Lebzeiten des quaest. Kindes entstanden und solches nur in Rücksicht einiger wahrscheinlich, von andern dagegen zu vermuthen sei, dafs sie erst nach dem Tode entstanden, endlich

4) das Kind der Inquisitinn weder mit Gewifsheit noch mit Wahrscheinlichkeit für lebensfähig zu erklären, und ungefahr sechs Monat alt gewesen sei.

Berlin, den 21sten März 1821.

Königl. wissenschaftliche Deputation
für das Medicinal-Wesen.

XIV.

Gutachten

über

das bei der Geburt statt gefundene Leben eines heimlich gebornen Kindes.

Ein Hohes Ministerium der Geistlichen- Unterrichts- und Medicinal-Angelegenheiten hat unter dem 20sten September d. J. in der Untersuchungs-Sache wider die unverehelichte D. Sch. zu M. wegen verheimlichter Schwangerschaft und Niederkunft dem Antrage Eines Königlichen Hochpreifslichen Kammergerichts vom 10ten September d. J. gemäfs und unter Zufertigung eines Bandes Untersuchungsakten uns aufgegeben, ein Gutachten darüber zu entwerfen:

1) ob nach dem Obductionsbefund anzunehmen ist, dafs das Kind der unverehelichten S. bei der Geburt gelebt habe,
2) welcher Einflufs auf die Beantwortung dieser Frage dem Umstande beizumessen, dafs sich bei dem Zerschneiden der Lungen des Kindes kein zischender Laut gezeigt hat, und
3) in wie weit sich die Abwesenheit dieses Lautes durch die bereits eingetretene Fäulnifs des Leichnams erklären läfst.

Wir genügen jetzt, unter Rücksendung der uns mitgetheilten Akten dem erhaltenen Befehl.

Geschichtserzählung.

Die unverehelichte 22jährige D. S. L. Sch., älteste Tochter der Wittwe Sch. in M., wurde bald nach Pfingsten d J. der verheimlichten Niederkunft verdächtig, weil man sie nach ihrem Ansehen noch kurz vor Pfingsten für schwanger gehalten hatte. Eine auf den Grund dieses Verdachts am 19ten Juni d. J. durch die Dorfhebamme vorgenommene Untersuchung hatte zwar zu keiner Entdeckung geführt, dennoch wurde die Sch. verhaftet, und legte sehr bald ein Geständnifs folgenden Inhalts ab: Sie habe ungefähr zur Zeit der Erbsenerndte v. J. mit dem Sohne des Bauers S. den Beischlaf vollzogen, und sei hiervon schwanger geworden. Sie habe solches daran bemerkt, dafs ihre monatliche Reinigung ihr ausgeblieben, auch ihr Leib stärker geworden wäre, und späterhin eine geringe Bewegung der Leibesfrucht, die jedoch zuletzt wieder aufgehört, sich eingestellt hätte. Am heiligen Abend vor Pfingsten sei die Niederkunft wirklich erfolgt. Am Abend dieses Tages um 8 Uhr habe sie sich nemlich im Kuhstall allein befunden und sei eben damit beschäftigt gewesen, Stroh auf den Boden zu streuen, welcher dort mit Lehm bedeckt und so hart, wie die Tenne einer Scheune sei. Sie habe Schmerzen in den Seiten und im Rücken empfunden, und an einer von Stroh nicht bedeckten Stelle sei die Frucht von ihr und mit dem Kopf auf die Erde gestürzt, auch gleich darauf die Nachgeburt gefolgt. Diefs alles sei im Stehen geschehen. Sie habe hierauf das Kind vom Boden aufgehoben und besehen. Es habe jedoch keinen Laut noch sonst ein Lebenszeichen von sich gegeben, weshalb sie es sammt der noch daran befindlichen Nachgeburt in leinene Lappen gewickelt und, nachdem sie noch eine kleine Weile sich im Stalle niedergesetzt, mit sich genommen und zu den Füfsen ihres Bettes unter das dort befindliche Stroh versteckt habe. Um 4 Uhr am andern Morgen, dem ersten Pfingsttage habe sie die Frucht in dem Keller in ein Loch, welches sie selbst mit dem Spaten gemacht, gelegt, mit Erde bedeckt und mit Erdtoffeln beschüttet. Am 20sten Juni wurde das Kind hier wieder ausgescharrt, in der Kirche aufbewahrt, und am folgenden Tage durch den Kreisphysikus Dr. H. und Kreischirurgus K. gerichtlich obducirt. Dabei wurde nachstehendes zu Protokoll gegeben: Das Kind war weiblichen Geschlechts, von 19 Zoll Länge, circa 7 Pfund Gewicht, dichten Kopfhaaren, Nägeln, die über das Fleisch gingen, und ausgestopfter glatter körperlicher Haut. Es befand sich am Leichnam noch eine ganz vollkommene Nachgeburt, die mit dem Kinde durch eine mit Blut angefüllte 1½ Fufs lange Nabelschnur verbunden war. Aeufserlich am Körper fanden sich auch bei der sorgfältigsten Untersuchung keine Verletzungen. Hingegen war der Körper schon dermalen in Fäulnifs übergegangen, dafs sich die Oberhaut allenthalben ablöste, und in dem Tuch, welches den Leichnam enthielt, sich eine Menge abgegangenes Kindspech befand. Als nun die Section vorgenommen wurde, fand sich bei Eröffnung der Höhle des Kopfs, dafs durch die kleine hintere Fontanelle eine Menge geronnenes Blut ausgetreten war, welches bei näherer Untersuchung theils aus den von Blut strotzenden Blutgefäfsen des Gehirns, theils vorzüglich aus dem grofsen Blutbehälter der harten Hirnhaut geflossen war. Das Cranium war übrigens in allen seinen Theilen unverletzt, das Gehirn füllte letzteres ganz aus, und war in seinen Substanzen natürlich, jedoch mit viel wässrigter Feuchtigkeit in seinen Höhlen. Nach Oeffnung der Brusthöhle fanden sich vollkommen den Brustkasten ausfüllende Lungen und eine starke Brustdrüse. Die Lungen wurden nunmehr sammt dem Herzen mit grofser Behutsamkeit herausgenommen, die Luft- und Blutgefäfse sorgfältig verbunden, und sodann folgende Versuche damit gemacht: In eine tiefe mit Wasser angefüllte Schüssel warf man die Lungen mit dem Herzen verbunden und fand, dafs nicht nur die Lungen oben auf schwammen, sondern auch das ex post mit vielem Blut angefüllt gefundene Herz nicht zu Boden sinken liefsen. Man lösete sodann das Herz ab, that die Lungen nochmals in das Wasser, wo solche natürlich noch mehr oben auf schwammen. Eben diese Probe versuchte man sodann mit einzeln abgeschnittenen Stücken, zuerst des rechten und darauf des linken Lungenflügels. Auch diese Versuche ergaben keine andern Resultate. Beim Zerschneiden der Lungen wurde kein zischender Ton bemerkt. Das Herz nebst Vorkammern und grofsen Gefäfsen war mit einer beträchtlichen Menge Blut angefüllt. In der geöffneten Bauchhöhle fand man eine ziemlich grofse Leber, die innerhalb schwarzes Blut enthielt, den Magen zum Theil, die dicken Gedärme aber stark mit Kindspech angehäuft, die Urinblase leer. Diesem Befund der Sache gemäfs glauben die Sachverständigen, ohnerachtet die Leiche in Fäulnifs übergegangen war, schliefsen zu dürfen, dafs das Kind zwar lebendig zur Welt gekommen, jedoch durch einen Stofs auf den Kopf, der zuerst eine Ohnmacht und ex post einen Schlag- und Stickflufs verursacht, sein Leben eingebüfst habe, welches sie in einem besondern Obductionsbericht näher auseinander zu setzen sich vorbehielten.

Dieser unter dem 30sten Juni ausgestellte Obductionsbericht enthält zuförderst einige im Protokoll fehlende Angaben, nemlich: dafs wegen des starken Geruchs der Leiche die Obduction auf dem freien Kirchhofe habe vorgenommen werden müssen, dafs der Mund des Kindes offen und mit etwas Schleim angefüllt, die kleine Fontanelle aber zerrissen gewesen sei. Obducenten wiederholen übrigens ihre schon geäufserte Meinung, dafs das Kind bei dem Ausgange aus der vagina gelebt, durch den Fall auf den Kopf bei der Geburt aber, durch welchen wahrscheinlich die Blutgefäfse geplatzt waren und ein Extravasat erzeugt hatten, sein Leben apoplectisch geendigt habe. Zum Beweise dafür, dafs das Kind bei der Geburt gelebt habe, führen sie an:

a) die vollkommene Reife desselben,

b) die mangelnden Zeichen, dafs dasselbe schon im Uterus todt gewesen,

c) den Abgang des meconii,

d) die Lungenprobe,

bei welcher, obgleich nicht zu läugnen sei, daſs während dem unbeerdigten Zustande und der Fäulniſs Luft in den offen stehenden Mund gedrungen sein könne, dennoch die Lungen zu sehr mit Luft angefüllt gewesen, als daſs man an dem Leben desselben bei der Geburt zweifeln dürfte. Daſs ein blutiges Extravasat im cranio den Tod bewirken könne, bedürfe keines Beweises. Sie müſsten also nach ihrer besten Einsicht, Pflicht und Gewissen erklären, daſs besagtes Kind der unverehelichten S. per accidens gestorben, indem der ihnen zuvor bekannt gewordene Fall auf den Kopf ihm den Tod zugezogen, welches bei Erstgebärenden wegen Mangel an Erfahrung sich manchmal zutrage.

G u t a c h t e n.

Die in neueren Zeiten gegen die Beweiskraft der Athemprobe vielfach erhobenen Zweifel haben fast allgemein ein vorsichtigeres Benehmen der gerichtlichen Aerzte bei diesem wichtigen Versuch zur Folge gehabt, sie mit dem Verfahren dabei vertrauter gemacht, und sie belehrt, wie auch da noch ein Erfolg zu gewinnen sei, wo Umstände die Wahrnehmung mehr oder weniger erschwerten.

Im vorliegenden Fall wurde die Untersuchung schwieriger, weil wahrscheinlich die Fäulnifs den Leichnam bereits ergriffen hatte. Im Obductionsbericht sind freilich manche Zeichen derselben, entnommen von der Consistenz der festen und flüssigen Theile, der Farbe und Beschaffenheit der Integumente u. s. w. nicht angegeben. Indefs kann deren Vorhandensein nicht wohl in Zweifel gezogen werden, nach der Angabe der allenthalben abgelösten Oberhaut, wenn wir dieselbe in Verbindung setzen mit dem (freilich nur im Sectionsbericht bemerkten) starken Geruch, so dafs die Obduction auf dem freien Kirchhofe hat vorgenommen werden müssen. Auch spricht dafür, dafs vom Tage der Entbindung am Pfingstheiligen Abend den 9ten Juni bis zum Tage der Obduction, dem 21sten Juni, überhaupt zwölf Tage verflossen waren, und während dieser Zeit das Kind im Keller verscharrt gelegen hatte. Diesen Umstand mufsten besonders die Sachverständigen bei der Untersuchung berücksichtigen und demgemäfs bei der von ihnen anzustellenden Lungenprobe verfahren. Bekanntlich schwimmen faule und aufgeblasene Lungen gleich denen, welche durch Athemholen ausgedehnt worden sind. Indefs eben so bekannt ist es, worin beiderlei Lungen sich unterscheiden, und für den gegenwärtigen Fall mufste zu allererst festgestellt werden, ob hier die Lungen, wie der übrige Körper, von Fäulnifs ergriffen waren, da solches hinsichtlich ihrer in der Regel später geschieht. Dann aber war auf die bekannten Eigenheiten der Lungen, die durch Fäulnifs zum Schwimmen gebracht worden, im Gegensatz derer, die durch Athemholen mit Luft gefüllt werden, genau zu achten. Ob solches von den Obducenten geschehen sei, wird der Verfolg ergeben. Die Lungen konnten im vorliegenden Fall von der Fäulnifs mit ergriffen sein, wenn gleich dieses nicht nothwendig der Fall sein mufste. Ob das eine oder das andere statt gefunden habe, und ob daher die folgenden Versuche mit faulen oder frischen Lungen angestellt worden sind, bleibt unentschieden, und Dunkelheit und Ungewifsheit verbreiten sich zuerst von hier aus über die ganze Untersuchung. Wir fragen aber weiter, welche Beobachtungen über die Verhältnisse der Brust, welche Versuche mit den Brusteingeweiden sind von den Obducenten angestellt worden, und was hätte dagegen um ihrem Versuch eine, wenn auch nur gewöhnliche Vollständigkeit zu geben, von ihnen geschehen sollen. In der That haben sie die Lungen in ihrer Lage beobachtet, aus der Brusthöhle genommen, Luft- und Blutgefäfse unterbunden, sie mit dem Herzen in eine tiefe mit Wasser angefüllte Schüssel geworfen, dann für sich in das Wasser gethan und die Probe mit den in Stücken zerschnittenen Lungen wiederholt. Ungleich mehr aber und wichtigeres ist von ihnen unterlassen worden. Sie haben z. B. versäumt, den Umfang der Brust zu beobachten und die wahrgenommenen Dimensionen zu beschreiben, die Wölbung des Zwerchfells, die Farbe und Beschaffenheit der Lungen so wie ihr Verhältnifs zum Herzen anzugeben, die Lungen und das Kind, (denn ein Gewicht von circa 7 Pfund ist unbestimmt), genau zu wiegen,

nach-

nachzusehen, ob Luftbläschen an den Rändern der Lungenlappen sich zeigten, beim behutsamen Einschneiden darauf zu merken, ob ein Knistern der entweichenden Luft hörbar sei, nachzusehen, ob Blut in den feinsten Gefäſsen sich finde und mit der Luft als geröthter Schaum austrete, unter dem Wasser einzuschneiden und auf die sich verbreitenden Luftbläschen zu achten, den Schwimmversuch mit ausgedrückten Lungenstücken zu wiederholen, das Herz genauer zu untersuchen und von der Beschaffenheit des ductus Botalli Nachricht zu geben, endlich auch Stücken des Herzens, der Leber oder der Milz in Hinsicht auf ihre durch die Fäulniſs etwa erlangte Schwimmfähigkeit zu prüfen. Wenn aber die Athemprobe von den Obducenten so unvollständig angestellt worden ist, so hat auch dadurch die Dunkelheit, welche die Ungewiſsheit über die Beschaffenheit der Lungen gleich Anfangs herbeigeführt hatte, nicht aufgeklärt und überhaupt nichts einleuchtend gemacht und entschieden werden können. Daraus, daſs die Obducenten nach Eröffnung der Brusthöhle vollkommene, den Brustkasten ausfüllende Lungen gefunden und daſs diese sammt dem Herzen, so wie für sich und in Stücken zerschnitten auf dem Wasser geschwommen haben, folgt immer nur höchst wenig. Der Ausdruck „vollkommene Lungen", ist unverständlich. Doch hat wohl durch ihn nichts erhebliches angedeutet werden sollen. Bei der Angabe, daſs die Lungen die Brusthöhle ausgefüllt haben, wäre aber wichtig und nöthig gewesen, den inneren Raum der Brusthöhle, wie den ihm entsprechenden äuſsern Umfang, ferner die Ausdehnung der Lungen im Verhältniſs zum Herzen zunächst anzumerken. So fehlt dieser Beobachtung die erforderliche Bestimmtheit und es wäre voreilig, daraus irgend etwas Wichtiges folgern zu wollen. Lungen, die weder geathmet haben, noch aufgeblasen worden sind, liegen zwar in der Regel nach hinten zurückgezogen in der Brusthöhle und füllen sie bei weitem nicht aus. Es ist auch nicht nachzuweisen, daſs die Fäulniſs, so sehr sie auch andere Theile des Körpers aufzutreiben vermag, das Volumen der Lungen bedeutend und in dem Grade verändern könne, daſs sie die Brusthöhle ausfüllten. Der Fall emphysematischer Ausdehnung der Lungen ist selten und kaum einmal unleugbar beobachtet. Ausgenommen das Athemholen, sind kaum anders, als durchs Einblasen die Lungen so auszudehnen, daſs sie die Brusthöhle ganz ausfüllten und es ist nicht wahrscheinlich, daſs im vorliegenden Fall ein Einblasen von Luft statt gefunden habe, daher die gedachte Wahrnehmung wohl verdient hätte, näher bestimmt, weiter verfolgt und durch anderweitige Wahrnehmungen unterstützt zu werden. Nur ist als solche Stütze die Beobachtung über die Schwimmfähigkeit der Lungen, wodurch höchstens bewiesen wird, daſs auf irgend eine Weise Luft in die Lungen gerathen war, nicht zu betrachten. Wollen wir auch das Unwahrscheinlichere nicht gelten lassen, daſs nemlich jemand dem todten Kinde Luft eingeblasen hatte, und müssen wir selbst die Meinung der Obducenten, daſs während dem unbeerdigten Zustande Luft in den offen stehenden Mund gedrungen sein könne, in Beziehung auf die Schwimmfähigkeit der Lungen gestellt, als lächerliche Aeufserung und Folge grober Unwissenheit verwerfen, so läfst sich doch dem nichts entgegnen, dafs durch die Fäulnifs sich Luft entwickelt haben und die specifische Leichtigkeit der Lungen daher entstanden sein könne. Das Gewicht der Lungen, vorgefundenes Blut und blutiger Schaum, überhaupt die Summe dessen, worin die Lungen und Athemprobe besteht, konnten allein hier entscheiden und längst ist es anerkannt, dafs, besonders in Fällen, wie der gegenwärtige, eine oder zwei Beobachtungen, nach denen Luft in den Lungen enthalten sein konnte, nicht hinreichend sind, um ein statt gefundenes Athemholen und Leben während und nach der Geburt gehörig zu beweisen, daher auch wir demgemäfs und besonders, weil auch an dem Leichnam weder Sugillationen noch andere für ein statt gefundenes Leben sonst sprechende Merkmale angetroffen worden sind, die erste Frage des Königlichen Kammergerichts verneinend beantworten müssen.

Dem Umstand, dafs sich beim Zerschneiden der Lungen kein zischender Laut gezeigt habe, können wir bei Beantwortung der vorhergehenden Frage keinen wesentlichen Einflufs gestatten. War das Kind todt geboren und waren die Lungen nur durch Fäulnifs schwimmfähig geworden, so hatte schon darum, weil bei dem Einschneiden keine Luft aus den Lungenzellchen entweichen konnte, das sonst gewöhnliche knisternde Geräusch nicht vernommen werden können. Es ist aber auch bei einem blofsen Zerschneiden der Lungen dieser Ton nicht hörbar, und wird eben so wenig gehört, wenn noch Geräusch in der Nähe ist oder nicht sehr genau Acht gegeben wird. Man soll leise mit dem Skalpell einen langen Schnitt durch die Oberfläche tiefer führen, und dabei von unten die Lungen durch behutsamen Druck gespannt erhalten. Es frägt sich, ob die Obducenten, deren Benehmen im Uebrigen so wenig Vertrauen erregend ist, sich hierbei geschickt benommen haben. Schliefslich bemerken wir, dafs bei sonst zweckmäfsigem Verfahren, wenn nur Luft vom Einblasen oder Athemholen in den Lungen enthalten gewesen wäre, auch das Geräusch beim Einschneiden einem aufmerksamen Beobachter nicht entgangen sein würde, und dafs aus der bereits eingetretenen Fäulnifs allein die Abwesenheit dieses Tones nicht zu erklären ist.

In Erwiederung der uns vorgelegten Fragen wiederholen wir unser Gutachten dahin:

1) dafs nach dem Obductionsbefunde nicht anzunehmen ist, dafs das Kind der unverehelichten S. bei der Geburt gelebt habe,

2) dafs auf die Beantwortung dieser Frage dem Umstande, dafs sich beim Zerschneiden der Lungen des Kindes kein zischender Laut gezeigt hat, kein wesentlicher Einflufs beizumessen ist, und

3) die Abwesenheit dieses Lautes durch die bereits eingetretene Fäulnifs sich nicht erklären läfst.

Berlin, den 2ten Januar 1822.

Königl. wissenschaftliche Deputation
für das Medicinal-Wesen.

XV.

G u t a c h t e n

ü b e r

die Todesart eines neugebornen Kindes, und die Entstehung der am Halse vorgefundenen Verletzungen.

Von Einem Hohen Ministerium der Geistlichen-Unterrichts- und Medicinal-Angelegenheiten ist, auf Antrag der Criminal-Deputation des Königl. Stadtgerichts hieselbst, der unterzeichneten wissenschaftlichen Deputation für das Medicinal-Wesen am 2ten September v. J. befohlen worden, in der wider die Dienstmagd C. S. L. wegen Ermordung ihres neugebornen unehelichen Kindes anhängigen Criminal-Untersuchung, ein sachverständiges Gutachten darüber abzugeben:

1) ob die an dem Kinde der L. gefundenen Einschnitte am Halse, nach der in den Akten befindlichen Beschreibung ihrer Beschaffenheit, nothwendig mit einem scharfen Instrumente von Metall oder sonst einer härtern Masse, als der Nagel eines Fingers ist, hervorgebracht sein müssen? oder

2) ob die gedachten Verletzungen möglicher Weise auch durch die von der L. ihrem Kinde geständlich zugefügte Behandlung, namentlich durch Einschneiden mit dem Nagel des Daumens bewirkt sein können?

Die unterzeichnete wissenschaftliche Deputation hat sich zu dem Ende mit dem Inhalte der aus einem Bande von 190 Fol. bestehenden Untersuchungsakten genau bekannt gemacht, und glaubt nach sorgfältiger Erwägung ihr Gutachten folgendermaſsen abgeben zu müssen.

Geschichtserzählung.

Am 13ten Juni 1823 wurde dem Polizei-Commissarius M. durch den, bei dem Rentier H. in Diensten stehenden, Knecht R. angezeigt, daſs im Kanale auf dem Hofe des H. ein todtes Kind gefunden worden sei. Derselbe begab sich hierauf sogleich zur Stelle, lieſs das Kind aus dem Kanal hervorziehn, und erlangte von der bei dem Kaufmann K. in demselben Hause dienenden C. L. das Geständniſs, daſs sie in der Nacht vom 12ten auf den 13ten Juni von dem gedachten Kinde heimlich entbunden worden sei und dasselbe sodann getödtet und in den Kanal geworfen habe. Die L. wurde demnach zum Criminal-Arreste geführt, und das Kind nach dem K.... schen Armenhause befördert.

Bei der am 14ten Juni sodann angestellten Vernehmung der L., sagte dieselbe Folgendes aus:

Im August v. J. wurde ich mit dem Tafeldecker X., welcher bei dem ...traiteur Y. in Dienst ist, näher bekannt, und vollzog mit demselben öfters den

Beischlaf. Im Monat September verlor ich meine monatliche Reinigung und nach und nach wurde auch, wie ich bemerkte, mein Leib stärker. Um Weihnachten spürte ich Bewegungen in meinem Leibe und vermuthete, dafs ich wohl schwanger sein möchte, entdeckte jedoch meinen Zustand Niemanden. Späterhin empfand ich von Zeit zu Zeit grofse Schmerzen im Leibe, allein sie vergingen auch wieder. In der Nacht vom 10ten auf den 11ten d. M. (vom Dienstag auf den Mittwoch) wurde ich durch sehr heftige Schmerzen aus dem Schlafe geweckt; Diese waren nicht fortdauernd, sondern stellten sich ruckweise ein; sie dauerten auch den ganzen Mittwoch hindurch fort, und verhinderten mich in der folgenden Nacht am Schlafen. Am Donnerstag nahmen die Schmerzen noch immer mehr zu, und am Abend legte ich mich zwar um die gewöhnliche Zeit, um 10 Uhr, zu Bette, aber es wuchsen die Schmerzen dergestalt, dafs ich vermuthen konnte, es würde etwas vor sich gehen. Ich vermochte nicht im Bette zu dauern, stand auf und setzte mich, da ich ein Drängen nach unten hin empfand, als ob ich zu Stuhle gehen müsse, auf den in der Küche stehenden unreinen Eimer. Ob Wasser darin gewesen, weifs ich nicht. Ich safs eine Zeit lang auf dem Eimer, die Schmerzen wurden aber so stark, dafs ich vor Angst nicht wufste, wo ich hin sollte. Kurz nach halb zwölf Uhr nahm der Schmerz im Leibe dergestalt überhand, dafs ich glaubte, es müsse alles bersten, und zu gleicher Zeit merkte ich auch, dafs etwas unter mir in den Eimer fiel. Ich wollte jetzt aufstehen und empfand, dafs ich durch irgend etwas zurückgehalten wurde. Dies war ein Darm, der kaum eines kleinen Fingers Dicke hatte, und von meinen Geschlechtstheilen nach dem was im Eimer lag sich erstreckte. Ich rifs mit beiden Händen den Darm dicht an meinen Geschlechtstheilen ab, wobei ich in den Eimer hinein fafste. Bei dieser Gelegenheit fühlte ich etwas im Eimer, was einem Kopf ähnlich war, und wurde dadurch überzeugt, dafs das darin liegende wohl ein Kind sein möchte. Ich nahm dann den Eimer, so wie er war, ging damit zur Küchenthür hinaus nach dem Hofe, und in einer Entfernung von etwa zehn Schritten schüttete ich den Inhalt des Eimers in ein Loch, welches dort angebracht ist, damit die Unreinigkeiten in einen nach dem Kanal führenden Rinnstein ausgegossen werden können. Während ich dies that, vernahm ich kein Schreien des Kindes. Ich nahm den Eimer dann wieder mit nach der Küche zurück, und legte mich ins Bett. Unmittelbar nachher hörte ich ein vernehmliches Schreien des Kindes, stand wieder auf, ging nach dem Hofe hinaus bis nach dem Rinnsteinloche, und nahm das Kind, welches nicht so sehr tief lag, wieder heraus. Ueber dem Loche pflegte ein Stein zu liegen, diesen wälzte ich ab, und so ergriff ich das Kind, welches etwa erst dann mit Schreien aufhörte, als ich es erfafste. Ich nahm es mit mir nach der Küche, und legte es wieder in den Eimer. Indem ich glaubte, dafs dafs Kind noch lebend sei, obgleich es in diesem Augenblick nicht schrie, fafste ich mit beiden Händen in den Eimer hinein, suchte nach dem Kopfe des

Kindes, fand dessen Mund, steckte den Zeigefinger der linken Hand in denselben hinein, und mit dem Daumen derselben Hand, besonders auch mit dem Nagel, drückte oder kniff ich unter der Unterkinnlade am Halse. Indem ich dies that, gab das Kind keinen Laut von sich. — Ich hielt das Kind auf diese Art eine ganze Weile, und drückte dergestalt mit vermehrter Kraft, daſs ich fühlen konnte, wie der Schlund oder die Gurgel ganz durchgedrückt wurde. Eine Weile lieſs ich das Kind im Eimer liegen, dann nahm ich diesen wieder mit zur Küche hinaus, und schüttete das darin befindliche Kind zum zweiten Male in das Rinnsteinloch, wobei ich nicht mehr den mindesten Laut von demselben hörte. Ich hob die Bretter des Rinnsteins auf und mit einem Besen, der gewöhnlich auf dem Hofe an der Küchenthür zu stehen pflegte, schob ich das Kind ein Paar Schritte weit in den Rinnstein hinein, daſs es wenigstens nicht sogleich in die Augen fallen konnte. Die Bretter deckte ich wieder über den Rinnstein, wiewohl ich sie nicht wieder so fest legen konnte, als sie gewesen waren. Dann verfügte ich mich wieder nach der Küche, legte mich zu Bette, horchte noch genau, ob ich einen Laut des Kindes hörte und schlief eine ganze Weile nachher ein. Gegen Morgen weckte mich mein Brodherr durch Zurufen aus dem bis dahin ungestörten Schlafe; ich stand dann auf und verrichtete meine gewöhnlichen Geschäfte. Der Kutscher des Rentier H., welches der Hauswirth ist, muſste aber wohl bemerkt haben, daſs die Bretter über dem Rinnstein oder Kanale eine ungewöhnliche

Lage hatten, er hob dieselben Nachmittags auf, liefs sie neben dem offenen Rinnstein liegen und ging weg. Ich nahm dies gleich wahr, trat mit dem Besen hinzu, fand das Kind noch im Rinnstein liegen, und schob es weiter fort nach dem Garten zu, damit es weniger gesehen werden könnte. Dann ging ich zurück an meine Arbeit, und eine geraume Zeit nachher erschien ein Polizei - Commissarius, erkundigte sich und so wurde das, was ich gethan hatte, entdeckt.

Auf die ihr vorgelegte Frage, ob sie nicht mit einem schneidenden Instrumente etwas dem Kinde gethan habe? antwortete sie: Nein, das ist nicht geschehen; ich habe aber mit dem Nagel des Daumens die Gurgel des Kindes ganz durchgedrückt, so dafs es geblutet hat, welches letztere ich jedoch erst am Nachmittage, als das Kind aus dem Kanale hervorgezogen wurde, bemerkt habe.

In der Folge behauptete jedoch Inculpatinn, gar keine deutliche Erinnerung von dem Vorgange der Geburt, und dem, was sie darauf mit dem Kinde vorgenommen, gehabt zu haben, und versicherte, ihre erste, eben mitgetheilte Aussage nur so gemacht zu haben, wie sie sich vorgestellt habe, dafs der Hergang gewesen sei.

Am 14ten Juni wurde sodann zur Section des Kindes geschritten. Hierbei bemerkte der Polizei-Commissarius M.: „Ich kenne diese Leiche vorzüglich daran, dafs der vordere Theil des Halses abgerissen oder mit einem stumpfen Instrument abgeschnitten zu sein scheint." Eben so äufserten sich der Dienstknecht R. und das Dienstmädchen B. dahin, dafs sie das Kind daran wieder erkannten, dafs der Hals desselben abgerissen oder abgeschnitten zu sein schiene. Dagegen waren der Dr. N. und der Stadtwundarzt H., als sie den Leichnam des Kindes betrachteten, der Meinung, dafs derselbe eine so bedeutende Verletzung am Halse habe, wie sie nur mit irgend einem schneidenden Werkzeug hervorgebracht werden könne. Auch schien es schon bei der vorläufigen Besichtigung, dafs wirkliche Schnitte in die Halsknochen geschehen und dafs die Luftröhre und der Schlund gerades Weges abgeschnitten wären. Der Dr. N. bemühete sich, der L. deutlich zu machen, dafs die grobe Verletzung am Halse des Kindes nicht mit blofsen Händen vor sich gegangen sein könne. Er besichtigte den Nagel des linken Daumens der Arrestatinn, welcher etwas eingerissen war. Die L. blieb dagegen stets dabei, dafs sie kein scharfes Instrument gebraucht habe. Hierauf wurde denn

1. zur äufsern Besichtigung

des Leichnams geschritten, und hierbei Folgendes zu Protokoll gegeben:

Der weibliche Leichnam lag entkleidet auf einem Tische, bei gehörigem Lichte, und war derselbe noch gar nicht in Fäulnifs übergegangen. An dem behaarten Theile des Kopfes und dem Rücken war er mit erdigem Schmutz überzogen, in der Schaamgegend und an den Gelenken der unteren Extremitäten aber mit einer weifsen käsigen Masse. Am After fand sich Meconium vor, und waren in demselben so we-

.ig als in den Geschlechtstheilen, der Mund- und Nasenhöhle, fremde Körper enthalten. Der Kopf hatte eine dem Körper angemessene Gröfse, und mafs in seinem Breitendurchmesser 3 Zoll und in seinem Längendurchmesser $4\frac{1}{4}$ Zoll. Auch das Gesicht war mit erdigem Schmutz besudelt, Hals, Schultern, Brust und Arme aber mit Blut befleckt. Die Brust war gewölbt, und die 15 Zoll lange Nabelschnur war nicht schlaff, sondern saftreich und ziemlich stark, auch war dieselbe nicht abgerissen, sondern scharf und gleichmäfsig an ihrem Ende begränzt, in derselben befand sich noch einiges Blut. Die Farbe des ganzen Körpers war ungemein blafs und fanden sich aufser der unten näher zu beschreibenden Verletzung am Halse durchaus keine Spuren von Verletzungen vor. Die Fontanellen waren eingefallen und ohne Nadelstiche, auch das Rückgrath war ohne alle Verletzung. — Es wurde nun der Leichnam gemessen und fand sich derselbe $19\frac{7}{8}$ Rheinländ. Zoll lang, das Gewicht betrug 6 Pfund $9\frac{1}{2}$ Loth. Die Haut am Körper war nicht geschrumpft, die Gliedmafsen rund, die Oberhaut fest und glatt, die Nägel an Händen und Füfsen hart und vollständig gebildet, das bräunliche Haupthaar ziemlich stark aber kurz, in den äufseren Ohren fanden sich die Knorpelscheiben fest und hatten die Gliedmafsen die gehörige Festigkeit, Länge, Gröfse, Dicke und Rundung, auch waren dieselben regelmäfsig gebildet und es fanden keine Abweichungen von dem regelmäfsigen Naturzustande statt. An den äufseren Bedeckungen des Kopfs wurden äufserlich keine Sugillationen bemerkt, das Gesicht war blafs, so wie der übrige Körper, als er abgewaschen war. Eine Unterbindung der Nabelschnur fand sich nicht vor, der Mutterkuchen war nicht mit zur Stelle gebracht. Hiernach wurde also bei der äufseren Besichtigung keine andre Verletzung an dem Leichnam bemerkt, als die vorerwähnte am Halse. Hier aber fand sich Folgendes:

Der Kopf war durch eine grofse queerlaufende Verletzung, einen Zoll unter der pars petrosa rechter Seite beginnend und sich queer über den Vorderhals bis gegen den Gelenkkopf des linken Oberarmbeins erstreckend, von dem Rumpfe, bis auf die Verbindung, welche die Halswirbelbeine machen, getrennt. Die Haut der Brust hatte sich zurückgezogen bis an den oberen Theil des Brustbeins, so wie die Haut des Halses bis dicht unter das Kinn zurückgezogen war, woraus eine breite Wunde, von voll $1\frac{1}{2}$ Zoll in der Mitte derselben, entstand. In der Wunde selbst fand sich nichts, als die durchschnittenen Muskelfasern der vorderen Halsmuskeln vor. Kehlkopf und Speiseröhre mit der glandula thyreoidea hatten sich dergestalt zurückgezogen, dafs die Halswirbel ganz blofs lagen, und waren an diesen vier gleich lange Queerschnitte der ganzen Breite der Wirbelkörper nach in der Richtung vom rechten Ohrzipfel gegen den Gelenkkopf des linken Oberarms zu bemerken. Zwei derselben, nemlich:

1) der obere, welcher den Körper des dritten Halswirbels queer durchschnitt, drang $\frac{1}{4}$ Zoll in denselben ein,

2) der dritte aber, einen halben Zoll tiefer als der erste, und den vierten Halswirbel treffend, drang über $\frac{1}{4}$ Zoll in den Körper des Halswirbels ein, wogegen

3) der in der Mitte zwischen beiden liegende zweite, und

4) der einen Viertel Zoll tiefer als der erste nach dem Rumpf zu liegende vierte, nur eine geringe Tiefe hatten und nur die Knochenhaut durchschnitten.

Es liefen diese vier Schnittwunden, — denn als solche mufsten die Sachverständigen dieselben wegen der Schärfe der Wundränder anerkennen, — ganz parallel neben einander fort. An dem rechten Ende der Wunde war dieselbe durch zweimaliges Ansetzen geschnitten; einmal war an der schon vorher bezeichneten Stelle der Schnitt vorhanden, ein zweites Mal aber $\frac{1}{2}$ Zoll höher und $\frac{1}{4}$ Zoll mehr nach vorn. Dafs die Schnitte auf der rechten Seite begonnen, schliefsen Obducenten aus der hier vorhandenen gröfseren Zerstörung der Weichgebilde des Halses, und dem schnelleren Eindringen des tödtenden Instruments, indem mit dem Beginnen der Wunde auch ihre Tiefe, welche an dieser Stelle $\frac{3}{8}$ Zoll beträgt, beginnt. Zwischen den beiden äufsersten Enden der Wunde rechter Seite findet sich ein dreieckiges Hautstück, welches circa $\frac{3}{8}$ Zoll gegen die Mitte des Halses hin sich erstreckt und durch dessen Existenz sich besonders die Führung zweier Schnitte offenbart. Die Wundränder sind sämmtlich scharf. An dem linken Ende der Wunde verliert sie sich wiederum in zwei verschiedene

schiedene Arme, welche fast einen halben Zoll von einander, parallel mit einander, der eine gegen den vorderen Theil des Arms, der andere gegen den oberen Theil des Gelenkkopfs des Oberarms hinlaufen, und, einen Hautstreifen von dreieckiger Form zwischen sich behaltend, gegen das Ende hin ganz flache und simple Hautwunden darstellen. Der obere Theil der Wunde, in welchen sich der Kehlkopf und sechs Knorpelringe der Luftröhre, so wie die Speiseröhre zurückgezogen hatten, bildete einen förmlichen Sack, so dafs hier aufser der Gewaltthätigkeit mit dem Schnitt noch eine andere obgewaltet haben mufs, welche aber mit einem stumpfen Instrument, vielleicht mit dem Daumen der Hand hervorgebracht ist, indem die Oberhaut und das Zellgewebe der Muskeln, so wie die Adhäsionen des Kehlkopfs und der Speiseröhre sämmtlich von einander getrennt sich vorfanden. Die ganze Länge der Wunde betrug vier Zoll, von denen $\frac{3}{4}$ Zoll auf der linken Seite die vorbeschriebene geringe Hautverletzung bildeten, so dafs also die eigentlich eindringende Wunde nur $3\frac{1}{4}$ Zoll beträgt. Gleich bei der äufseren Besichtigung der Wunde zeigte sich der untere Brusttheil des sternocleidomastoideus $\frac{1}{2}$ Zoll in die Wunde hineinragend; er war hier durchschnitten, und oberhalb dieses Theils noch dreimal durch die vorgenannten Parallelschnitte eingeschnitten.

Nach dieser Beschreibung der Wunde wurde nun zur genauen Untersuchung und Auffindung der bedeutenderen Organe, welche durch die Verwundung verletzt worden, geschritten, und fand sich unter der Haut des Halses, da wo sie auf dem Kehlkopfe liegt, eine Sugillation von der Gröfse eines Quadrat-Zolls, unter dem Kehlkopfe aber hinter der Speiseröhre eine Blutunterlaufung von $1\frac{1}{2}$ Zoll Breite und $\frac{3}{4}$ Zoll Länge. Die vena jugularis und arteria carotis externa rechter Seite waren beide vollständig durchschnitten, so wie die arteria thyreoidea inferior rechter Seite. Auf der linken Seite dagegen waren nur die oberen Hautmuskeln des Halses durchschnitten, so wie der sternocleidomastoideus, dagegen aber alle Gefäfse und Nerven unverletzt und war unter dem vorbeschriebenen dreieckigen Hautlappen ebenfalls eine bedeutende Blutunterlaufung vorhanden, welche sich, wie ein Quadrat-Zoll grofs, in den am Halse befindlichen Hautlappen hinein erstreckte. In der Umgegend der Wunde fanden sich einige Hautverletzungen von geringerem Belange, und zwar rechterseits eine, welche sich in schräger Richtung von dem inneren Ohrwinkel gegen das Brustbein hin erstreckte und einen Zoll lang war, eine andere in derselben Richtung sich etwas nach vorn krümmend, $\frac{5}{8}$ Zoll nach vorn gegen den Kehlkopf zu, von $1\frac{1}{2}$ Zoll Länge; ihre Ränder waren scharf und mit Blut unterlaufen, so dafs sie im Leben entstanden sein müssen. Eine ähnliche ganz unbedeutende Hautverletzung, $\frac{3}{8}$ Zoll lang, befand sich auf der linken Schulter. — Dafs die vorhin beschriebene grofse Wunde schon im Leben bestanden habe, beweist das Zurückgezogensein der durchschnittenen Gefäfse des Kehlkopfs, so wie die Sugillationen in der Wunde selbst.

2. Innere Besichtigung.

a) Oeffnung des Kopfes. — Nach Hinwegnahme der Kopfhaut fand sich selbige, so wie sämmtliche Kopfknochen unverletzt. An den letzteren, und zwar am rechten Seitenbein, fand sich eine Röthung der Knochenhaut, welche über die ganze rechte Seite des Hinterhauptbeins, und von der Lambdanath einen Zoll nach vorn auf dem rechten Seitenbeine sich erstreckte. An der über dieser Stelle liegenden Kopfhaut war ebenfalls eine leichte Blutunterlaufung von schwarzrother Farbe zu bemerken, nirgend aber waren Verletzungen der Knochen zu finden. Die harte und weiche Hirnhaut zeigten sich unverletzt, ihre Gefäfse, so wie die sinus an der basis cerebri waren blutarm, die Masse des Gehirns weich und weifslich; auch diese, so wie das kleine Gehirn waren in hohem Grade blutarm. In den grofsen Hirnhöhlen war kein Wasser enthalten, so wie überhaupt in dieser Höhle keine weitere Abnormität vorhanden war.

b) Eröffnung der Bauchhöhle. — In dieser fanden sich alle Eingeweide in ihrer naturgemäfsen Lage, die Leber normal von Farbe und Substanz, die dicken Eingeweide mit Meconium gefüllt, die dünnen normal; die Nieren, die Milz, das Pancreas, der Uterus normal; die Harnblase leer; die Gallenblase mit einer geringen Portion grüner Galle angefüllt. Der Magen war von Luft aufgetrieben, nicht entzündet, und fand sich blutige Flüssigkeit in demselben. Durch den Nabelstrang konnte man mit der Sonde noch bis gegen die Leber vorgehen. Alle

Eingeweide des Unterleibes waren in hohem Grade blutarm.

c) Eröffnung der Brusthöhle. — Der Brustkasten fand sich gewölbt, und das Zwerchfell mit seiner oberen Wölbung zwischen der 7ten und 8ten Rippe. Die Lungen lagen über dem Herzen und füllten die ganze Brusthöhle aus. Etwas Krankhaftes war in der Brusthöhle nicht zu finden. Das Herz, die glandula thymus lagen an ihrer gewöhnlichen Stelle und war nichts Abnormes an ihnen zu bemerken. Es wurden nun die Lungen, welche von rosenrother Farbe waren, gesammt dem Herzen und der glandula thymus und sogar noch mit einem Theile des Zwerchfells exentrirt, in einen hölzernen, mit reinem Brunnenwasser einen Fuſs hoch gefüllten Eimer, behutsam gelegt und schwammen dieselben ganz vollständig in dieser Verbindung. Das Wasser hatte eine Temperatur von circa 12° Reaum. Knoten oder sonstige krankhafte Zustände zeigten sich in den Lungen nicht; sie waren vollkommen elastisch, und in ihrer ganzen Ausbildung von rosenrother Farbe; Luftbläschen waren nirgend auf denselben zu finden, und überhaupt waren sie noch nicht im Mindesten in Fäulniſs übergegangen. Das ins Wasser gelegte Convolut wurde hierauf heraus genommen, die glandula thymus und der kleine Theil des Zwerchfells, welcher daran geblieben war, hinweggenommen, und nun das Herz mit dem Herzbeutel gewogen und wogen diese $5\frac{3}{8}$ Loth. Es ward nun das Herz von den Lungen getrennt und wog dasselbe $1\frac{1}{2}$ Loth, so daſs also die Lungen an sich $3\frac{7}{8}$ Loth wogen. Die Lungen aufser ihrer Verbindung schwammen ebenso wie in ihrer Verbindung mit dem Herzen. Es wurden nun die Lungen der Länge nach mit dem Messer eingeschnitten, und gaben dieselben bei dem Einschneiden einen zischenden Ton von sich, durch das Entweichen der in ihnen vorhandenen Luftbläschen. Die ganzen Lungen waren durch Luft ausgedehnt. Sie wurden nun in einzelne kleine Theile geschnitten, von denen eine jede sechs gab, und alle schwammen auch in diesem zerschnittenen Zustande. In den grofsen Gefäfsen des Herzens fand sich wenig Blut und beide Herzkammern waren durchaus leer. Die Rippen, so wie sämmtliche Wirbelbeine des Halses, des Rückens und der Lenden waren unverletzt, so wie auch das Brustbein.

Das von den Obducenten hiernächst zu den Akten gegebene Gutachten fiel dahin aus: dafs das von der L. geborne Kind ein ausgetragenes, reifes und gliedmäfsiges gewesen sei, welches ein vollkommenes selbstständiges Leben nach der Geburt geführt habe, und dafs dieses Kind eines gewaltsamen Todes durch Verblutung, zufolge Durchschneidung des Kehlkopfes, der Speiseröhre und mehrerer grofser Blutgefäfse am Halse, gestorben sei. Durch eine kiehnene Stange und zwei gebogene Hacken, welche bei dem Herausnehmen des Kindes aus dem Kanal, in welchen es die L. geworfen hatte, gebraucht worden, könne die vorgefundene Verwundung nicht entstanden sein, indem sowohl das Kind die Wunden im Leben erhalten hätte, als auch die Instrumente sämmtlich stumpf und dergleichen grofse und in die Knochensubstanz eindringende Verletzungen hervorzubringen nicht geeignet wären. Die Obducenten halten die Verletzung für eine solche, welche unbedingt und unter allen Umständen in dem Alter des Kindes für sich allein den Tod zur Folge haben müssen. In Hinsicht der Angabe der L. aber, dafs sie die Verwundung des Kindes mit dem Daumen ihrer linken Hand und dessen Nagel, der sich eingerissen fand, bewerkstelligt habe, erklären die Sachverständigen dieses, dafs nemlich die Verletzung mit dem scharfen Nagel des Daumens hervorgebracht sein könne, für ganz unmöglich und behaupten, dafs nicht ein einziger, sondern mehrere Schnitte geführt worden. Sie halten dafür, dafs augenscheinlich Wunden, welche $\frac{1}{4}$ Zoll tief in die Knochensubstanz der Körper der Halswirbel eingedrungen, nicht mit dem Nagel des Daumen hervorgebracht werden können, geben aber gern zu, dafs die L. nach dem vollführten Schnitte den Daumen gebraucht haben könne, indem Luft- und Speiseröhre nicht nur nach oben geschoben, sondern auch aus ihrer Verbindung mit einander und mit den Wirbelbeinen getrennt vorgefunden worden.

Gutachten.

Die von der Criminal-Deputation des Königl. Stadtgerichts aufgeworfenen Fragen setzen das Leben des Kindes der L. nach der Geburt als erwiesen voraus. Ohne diese Annahme, für welche allerdings überwiegende Gründe sprechen, in Zweifel zu ziehen, glauben wir dennoch nicht unbemerkt lassen zu dürfen, dafs die Obducenten überhaupt in ihren Ausdrücken nicht genau genug gewesen sind, besonders aber unterlassen haben, bei der Lungenprobe auf die Erscheinung, welche, wie allgemein angenommen werden mufs, vorzüglich das nach der Geburt begonnene Athemholen bekundet, nemlich den Blutgehalt der Lungen zu achten, so dafs alle an der Brust und ihren Organen aufserdem beobachteten Veränderungen zusammengenommen, nemlich: die Wölbung der Brust, so wie die Ausdehnung, Farbe und Schwimmfähigkeit der Lungen, ebenso bei einem todtgebornen Kinde, bei welchem ein Versuch, Luft einzublasen, vollkommen geglückt war, sich hätten finden können. Im vorliegenden Fall würde jedoch die letztere Annahme aufser einem hohen Grade innerer Unwahrscheinlichkeit noch durch die Sugillationen widerlegt werden, welche in der verletzten Gegend des Halses in einer solchen Bedeutung nur während des Lebens entstehen können, obgleich auch die Sugillationen durch Einschnitte genauer hätten untersucht und nachgewiesen werden sollen.

Dieses vorausgeschickt müssen wir, was die Beantwortung der von der Criminal-Deputation aufgeworfenen Fragen betrifft, zwar erinnern, dafs die Beschreibung, welche die Obducenten von der Verletzung gegeben haben, ebenfalls nicht vollkommen befriedigt, indem sie nicht überall unter sich in Einklang zu bringen ist; da es jedoch nur darauf angekommen, von dieser Verletzung überhaupt, ihrem Umfange, Eindringen und ihrer Beschaffenheit ein Bild zu erhalten, so möge immerhin Manches, was die Richtung und den Verlauf der einzelnen Wunden und deren gegenseitiges Verhältnifs betrifft, unenträthselt bleiben, ohne dafs deshalb eine Beantwortung der schon gedachten Fragen unmöglich wird.

Wir können zuvörderst nicht in Abrede stellen, dafs die gefundenen Verletzungen höchst wahrscheinlich dem lebenden Kinde zugefügt worden. Dafür sprechen

1) verschiedene Sugillationen in der Gegend der Verletzung, in der Gröfse eines Zolls und darüber, die ungeachtet dessen, was vorhin in Hinsicht ihrer erinnert worden, nicht wohl anders als dafür angesehen werden können.

2) die mit Blut unterlaufenen Ränder einiger in dem Umfange der eigentlichen Verwundung angetroffenen geringeren oberflächlichen Verletzungen. (Wir erinnern hierbei, dafs die Obducenten die Beschaffenheit der Ränder der Hauptverwundung in Beziehung auf Blutunterlaufung oder Entzündung anzugeben mit Unrecht unterlassen haben.)

3) die blutige Flüssigkeit im Magen, welche nicht leicht anders, als durch Schlingen im Augenblicke der Verwundung dort hin hat gelangen können.

4) die ansehnliche Breite der Wunde, dadurch entstanden, dafs Haut und Muskeln, sammt Kehlkopf und Speiseröhre sich stärker, als solches im Leichnam in der Regel anzunehmen ist, zurück-

gezogen hatten, die Haut der Brust nemlich bis an den oberen Theil des Brustbeins, die des Halses bis dicht unter das Kinn.

Endlich sprechen, wenn auch die Kennzeichen der Verblutung nicht vollständig im Obductionsprotokoll nachgewiesen worden, doch die in dieser Hinsicht erheblichen Wahrnehmungen: der ungemein blassen Farbe des Körpers und des Gesichts, der weifsen Farbe des Gehirns, verbunden mit dem Blutmangel in den Gefäfsen und sinus der harten Hirnhaut, der Blutarmuth der Eingeweide des Unterleibes und der Blutleere der Gefäfse des Herzens und beider Herzkammern, so wie endlich des im Verhältnifs geringen Gewichts der Lungen, ungefähr wie 1 zu 50 für eine Verblutung aus den verletzten Gefäfsen des Halses, indem bei der beträchtlichen Länge der Nabelschnur von 15 Zollen eine Verblutung aus derselben nicht wohl anzunehmen ist. Das relative Gewicht der Lungen betreffend, ist nicht zu übersehen, dafs der Leichnam überhaupt in ähnlichem Verhältnifs durch Blutentziehung hat verlieren müssen. Auch haben die Obducenten nicht angegeben, in welchem Zustande sie die Blutgefäfse im Unterleibe getroffen, und ob am Leichnam die eigentliche Wachsfarbe, welche das charakteristische Kennzeichen der Verblutung ist, zugegen gewesen sei, wonach die Verblutung als Todesursache nicht vollkommen erwiesen scheint.

Wir wenden uns nun zur Beantwortung der ersten Frage:

ob die an dem Kinde der L. gefundenen Einschnitte am Halse, nach der in den Akten befindlichen Beschreibung ihrer Beschaffenheit, nothwendig mit einem scharfen Instrumente von Metall oder sonst einer härteren Masse als der Nagel eines Fingers ist, hervorgebracht sein müssen?

Die Verletzungen am Halse des Kindes der L. sind von den Sachverständigen theils als Trennungen des Zusammenhanges der weichen Theile, theils als Eingriffe in Knorpel und Knochensubstanz beschrieben worden. Aufserdem haben auch andere Personen, die beim Auffinden des Leichnams zugegen gewesen, über die Beschaffenheit dieser Verletzungen im Allgemeinen sich geäufsert, letztere in einer der Meinung der Obducenten einigermafsen widersprechenden Art. Der Polizei-Commissarius M., der Dienstknecht R. und das Dienstmädchen B. erkannten am Tage der Obduction den Leichnam des Kindes an der Verletzung am Halse, und hielt Ersterer den vorderen Theil des Halses für abgerissen, oder mit einem stumpfen Instrument abgeschnitten, Letztere aber drücken sich so aus, dafs ihnen der Hals des Kindes abgerissen oder abgeschnitten geschienen. Nach diesen allgemeinen Aeufserungen möchte es scheinen, als sei im vorliegenden Falle die Trennung des Zusammenhangs nicht so gewesen, dafs sie nothwendiger Weise mit einem scharfen Instrument von Metall oder sonst einer härteren Masse geschehen müssen. Aber wenn auch nicht überhaupt ein Instrument härterer Masse als der Nagel eines Fingers ist, zu einer so ansehnlichen Verletzung der Weichgebilde des Halses, wie sogleich am Kinde der L. aufgefallen, nothwendig möchte erforderlich gewesen sein, so ist es doch, bei aller Berücksichtigung der Zartheit der Theile eines neugebornen Kindes, schon an und für sich höchst unwahrscheinlich, dafs die Verletzung in einer solchen Ausdehnung mit einem Instrument, ganz in der Beschaffenheit, Gestalt und Gröfse eines Nagels am Finger, oder nach der L. Behauptung mit dem Nagel des Daumens, auf irgend eine Art hat geschehen können. Nachdem aber diese Verletzung durch Sachverständige in Augenschein genommen worden, erklären diese im Allgemeinen sich dahin, dafs sie von der Bedeutung sei, wie sie nur mit einem schneidenden Werkzeug hervorgebracht werden könne, und es schien ihnen schon bei der vorläufigen Besichtigung, dafs wirkliche Schnitte in die Halsknochen geschehen, und dafs die Luftröhre und der Schlund geradesweges abgeschnitten worden. Bei näherer Untersuchung fand sich die Verletzung des Halses queer von der pars petrosa rechter Seits, bis gegen den Gelenkkopf des linken Oberarms fortgesetzt, und der Kopf vom Rumpfe bis auf die Verbindung, welche die Halswirbelbeine machen, getrennt; dabei waren Speiseröhre und Luftröhre durchschnitten, und hatten sich dergestalt zurückgezogen, dafs die Halswirbel ganz blofs lagen, an diesen aber fanden sich vier gleich lange Queerschnitte der ganzen Breite der Wirbelkörper nach, zum Theil in der Tiefe von $\frac{1}{4}$ Zoll und darüber, zum Theil nur durch die Knochenhaut gedrungen. Es ist, wie schon gesagt, an und für sich nicht glaublich, dafs auch nur eine so ansehnliche

Verletzung weicher Theile durch das wiederholte Andrücken und Hin- und Herbewegen eines Nagels geschehen können, aber noch unglaublicher ist dieses in Hinsicht einer Durchschneidung der Luftröhre. Die Luftröhre und der Schlund waren, wie sich die Obducenten ausdrücken, geradeswegs abgeschnitten. Bei genauerer Untersuchung fanden sich mit dem Kehlkopf noch sechs Knorpelringe der Luftröhre in Verbindung. Die vena jugularis, arteria carotis externa und arteria thyreodea inferior rechter Seite waren vollständig durchschnitten. Und wenn gleich die Obducenten nicht angegeben haben, ob die Zerschneidung der Luftröhre in den Zwischenräumen der Ringe Statt gefunden oder nicht, oder ob Ringe sonst eingedrückt oder verletzt gewesen, so kann doch nicht leicht eine Trennung der Luftröhre, und eben so wenig eine vollständige Trennung oder, nach dem Ausdruck der Obducenten, Durchschneidung bedeutender Blutgefäfse mit dem Nagel eines Fingers oder einem Instrument von eben so geringer Schärfe und Härte vollbracht werden. Die Blutgefäfse namentlich hätten dann nicht anders als abgerissen und mehr oder weniger hervorgezogen erscheinen können, statt dafs sie sich nach der Angabe der Obducenten zurückgezogen hatten. Im vorliegenden Falle waren aber aufserdem noch die Körper der Halswirbel eingeschnitten. Zweimal war nur die Knochenhaut durchgeschnitten, zwei andere Schnitte drangen $\frac{1}{4}$ Zoll tief in die Körper der Wirbel. Stumpfe Instrumente von einem Material nicht härter als der Nagel eines Fingers, haben nach unserem Dafürhalten weder die tieferen noch selbst die oberflächlichen Verletzungen bewirken können, wenigstens ist dieses höchst unwahrscheinlich. Je länger der Nagel ist, um so weniger möchte er den Widerstand eines, wenn auch zarten Knochen überwältigen und in die Substanz tief eindringen können. Wenn wir aber selbst annehmen, dafs bei dem Eindringen eines Nagels in einen lockeren Knochen letzterer einigermafsen zusammengedrückt werden kann, so dafs zu einem Einschnitt von der Tiefe eines Viertel Zolls der Nagel nicht ganz so tief hat eindringen dürfen, so würde dieses doch immer nur ein geringer Unterschied sein, und hätte der Nagel im vorliegenden Fall beinah $\frac{1}{4}$ Zoll lang frei hervorstehen müssen, welches schon ganz ungewöhnlich ist. Ein so langer Nagel hätte aber eher einbrechen oder sich umlegen müssen, als einen Schnitt von der Tiefe eines Viertel Zolls zweimal vollführen können. Und wäre im äufsersten Fall ein solcher Schnitt gelungen, so hätte es nicht ein fortgesetzter Schnitt sein können, sondern nur eine durch mehrfaches Zudrücken ungleiche und gequetschte Knochenverletzung. Was aber die Einschnitte betrifft, durch welche nur die Knochenhaut scharf getrennt, oder wie die Obducenten sich ausdrücken, durchschnitten worden, so dürfte auch hierzu ein schärferes und härteres Instrument, als ein Nagel zu sein pflegt, erforderlich gewesen sein. Uebrigens hätten die Sachverständigen den Nagel der Inculpatin, mit welchem sie die That vollbracht zu haben angegeben, genauer seiner Stärke und Länge nach untersuchen und beschreiben, nicht mit der blofsen Angabe, dafs er eingerissen gewesen sei, sich begnügen und selbst versuchen sollen, ihn den Einschnitten in den Halswirbeln anzupassen oder ähnliche Einschnitte wie die gefundenen waren, damit hervorzubringen.

Die zweite Frage:

ob die gedachte Verletzung möglicherweise auch durch die von der L. ihrem Kinde geständlich zugefügte Behandlung namentlich durch Einschneiden mit dem Nagel des Daumens bewirkt sein könne?

findet zum Theil schon in dem Vorhergehenden ihre Erledigung. Es ist klar, dafs einige der Verletzungen der weichen Theile mit stumpfen Werkzeugen, namentlich auch mit dem Daumen und dessen Nagel bewirkt sein können. Wir glauben jedoch kaum in Zweifel ziehen zu können, dafs andere Verletzungen und namentlich die Verletzungen der Gefäfse, der Luftröhre und der Körper der Halswirbel auf andere Weise, als die von der Inculpatinn eingestandene Behandlung ihres Kindes, bewirkt worden. Hierzu kömmt, dafs schon die Hauptverletzung der weichen Theile eine bestimmte Richtung hatte, und in derselben Richtung auch die Halswirbel eingeschnitten waren, dafs vier Trennungen der letzteren gleich lang und gleichlaufend, sämmtlich scharf, zum Theil beträchtlich tief vorhanden waren, dafs auch die weichen Theile doppelt wie durchschnitten und auch hier die Wundränder nach den Angaben der Obducenten scharf waren, die Verletzungen selbst mit einem flachen Hautschnitt anfingen, an Tiefe zunahmen und wieder flach sich endigten, dafs es zwei nahe, doch nicht überall gleichlaufende Schnitten ähnliche Trennungen gewesen, welche da, wo sie an den Enden sich berührten, ein dreieckiges Hautstück zwischen sich liefsen. Die Wahrnehmungen der Obducenten scheinen überhaupt nur dadurch zu erklären, dafs aufser dem Einflufs stumpfer Werkzeuge, wodurch die kleineren Hautverletzungen, die Sugillationen, vielleicht auch die sackförmige Vertiefung im oberen Theile der Wunde und die in dem Obductionsprotokoll bemerkte Lösung der Adhäsionen des Kehlkopfs und der Speiseröhre bewirkt worden, auch die Einwirkung eines härteren und schärferen, überhaupt anderen Instruments als des Nagels eines Fingers, angenommen wird, welchem gemäfs wir glauben, die von der Königl. Criminal-Deputation uns vorgelegten Fragen nur dahin beantworten zu können:

1) dafs nach der in den Akten nicht durchaus genügenden Beschreibung der Beschaffenheit der an dem Kinde der L. gefundenen Trennungen oder sogenannten Einschnitte, wir zwar ein so bestimmtes Urtheil, als verlangt wird, zu fällen uns nicht im Stande finden, dafs jedoch höchst wahrscheinlich die mehrsten und bedeutendsten der angegebenen Verletzungen mit einem scharfen Instrumente von Metall, oder sonst einer härteren Masse, als der Nagel eines Fingers ist, hervorgebracht worden sind.

2) dafs, da hier von dem blofs Möglichen nicht wohl die Rede sein kann, wir es dennoch für höchst un-

wahrscheinlich halten, dafs die gedachten Verletzungen durch die von der L. ihrem Kinde geständlich zugefügte Behandlung, namentlich durch Einschneiden mit dem Nagel des Daumens, bewirkt sein können.

Berlin, den 25sten Februar 1824.

Königl. wissenschaftliche Deputation
für das Medicinal-Wesen.

XVI.

XVI.

G u t a c h t e n

über

die Todesart eines neugebornen Kindes und die Tödtlichkeit der vorgefundenen Verletzungen.

In der Untersuchungs-Sache wider die des Kindermordes beschuldigte W. C. G. aus B. hat unter dem 19ten Juli d. J. das Königl. Ober-Landesgericht zu H. sich ein Gutachten der wissenschaftlichen Deputation für das Medicinal-Wesen und namentlich nicht allein die Beantwortung folgender von dem Inquisitoriat zu H. dem Königl. Medicinal-Collegio zu M. vorgelegten Fragen:

1) Sind durch das von der Inquisitinn eingestandene Abreifsen der Nabelschnur, ohne deren Unterbindung und durch den Druck mit dem Daumen auf den Hals des Kindes, Verletzungen von der Beschaffenheit entstanden, dafs sie unbedingt und unter allen Umständen in dem Alter des Kindes für sich allein den Tod zur Folge haben mufsten?

2) Mufsten die Verletzungen in dem Alter des Kindes nach dessen individueller Beschaffenheit für sich allein den Tod zur Folge haben?

3) Haben dieselben in dem Alter des Kindes entweder aus dem Mangel eines zur Heilung erfor-

derlichen Umstandes oder durch Zutritt einer äusseren Schädlichkeit den Tod zur Folge gehabt?

4) Ist die an dem Leichnam des Kindes vorgefundene Kopfverletzung demselben im Leben oder nach dem Tode beigebracht?

5) Ist ersteres der Fall, wie verhält sich dann die nothwendige oder bereits erfolgte Wirkung derselben zusammengehalten mit den, von der Inquisitinn dem Kinde geständlich beigebrachten Verletzungen zu dem Tode desselben?

6) Ist es möglich oder wahrscheinlich, dass diese Kopfverletzung bei der Geburt durch das Niederfallen auf den Boden oder durch den von der Inquisitinn angegebenen Druck gegen einen Pfosten entstanden?

7) Sollte die Kopfverletzung erst nach dem Tode des Kindes entstanden sein, ist es dann möglich oder wahrscheinlich, dass dieselbe auf die von der Inquisitinn angegebene Art, durch Schläge mit einer Schaufel auf den mit Erde bedeckten Kopf des Kindes entstanden?

sondern auch ausserdem eine Begutachtung über nachstehende Punkte erbeten:

1) ob und inwiefern aus dem sonstigen Inhalt des Obductionsbefundes es mit Rücksicht auf den Umstand, dass die Lungen nicht besonders mit Blut angefüllt gewesen, mit Wahrscheinlichkeit geschlossen werden könne, dass das Kind todt zur Welt gekommen sei?

2) ob der am Halse befundene Flecken nur für einen Todtenflecken angesehen werden könne?

3) ob es wirklich auch gegen die Aussagen der Inquisitinn wahrscheinlich wäre, dafs die Nabelschnur nicht abgerissen, sondern nur in der Geburt unwillkührlich abgebrochen sei? und

4) ob in der als möglich nicht ausgeschlossenen Voraussetzung, dafs dem Kinde durch den Sturz aus den Geburtstheilen auf den Dielenboden der Schädelknochen zerschmettert worden, dasselbe noch wohl bei dem eingestandenen Versuche der Inquisitinn, seinen Hals zuzudrücken, die Glieder habe bewegen können?

Diesem Verlangen zu genügen, lassen wir zunächst eine aus den uns mitgetheilten, anbei zurückgehenden Untersuchungsakten entnommene

Geschichtserzählung

hier folgen.

Die unverehelichte W. C. G., zur Zeit der gegen sie eingeleiteten Untersuchung 27 Jahr alt, war die älteste Tochter eines noch lebenden Tagelöhners in B. Ihre Mutter hatte sie, als sie erst acht Jahr alt war, verloren, ihre Stiefmutter aber war noch am Leben. Sie wurde, als sie 15 Jahr alt war, confirmirt, und trat bald nachher als Viehmagd, zuerst bei dem Ackerwirth M. zu B., dann bei dem Ackerwirth H. zu Ober-M. in Dienst, von dessen angenommenen Sohn sie ein Jahr später geschwängert und im Jahre 1818 von einem Mädchen entbunden wurde. Sie zog drei Wochen nach ihrer Niederkunft zu ihren Eltern, blieb bei diesen ein Jahr, diente dann wieder ein Jahr bei dem Ackerwirth L., und sechs Jahre bei dem Ackerwirth B. zu B., dessen Hof zu der Zeit die Eheleute Sch. bewirthschafteten, während B. dort auf Leibzucht wohnte. Zu diesem kam hin und wieder ein etwa eine Viertelstunde entfernt wohnender verheiratheter Tagelöhner H. W. N. Derselbe trat namentlich eines Abends ungefähr acht Tage vor Weihnachten 1825, als es schon dunkel und die G. in dem Leibzuchtstall allein und mit dem Melken der Kuh beschäftigt war, zu derselben und vollzog mit ihr liegend den Beischlaf. Etwa acht Tage später wiederholten beide und zwar im Stehen, bei einem zufälligen Zusammentreffen auf dem Hofe, den Beischlaf. Die G. will einige Tage nach dem ersten Beischlafe ihre monatliche Reinigung zum letztenmal gehabt haben, doch sei dieselbe vorüber gewesen, als sie den N. zum zweitenmal zugelassen. Sie glaubt indefs vom ersten Beischlaf schwanger geworden zu sein.

Die G. räumt ein, sogleich nach dem Ausbleiben ihrer Periode eine vorhandene Schwangerschaft vermuthet, jedoch die völlige Ueberzeugung davon nicht gehabt zu haben. Sie theilte auch ihrem Schwängerer N. ihre Vermuthung mit, leugnete jedoch sowohl damals als später gegen jeden Andern, auch gegen den B., welcher wie seine Frau Verdacht geschöpft und die G. über ihren Zustand befragt hatten, ihre Schwangerschaft, versicherte, dafs sie nicht schwanger sei und dafs das Dickwerden ihres Leibes nur von dem Ausbleiben ihrer Reinigung herrühre.

Obschon die Dienstzeit der G. bei dem B. mit dem 8ten Mai abgelaufen war, so wollte letzterer jene doch nicht eher entlassen, als bis er sich darüber, ob sie schwanger sei oder nicht, Gewifsheit verschafft hatte. Er ging daher mit ihr nach U. zu dem Chirurgus D., welcher sie untersuchte und, obgleich sie bereits die Bewegung ihrer Leibesfrucht deutlich gefühlt haben will, für nicht schwanger erklärte, ihr auch am Fufse zur Ader liefs. Wenn nun zwar der B. durch diese Erklärung zufrieden gestellt war, so blieb doch aufserdem die G. der Schwangerschaft fast allgemein verdächtig, sie selbst aber wurde davon täglich fester überzeugt. Die Bewegung ihrer Leibesfrucht will sie noch vier oder fünf Tage vor ihrer Niederkunft gefühlt haben. Sie ging von Zeit zu Zeit ihren Schwängerer, jedoch vergeblich, um Rath und Unterstützung an, als aber ihre Schwangerschaft zu Ende ging, fafste sie den Entschlufs, ihr Kind, weil sie sowohl ihres Schwängerers als eines alten verheiratheten Mannes sich schämte, als vor ihrem Vater sich fürchtete, auf die Seite zu schaffen.

Als sie am 8ten Mai den Dienst des B. verliefs, sollte sie zu ihren Eltern ziehen. Sie ist aber, wie sie einräumt, im Ganzen nicht sehr viele Tage bei diesen gewesen, indem sie fast täglich auf B — 's Hofe gearbeitet und daselbst häufig auch geschlafen hat. In der letzten Zeit vor ihrer Niederkunft hat der alte B. jedoch nicht mehr haben wollen, dafs sie die Nacht in seiner Wohnung zubringen sollte, und da sie sich nun fürchtete, nach Hause zu gehen, so hat sie, wie sie erzählt, mehrere Wochen hindurch des Nachts heimlich auf dem Schoppen, wo sie nachher niedergekommen ist, geschlafen. Soviel sie weiſs, ist sie dort niemals bemerkt worden, und sie will diesen Schoppen schon damals dazu ausersehen haben, um dort heimlich niederzukommen. Die Nacht vom Donnerstag auf den Freitag (zum 8ten September) brachte sie, wie die früheren Nächte, auf jenem Schoppen zu, verlieſs denselben Freitag Morgen bei Anbruch des Tages, ging dann zu ihren Eltern, blieb daselbst bis Mittag, ging wieder nach B — 's Hofe, wo sie bis Abends blieb, und dann auf den Schoppen ging, um daselbst zu übernachten. Denselben verlieſs sie am anderen Morgen bei Tages Anbruch und ging nach ihrem elterlichen Hause. Sie hatte aber nicht den Muth, hinein zu gehen, weil sie wohl spürte, daſs ihre Niederkunft herannahe. Voller Angst blieb sie eine Zeit lang in der Nähe des Hauses und in dem Garten ihres Vaters. Sie lag ihrer Aussage nach wohl zwei Stunden hinter den Vietsbohnen, dann ging sie eine Zeitlang in dem Felde herum und näherte sich wieder der B—schen Wohnung und als sie kurz nach Mittag spürte, daſs ihre Niederkunft herannahe, schlich sie sich unbemerkt wieder auf den B—schen Schoppen. Dort angekommen, setzte sie sich unweit des Eingangs auf das Stroh nieder, und hier ging ihr alsbald das Fruchtwasser ab. Keine volle Viertelstunde soll es gedauert haben, bis das Kind geboren worden. Sie will im Ganzen vier Wehen bekommen haben. Zwischen der dritten und vierten setzte sie sich auf die Knie, bog sich vorwärts gegen den vor ihr liegenden

Haufen Stroh, mit den Händen und Armen auf diesen gestützt. Unter ihren Knieen und zwischen denselben waren die Dielen entblöfst. Mit der vierten Wehe, wobei sie sich etwas in die Höhe hob, trat das Kind in die Geburtstheile und schofs schnell auf den Boden, bevor sie es mit den Händen fassen konnte. Dort liefs sie es ein paar Augenblicke liegen, sie selbst setzte sich auf etwas Stroh, welches sie aus dem Haufen hervorzog. Bei der Lösung der Nabelschnur wendete sie die ihr sonst wohl bekannte Vorsicht nicht an, fafste diese vielmehr mit den Fingern dicht über dem Nabel und rifs sie, so dafs nur ein kurzes Stück am Nabel sitzen blieb, ab. Sie that dieses mit der rechten Hand, während sie das auf der Erde liegende Kind mit der linken Hand auf die Erde zurückdrückte. Nach einer späteren Aussage hat sie die Nabelschnur dicht über dem Nabel mit dem Nagel des Daumen der linken Hand abgekniffen. Sie nahm hierauf das Kind mit beiden Händen auf und überzeugte sich von dem Leben des Kindes, indem dasselbe, wenn auch nicht schrie, doch winselte und die Glieder bewegte. Da es ihr bis dahin gelungen war, ihre Niederkunft zu verheimlichen, so wollte sie nun auch das Kind über die Seite schaffen. Sie safs jetzt ganz nahe an der Wand und zwar dieser mit der linken Seite zugekehrt. Sie hielt das Kind mit der linken Hand in der Schürze und bemerkte jetzt, dafs es vor der ganzen Stirn und auf beiden Wangen ganz blau war. Sie umfafste mit der rechten Hand den kleinen Hals und zwar so, dafs der Daumen auf der Kehle, das Innere der Hand an der linken Seite des Halses und die anderen vier Finger an dem Genicke des Kindes ruheten. Sie drückte nun die Hand zu und setzte zugleich die Spitze ihres Daumens auf den Kehlkopf des Kindes. Während des Druckes rührte sich das Kind noch. Es bewegte Arme und Beine, und machte die Hände wiederholt auf und zu. Auch der Mund des Kindes bewegte sich während des Druckes ein Paarmal und es kam aus demselben ein Ton, wie ein leiser Husten. Sie drückte daher so lange und so fest, bis sie keine Bewegung mehr verspürte, vielleicht eine halbe Viertelstunde lang. Sie drückte ziemlich stark. Während des Druckes berührte das Kind mit dem Kopfe mehrmals die Wand, und wurde durch den Druck der Hand mit dem Kopfe gegen die Wand gedrückt. Ob dadurch ein heftiger Druck auf den Kopf des Kindes hervorgebracht worden, kann jedoch Inculpatinn nicht sagen. Nachdem sie sich überzeugt, dafs ihr Kind todt war, wickelte sie es in eine Schürze und versteckte es unter das Stroh. Sie bedeckte auch die Stelle, wo sie geboren hatte, mit etwas Stroh, warf wohl zwanzig Gebund Stroh auf das Kind und legte sich auf das Stroh.

Sie blieb, da die Nachgeburt noch bei ihr war und sie an heftigen Schmerzen litt, den ganzen Nachmittag und die Nacht über auf dem Schoppen, ohne ihn auch nur ein einzigmal zu verlassen. Am anderen Morgen gegen sieben Uhr verliefs sie den Schoppen und ging in des B. Stube, wo sich dessen Frau befand, mit welcher sie Kaffee trank. B. selbst war in der Kirche. Von ersterer wurde die G. um die

Ursache ihres üblen Aussehens befragt und ob sie ihre Reinigung wieder hätte, welches letztre sie bejahete. Bis zehn Uhr Morgens blieb sie in der B— schen Stube, als sie plötzlich spürte, dafs ihr die Nachgeburt abgehen würde. Sie ging nach dem Hofe auf den Mistfall, wo ihr die Nachgeburt abging, welche sie sofort mit Mist bedeckte. Sie ging dann wieder in die B—sche Stube und blieb bei den Eheleuten B. bis gegen sieben Uhr. Der alte B. war gegen Mittag nach Hause gekommen. Ihm sagte die G., dafs sie ihre Reinigung wieder hätte. Mittags afs sie etwas Suppe und trank Nachmittags Kaffee. Um sieben Uhr ging sie nach dem elterlichen Hause, wo sie sich nicht das Geringste merken liefs, und über ihren Zustand weder sprach noch danach gefragt wurde. Sie legte sich zu Bette und stand andern Morgens mit Tagesanbruch auf, ging dann nach dem B—schen Hofe, stieg unbemerkt wieder auf den Schoppen, auf welchem sie niedergekommen war, deckte das Stroh von ihrem todten Kinde ab, und fand angeblich an ihm insofern eine auffallende Veränderung, dafs das Gesicht ganz aufgeschwollen und blau aussah.

Nach dem artikulirten Verhör will sie jedoch die Nacht vom Sontag auf den Montag ebenfalls auf dem Schoppen zugebracht und am Montag Morgen das Kind unter dem Stroh hervorgenommen haben.

Sie trug nun das Kind, nachdem sie es einige Augenblicke unter das am Zaune liegende Holz versteckt und sich aus dem Leibzuchtstalle eine alte Schüppe geholt hatte, in der Schürze, worin es gewickelt war, in einen Busch, ungefähr eine halbe Stunde weit von B—'s Hofe, grub dort ein Loch in die Erde, legte es nackt, jedoch vorsichtig hinein, und bedeckte es anderthalb Fuſs hoch mit Erde. Diese trat sie mit beiden Füſsen ganz fest, brachte die Schüppe wieder in den Leibzuchtstall, und blieb den Tag über bei den Eheleuten B., bis sie am Abend verhaftet wurde.

Inculpatinn versichert wiederholt, ihrem Kinde keine andre als die von ihr angegebene Verletzung zugefügt zu haben. Das Kind ist, nach ihrer Erzählung, ihr aus den Geburtstheilen auf die unbedeckten Dielen, und zwar mit dem Kopfe voran, geschossen. Indem sie, als das Kind hervorschoſs, sich angeblich etwas aus der knieenden Stellung, in der sie sich während der Geburt befunden, erhoben, will sie dennoch gebückt geblieben sein, und ist ihrer Schätzung nach das Kind höchstens $1\frac{1}{4}$ bis $1\frac{1}{2}$ Fuſs hoch gefallen. Die Nabelschnur war, wie sie versichert, nicht um den Hals gewickelt und lang genug um das Kind im Fallen nicht aufzuhalten. Inculpatinn hat nicht genau beachtet, auf welche Stelle des Kopfes das Kind vorzüglich gefallen ist, sie will aber gleich nach dem Falle an der Stirn, an der Nase und unter den Augen blaue Flecken, die sich sogar auch über beide Wangen verbreiteten, gewahrt haben, ohne jedoch sagen zu können, woher sie entstanden.

Sie will, als sie ihr Kind mit vielem Stroh zugedeckt, und sich selbst darauf gelegt, das Stroh so hoch darüber gepackt haben, daſs sie nicht glauben kann, daſs der Kopf des Kindes dadurch, daſs sie sich oben auf das Stroh gelegt, gedrückt worden. Als sie den Leichnam in das von ihr gegrabene Loch gelegt, und ein Paar Schaufeln Erde darauf geworfen, hat sie ihrer Angabe nach diese zuvörderst mit der vorhin erwähnten Schüppe und zwar mit der flachen Seite in der ganzen Ausdehnung des Loches mit ziemlicher Gewalt festgeschlagen. Ob sie hierbei den Kopf des Kindes getroffen, kann sie nicht sagen. Sie schlug die Erde, (es war fester Lehmboden) wenn sie ein Paar Schaufeln voll in das Loch geworfen hatte, immer fest und als das Loch ganz angefüllt war, trat sie auf demselben mit beiden Füfsen umher.

Am 11ten September wurde der Vorfall entdeckt und von der Bürgermeisterei zu F. dem Land- und Stadtgericht zu H. angezeigt, am 12ten September der Leichnam des Kindes, nachdem die Inculpatinn den Ort, wo sie ihn vergraben, angegeben, aufgefunden, mit den Händen von der Erde befreit, wobei der Kopf des Kindes sich zuerst zeigte, vorsichtig heraus gehoben, und Behufs der Obduction, die am andern Tage Statt finden sollte, in Verwahrung genommen. An dem nämlichen Tage suchte Inculpatinn auch die Nachgeburt auf dem Düngerhaufen des B—schen Hofes auf, es wurde aber dieselbe, indem die zur Obduction bestellten Aerzte, der Kreisphysikus Dr. N. von D. und der Kreiswundarzt O. von H., eine Untersuchung der Nachgeburt für unerheblich erklärten, wieder verscharrt. Die Obduction erfolgte hierauf am 13ten September, und wurde den Sachverständigen hierbei ausdrücklich eröffnet, dafs nach dem Zugeständnisse der Inquisitinn das Kind nach der Geburt gelebt, und dafs sie dasselbe mittelst Druckes mit ihrer Hand am Halse, und vorzüglich mit ihrem Daumen auf die Kehle, umgebracht habe, und wurden sie darauf aufmerksam gemacht, dafs ihre Untersuchung vorzüglich darauf gerichtet werden müsse, in wie weit die Wahrheit jener Angaben objectiv festgestellt werden könne.

Die Resultate der Obduction waren folgende:

Nachdem der Leichnam von der anklebenden Erde und dem an dem Leibe und den unteren Extremitäten haftenden Blute vorsichtig mittelst eines Schwammes und lauwarmen Wassers gereinigt worden, ergab sich zunächst bei der

äufsern Besichtigung:

Das Kind war männlichen Geschlechts. Das Gewicht war sieben Pfund, die Länge 20½ Zoll rheinisch. Der lange Durchmesser des Kopfes von der Nasenwurzel bis zur dreieckigen Fontanelle war fünf und ein halb Viertel Zoll. Der Queerdurchmesser von der Hervorragung des Seitenwandbeins von einer Seite bis zur andern betrug vier Zoll; die Schulterbreite war fünf Zoll.

Man bemerkte an dem Kinde keinen besonderen Leichengeruch, der Bauch war an der linken Seite etwas grün, Abstreifung der Oberhaut, welche als Folge der Fäulnifs gewöhnlich entsteht, wurde nirgends bemerkt, so dafs kein hoher Grad von Verwesung vorhanden war.

Die Haut am Körper des Kindes, so wie an Armen und Beinen, war weifs und glatt und hin und wieder mit bräunlichen Flecken (Todtenflecken) untermischt. Wollhaare bemerkte man am Körper des Kindes nirgend, es war keine bedeutende Fettmasse vorhanden, weshalb die Haut etwas unbedeutend schrumpfig war. Die Gliedmafsen waren aber doch ziemlich abgerundet, die Muskeln fest und derb. — Die Knochen der Extremitäten schienen ganz verknöchert. Die Nägel an Händen und Füfsen waren weich, aber sonst vollkommen gebildet und über die Fingerspitzen hervorragend, die Knorpel in den Ohren und der Nase deutlich fühlbar, die Hoden in dem Hodensacke befindlich, zugleich bemerkte man eine etwas wässerige Ansammlung im Hodensacke. Die Genitalien waren ganz ausgebildet, die Augen sahen etwas trübe aus, die „Bindehaut" bemerkte man nicht mehr, die Haare auf dem Kopfe waren blond und zart, aber doch von gehöriger Ausbildung, die Farbe der Augenbrauenhaare und Augenwimpern war der der Kopfhaare gleich.

Die Knochen des Kopfes schienen ziemlich verknöchert, die grofse Fontanelle war von der Art, dafs sie mit zwei Fingerspitzen ganz gut konnte bedeckt werden.

Die Brust war sehr gewölbt, die Rippen derbe und verknöchert.

Man bemerkte in der Bildung des Kindes in dem Verhältnisse des Kopfes zum Körper kein Mifsverhältnifs.

Ueber die wahre Beschaffenheit der Nabelschnur konnte nichts besonderes gesagt werden, indem am Kinde kein Rest derselben mehr vorhanden war, und der Mutterkuchen mit der Nabelschnur mehrere Tage im Mist gelegen hatte und verdorben war. Man fand ferner das Gesicht des Kindes rothbraun und aufgetrieben, den Mund offen stehend, die Lippen schwarzblau und eben so die Ohren.

Die Haut von der Nasenwurzel bis zum Scheitel des Kopfes war braunroth, auf der rechten Backe neben dem Ohre fand man einige Risse in der Haut von rother Farbe von ungefähr einem Viertelzoll Länge, welche aber nicht tief in die Haut eingriffen. Das Seitenwandbein der rechten Seite des Kopfes fühlte sich an, als wenn es in mehrere Stücke zerbrochen wäre, man fühlte auch ein Knarren unter den Fingern. Dabei fand sich etwas gewöhnliche Kopfgeschwulst. Auf der linken Seite der Stirn bemerkte man in der Haut einen Eindruck, wo man eine Fingerspitze einlegen konnte, welcher nicht tief war und keine veränderte Farbe der Haut hatte. An der linken Seite des Halses, neben dem Kehlkopfe bemerkte man einen bräunlich rothen, nach oben begränzten Flecken, von der Gröfse, dafs er mit dem Daumen ganz konnte bedeckt werden. Mit diesem Flecken in Verbindung war nach der Mitte des Halses, da wo gewöhnlich die Hautfalte ist, eine wunde Stelle, wo die Oberhaut abgestreift war; von da ging ein röthlicher Streifen queer über die Luftröhre zur rechten Seite des Halses, ungefähr einen halben Zoll lang.

Die Nabelschnur war im Nabelringe abgerissen, so dafs nur einige rothe Fasern herausstanden; der Nabelring war etwas hervorgezogen.

Man bemerkte sonst, aufser den gewöhnlichen Todtenflecken, äufserlich keine Verletzungen mehr; auch in den äufserlichen Höhlen, als Ohren, Nase, Mund, offen stehendem After, auch unter den Achseln, längs dem Rückgrath u. s. w. wurde nichts Normwidriges oder Spuren von Verletzungen bemerkt.

Es wurde nun zur

Section

geschritten, und

A. Mit Eröffnung der Kopfhöhle angefangen.

Es wurde die Kopfhaut mittelst eines Kreuzschnittes auf gewöhnliche Weise aufgeschnitten und losgetrennt. Es fand sich unter der Haut ein sehr bedeutendes Extravasat, welches in der Mitte des Stirnbeins anfing und sich bis über die dreieckige Fontanelle erstreckte, und beide Seitenwandbeine, bis zu dem Felsenbeine bedeckte. Das Blut war schwarz, dick und geronnen.

Nach Wegnahme des Extravasats und des Pericraniums zeigte sich das rechte Seitenwandbein in vier grofse Stücke gebrochen, welche durch diesen Bruch getrennt waren. Die einzelnen Knochenstücke waren wieder in mehrere kleine, noch zusammenhängende Stücke gebrochen.

Nach Abnahme der Schädelknochen fand man in den langen und Queer-Blutleitern viel Blut. Unter der harten Hirnhaut fand sich wieder ausgetretenes geronnenes Blut, womit das ganze Gehirn umkleidet war. Die Gehirnmasse war von gewöhnlicher Farbe, aber sehr breiicht; die Gehirnhöhlen waren leer, der plexus choroideus von gewöhnlicher Beschaffenheit, in der basis cranii fand sich etwas schwarzes, dickflüssiges Blut. Sonst wurde nichts Bemerkenswerthes in der Schädelhöhle vorgefunden.

B. wurde der an der linken Seite des Halses befindliche bräunlichrothe Fleck untersucht: die Haut wurde durchschnitten und abgelöst. Es fand sich die Haut etwas wenig geröthet, aber unter derselben wurde kein extravasirtes Blut gefunden. Zugleich wurde die Mundhöhle und Luftröhre eröffnet, worin nichts Bemerkenswerthes gefunden wurde. Es fanden sich weder geröthete oder mifsfarbige Stellen, noch schaumigter Schleim vor.

Hierauf wurde

C. die Brusthöhle auf gewöhnliche Art geöffnet. Die glandula thymus war von gewöhnlicher Gröfse und Beschaffenheit. Die Lungen waren ausgedehnt, nicht zusammengefallen, von etwas hellrother Farbe. Es wurden nun die Lungen mit dem Herzen und der glandula thymus, nachdem die grofsen Blutgefäfse unterbunden waren, herausgenommen und in ein sehr grofses Gefäfs mit gewöhnlichem kalten Brunnenwasser in hinreichender Menge gelegt, wo denn die Lungen mit dem Herzen und der Drüse oben schwimmend blieben. Sie wurden mehrmals auf den Boden des Gefäfses niedergedrückt, erhoben sich aber wieder auf die Oberfläche des Wassers, wenn der Druck nachliefs. Es wurde darauf die glandula thymus von den Lungen getrennt, und die Lungen mit dem Herzen ins Wasser gelegt, wo sie ebenfalls oben schwammen; es wurde ferner das Herz von den Lungen getrennt, und letztere allein in das Wasser gelegt, wo sie denn ebenfalls schwammen. Es wurden unter dem Wasser die Lungen eingeschnitten und es zeigten sich kleinere und gröfsere Luftblasen auf der Oberfläche des Wassers. Auch als die Lungen aufser dem Wasser in Stücke geschnitten und diese Stücke in das Wasser gelegt wurden, schwammen dieselben. Bei dem Durchschneiden der Lungen aufser dem Wasser hörte man ein leises Knistern. Es kamen zugleich etwas weniges Blut und kleine Blutbläschen dabei zum Vorschein. Die Lungen waren übrigens von gesundem Ansehen, hatten weder Knoten noch Verhärtungen, noch sonst etwas Krankhaftes; sie waren mit Blut nicht besonders angefüllt.

Im Herzbeutel fand sich etwas Wasser, das Herz war von gewöhnlicher Bildung, die linke sowohl als die rechte Herzkammer waren blutleer.

Es wurde übrigens nichts Bemerkenswerthes in der Brusthöhle vorgefunden.

Endlich wurde

D. die Bauchhöhle gleichfalls auf gewöhnliche Weise geöffnet.

Der Magen und der Darmkanal zeigten sich von gewöhnlicher Farbe, waren von Luft etwas ausgedehnt, und der Magen enthielt blofs eine geringe Menge schleimiger Brühe. Der Darmkanal enthielt etwas meconium, besonders war das colon descendens damit angefüllt.

Die Leber war von gesunder brauner Farbe und Consistenz und nichts Normwidriges an ihr zu entdecken. Die Gallenblase enthielt etwas weniges Galle. Die Milz war etwas mürbe, übrigens von gewöhnlicher Beschaffenheit. Die Harnblase war ganz leer, die Nieren waren ebenfalls von ganz gesunder Beschaffenheit und wurde sonst nichts Bemerkenswerthes vorgefunden.

Die Obducenten gaben ihr vorläufiges Gutachten dahin ab:

1) dafs das obducirte Kind vollständig oder ausgetragen zur Welt gekommen sei,

2) dafs dasselbe lebendig zur Welt gekommen sei,

3) dafs die vorgefundene Zerschmetterung der Hirnknochen an und für sich als absolut tödtlich betrachtet werden müsse,

4) dafs das Kind einen Druck am Halse erlitten habe, und zwar wahrscheinlich mit der Hand und insbesondere neben der Kehle mit dem Daumen,

5) dafs dieser Druck bei der Tödtung des Kindes vielleicht mitwirkend gewesen sei, dafs aber der Tod durch die ad 3) erwähnte Kopfverletzung nothwendiger Weise habe erfolgen müssen,

6) dafs die ad 3) bemerkte absolut tödtliche Kopfverletzung durch den Gebährungsakt nicht habe

entstehen können, vorausgesetzt, dafs die Geburt so erfolgt sei, dafs die Mutter dabei auf den Knieen gelegen und das Kind mit dem Kopfe auf eine blofse hölzerne Diele gefallen sei,

7) dafs übrigens die ad 3) gedachte tödtliche Kopfverletzung dem Kinde während des Lebens beigebracht worden.

Die Gründe ihres Gutachtens stellten die Obducenten in dem unterm 21sten September von ihnen eingereichten Obductionsberichte, welcher, was die Data der Obduction betrifft, nur den im Protokoll nicht befindlichen erläuternden Zusatz enthält, dafs die Zunge sich nicht vorn zwischen den Lippen, sondern in ihrer gewöhnlichen Lage in der Mundhöhle befunden habe, zusammen.

Am Schlusse gedachten Obductionsberichts bemerkt aufserdem der Kreiswundarzt O., dafs nach seinem Dafürhalten möglicherweise auch Folgendes der Fall sein könne:

a) dafs der Tod des Kindes nur durch Erdrosselung erfolgt sei,

b) dafs die Blutergiefsung auf dem Stirnbein Folge des Aufschiefsens des Kindes aus den Geburtstheilen auf den Boden sein konnte, und dafs, wenn sich auch der Fall denken läfst, dafs den Knochenbrüchen und den Sugillationen verschiedene Ursachen zum Grunde lagen,

c) die Brüche nach dem Tode des Kindes, durch irgend eine heftig einwirkende, durch den Befund nicht ausgemittelte Gewalt veranlafst sein konnten.

Das Königl. Inquisitoriat zu H. erachtete hierauf die Einholung eines höhern Gutachtens für nöthig, übersandte deshalb unter dem 8ten December die Akten an das Königl. Medicinal-Collegium zu M., und erbat sich dessen Gutachten, namentlich über die bereits vorhin im Eingange ausgeworfenen sieben Fragen, wobei dasselbe jedoch bemerkte, daſs es, der Vollständigkeit wegen, alle auf die Sache Einfluſs habenden Fragen aufgestellt habe, es aber in der Natur der Sache liege, daſs einige als unerheblich wegfallen, je nachdem die Beantwortung der übrigen ausfalle, es jedenfalls aber die drei ersten Fragen, geeigneten Falls auch in Beziehung auf die Kopfverletzung, beantwortet zu sehen wünsche.

Genanntes Medicinal-Collegium schickte unter dem 30sten Januar 1827 das verlangte Gutachten ein, bestritt in demselben die Richtigkeit der sämmtlichen Behauptungen der Gerichtsärzte, namentlich auch in Hinsicht nicht sowohl der Reife, als der Lebensfähigkeit des Kindes und seines Lebens nach der Geburt, glaubte sich hierdurch der Beantwortung der fünf ersten von dem Königl. Inquisitoriat aufgeworfenen Fragen überhoben, und beantwortete die sechste und siebente dahin, daſs es gar nicht wahrscheinlich sei, daſs die Kopfverletzung und namentlich die Zerschmetterung des rechten Seitenwandbeins durch den Sturz des Kindes aus den Geburtswegen habe entstehen können, daſs es noch weit unwahrscheinlicher sei, daſs solche durch einen Druck des Kopfes gegen einen Pfosten entstanden sein sollten, mithin durchaus nichts übrig bleibe, als die Angabe der Inquisition, dafs die bemeldeten Kopfverletzungen bei dem Verscharren des todten Kindes durch das Festschlagen der Erde mit einer Schaufel entstanden, für wahr anzunehmen,

Weil jedoch, wie nicht zu verkennen, dieses Gutachten des Medicinal-Collegii in seinen Aufstellungen zum Theil mit den Aussagen der Inquisitinn in offenbarem Widerspruche stand, so hat das Königl. Ober-Landesgericht zu H. es für unumgänglich erachtet, dafs die Ansichten des Medicinal-Collegii einer höheren wissenschaftlichen Beurtheilung unterworfen würden, und deshalb das Gutachten der wissenschaftlichen Deputation über die im Anfange ausgeworfenen Fragepunkte sich erbeten.

Gutachten.

Wenn die von dem Königl. Inquisitoriat zu H. dem Königl. Medicinal-Collegio zu M. zur Beantwortung vorgelegten sieben Fragen theils den Grad der Tödtlichkeit der von der Inquisitinn ihrem neugebornen Kinde geständlich zugefügten Verletzungen, theils die Entstehungsart der an gedachtem Kinde vorgefundenen Kopfbeschädigungen zum Gegenstande haben, so beziehen sich dagegen diejenigen vier Fragen, welche ein Königl. Ober-Landesgericht zu H. an uns besonders noch gerichtet hat, auf einige erst durch das Gutachten des Königl. Medicinal-Collegii zweifelhaft gewordene Punkte, namentlich aber auf das Leben jenes Kindes nach der Geburt.

Könnten wir, denen sämmtliche jene Fragen zur Beantwortung vorgelegt worden, die Zweifel theilen, welche, in Rücksicht auf das Leben des Kindes nach der Geburt, das Königl. Medicinal-Collegium ausgesprochen, so hätten, wie die Fragen sich auch folgen mögen, wir den eben erwähnten wichtigen Gegenstand zunächst erörtern und feststellen, dagegen der Beantwortung der erst gestellten sieben, oder wenigstens der ersten sechs Fragen, überhoben sein können. Weil wir hierin jedoch mehr den Ansichten der Obducenten beitreten und die Behauptung des Königl. Medicinal-Collegii: „dafs mit gröfster Wahrscheinlichkeit anzunehmen, dafs das Kind der Inculpatinn todt geboren worden," für gehörig motivirt und richtig nicht halten können, so findet auch keine weitere Veranlassung Statt, in der Ordnung der Fragen irgend eine Aenderung zu treffen.

Die Beantwortung der ersten Frage betreffend, so bestand die Art und Weise, wie Inquisitinn ihr Kind getödtet haben will, aufserdem, dafs sie die Nabelschnur mit den Fingern dicht über dem Nabel fafste und so abrifs, oder vielmehr mit dem Nagel des Daumens der linken Hand abkniff, dafs nur ein kurzes Stück am Nabel sitzen blieb, darin, dafs sie mit der rechten Hand den Hals des Kindes umfafste, so zwar, dafs der Daumen auf der Kehle, das Innere der Hand an der linken Seite des Halses, die andern vier Finger an dem Genick des Kindes ruhten, dafs sie nun, indem sie die Spitze ihres Daumens auf den

Kehlkopf des Kindes setzte, die Hand zudrückte und so fest und lange (vielleicht eine halbe Viertelstunde lang) drückte, bis sie keine Bewegung des Kindes mehr verspürte. Während des Druckes hatte sich das Kind noch gerührt, Arme und Beine bewegt, die Hände wiederholt auf und zu gemacht. Auch der Mund hatte sich einigemal bewegt und es war aus demselben ein Ton wie ein leiser Husten gekommen.

Bei der ersten Besichtigung des wieder aufgefundenen Leichnams fand sich an dem Leibe und den unteren Extremitäten angetrocknetes Blut. Als der Leichnam hierauf gereinigt worden, sah man die Haut weiſs und glatt, hin und wieder mit bräunlichen Flecken (Todtenflecken) untermischt. Es befand sich am Kinde kein Rest der Nabelschnur, dieselbe war vielmehr im Nabelringe abgerissen, so daſs nur einige rothe Fasern heraus standen. Der Nabelring war etwas hervorgezogen. Das Gesicht war rothbraun und aufgetrieben, der Mund stand offen, Lippen und Ohren sahen schwarzblau aus. An der linken Seite des Halses neben dem Kehlkopfe bemerkte man einen bräunlichrothen nach oben begränzten Fleck, von der Gröſse, daſs er mit dem Daumen ganz konnte bedeckt werden. Mit diesem Flecken in Verbindung war nach der Mitte des Halses, da, wo gewöhnlich die Hautfalte ist, eine wunde Stelle, wo die Oberhaut abgestreift war. Von da ging ein röthlicher Streifen queer über die Luftröhre zur rechten Seite des Halses, ungefähr einen halben Zoll lang. Bei der näheren Untersuchung des an der linken Seite des Halses bemerkten bräunlichrothen Flecken fand man die Haut beim Einschneiden nur wenig geröthet, unter denselben kein extravasirtes Blut. In der Luftröhre und Mundhöhle wurde nichts Bemerkenswerthes gefunden. Die ausgedehnten Lungen waren von hellrother Farbe. Bei dem Einschneiden der Lungen kam nur wenig Blut zum Vorschein und waren dieselben mit Blut nicht besonders angefüllt. Die linke sowohl, als die rechte Herzkammer waren blutleer.

Stellen wir die Resultate der richterlichen Untersuchung in Beziehung zur Frage, so mufs man allerdings wohl zugeben, dafs sowohl das Abreifsen der Nabelschnur auf die von der Inculpatinn angegebene und durch die Obduction eher bestätigte als widerlegte Weise durch Verblutung, als auch der Druck, welchen Inculpatinn mit dem Daumen auf den Hals des Kindes ausübte, und von welchem sich einige, jedoch unsichere Spuren bei der Besichtigung vorgefunden haben, durch Erstickung den Tod zur Folge haben konnten. Wir halten es indessen nach dem Obductionsbefunde für zweifelhaft, dafs eins von beiden der Fall gewesen sei, wie wir solches sogleich näher auseinander setzen werden. Es würde aber selbst in diesem Falle dennoch der Tod keine nothwendige und unabwendbare Folge der durch die eine oder andere Handlung entstandenen Verletzungen gewesen sein, welche daher auch nicht als so beschaffen zu betrachten, dafs sie unbedingt und unter allen Umständen in dem Alter des Kindes für sich allein den Tod zur Folge haben mufsten. Denn was die erste Verletzung betrifft, so ist zwar da, wo die Nabelschnur so dicht am Leibe und im Nabelringe selbst getrennt wird, immer am leichtesten Verblutung möglich, jedoch wurde diese Gefahr im vorliegenden Falle dadurch ansehnlich vermindert, dafs die Trennung auf die beschriebene Weise, durch Abkneifen mit dem Nagel, allmählig und quetschend, dem Abbeifsen der Thiere einigermafsen entsprechend geschah. War hierdurch die Blutung auch nur vorläufig gehemmt worden, so konnte deren Rückkehr bei demnächst angewendeter ärztlicher Hülfe und vielleicht allein schon durch bald darauf erfolgtes, den sogenannten kleinen Kreislauf bedingendes Athemholen verhindert werden. Ebenso verhält es sich mit dem Druck, welchen Inculpatinn geständlich mit ihrem Daumen auf den Hals des Kindes ausgeübt. Es ist nicht genau ermittelt worden, wie lange der Druck fortgesetzt, welche Theile dadurch getroffen worden und wie stark der Druck gewesen. Wenn nach dem Obductionsprotokoll die Haut am Halse an den nur undeutlich beschriebenen rothen und röthlichen Stellen beim Einschneiden nur wenig geröthet erschien und extravasirtes Blut nicht zu finden gewesen ist, so läfst dies auf keine besonders heftige Einwirkung auf den noch lebenden Körper schliefsen, und wenn das Kind nach der Anwendung des Druckes, welcher eben sowohl die Luftwege, als Gefäfs- oder Nervenstämme getroffen, und dadurch angehenden Stick- oder Schlagflufs hervorgebracht haben konnte, anscheinend leblos wurde, so war es doch möglich, dafs beim Nachlassen des Druckes und wenn zeitig genug Wiederbelebungsversuche angestellt wurden, das Kind allmählig wieder zum Leben zurückgebracht und am Leben erhalten wurde.

Wie aber hiernach die erste Frage verneinend zu beantworten war, so muſs aus denselben Gründen auch die zweite Frage verneint werden, indem die Obducenten in der Beschaffenheit des Körpers gedachten Kindes keine erhebliche Abweichung von dem gewöhnlichen Zustande, wonach das Verhältniſs der Tödtlichkeit der dem Kinde zugefügten Verletzungen anders zu stellen wäre, nachgewiesen haben. Namentlich aber können dafür die geringe wässerichte Ansammlung im Hodensack und ein wenig Wasser im Herzbeutel nicht gelten.

Es bleibt daher nichts übrig, als die dritte Frage bejahend und dahin zu beantworten, daſs, wenn wirklich die Verletzungen, welche durch das von der Inquisitinn eingestandene Abreiſsen der Nabelschnur bei unterlassener und hier unmöglicher Unterbindung derselben und durch den Druck mit dem Daumen auf den Hals des Kindes entstanden, den Tod desselben zur Folge gehabt haben, hieran wahrscheinlich der Mangel eines zur Heilung erforderlichen Umstandes Schuld gewesen.

Es ist aber keineswegs erwiesen, daſs jene Verletzungen, und zwar eben so wenig die, welche durch das Abreiſsen der Nabelschnur, als die, welche durch den mehr erwähnten Druck entstanden, den Tod wirklich zur Folge gehabt haben; denn, wäre ersteres der Fall gewesen, so hätten die Zeichen der Verblutung als der einzigen Todesart, welche jene Verletzung herbeiführen konnte, bei der Obduction sich finden müssen. Zwar haftete, als man den Leichnam auffand, trockenes Blut an dem Leibe und den unteren Extremitäten, aber die Menge des Blutes hat nicht bestimmt, noch selbst ermittelt werden können, ob jenes Blut aus der Nabelschnur geflossen, ja ob es nur überhaupt Blut des Kindes gewesen, da dessen Körper eben so gut mit dem der Mutter bei der Entbindung abgeflossenen Blute beschmutzt sein konnte. Aber selbst im ersteren Falle war die Verblutung nicht dargethan, welche nicht die Folge einer jeden Blutung aus dieser Quelle ist. Besonders fehlte als eigenthümliches Zeichen der Verblutung im vorliegenden Falle die Wachsfarbe der Haut. Auch die Eingeweide waren nicht vom Blute leer. Magen und Darmkanal hatten nach dem Obductionsprotokoll die gewöhnliche und die Leber eine braune Färbung.

Was den auf den Hals des Kindes ausgeübten Druck betrifft, so konnte derselbe, lange genug fortgesetzt, allerdings Erstickung zur Folge haben. Die Spuren, welche jener Druck an und für sich am Leichnam zurück gelassen hatte, waren aber so unbedeutend, dafs daher auf Anwendung einer erheblichen Gewalt nicht geschlossen werden konnte. Aufserdem fehlten aber die wesentlichsten Zeichen der Erstickung und nicht minder die vollständigen Symptome des Schlagflusses. Der Umstand, dafs das Gesicht des Kindes rothbraun und aufgetrieben, die Haut von der Nasenwurzel bis zum Scheitel des Kopfes braunroth und Lippen und Ohren schwarzblau waren, kann hier, wo so bedeutende, mit Zerschmetterung der Schädelknochen verbundene Extravasate unter der Kopfhaut sowohl, als innerhalb des Schädels unter der harten Hirnhaut jene Erscheinungen hinreichend erklären, auf Stick- und Schlagflufs, da sonst keine Data der Obduction dafür sprechen, nicht bezogen werden. Es heifst im Protokoll ausdrücklich: „die Gehirnhöhlen waren leer, der plexus choroideus von gewöhnlicher Beschaffenheit. Bei Eröffnung der Mundhöhle und der Luftröhre wurde nichts Bemerkenswerthes gefunden, namentlich keine geröthete oder mifsfarbige Stellen, noch schaumiger Schleim. Die Lungen waren von hellrother Farbe, sie waren mit Blut nicht besonders angefüllt, und beim Durchschneiden derselben kamen nur kleine Blutbläschen zum Vorschein. Die linke sowohl wie die rechte Herzkammer waren blutleer." Von allen diesen Erscheinungen findet man in Fällen der Erstickung in der Regel das Gegentheil, besonders die Lungen reichlich mit Blut versehen, viel Blut in dem rechten Herzen, auch die Gefäfse des Gehirns mit Blut überfüllt. Im vorliegenden Falle sind wir aber um so weniger berechtigt, einen durch Erstickung erfolgten Tod anzunehmen, als an der Kindesleiche anderweitige bedeutende Verletzungen angetroffen worden, welche sehr wahrscheinlich die eigentliche Veranlassung des Todes gewesen sind, nemlich die Verletzungen des Kopfes.

Dafs, in Erwiederung der uns vorgelegten vierten Frage, erwähnte Kopfbeschädigung dem Kinde im Leben und nicht erst nach dem Tode beigebracht worden, ist höchst wahrscheinlich. Das Extravasat möchte, für sich betrachtet, zu einer Kopfgeschwulst in Beziehung zu stellen und daher zu erklären sein, ungeachtet die Entstehung eines so bedeutenden und weit verbreiteten Extravasats bei einer so leichten und schnellen Entbindung immer eine ungewöhnliche Erscheinung sein würde. Wir können aber schon dieses Extravasat nicht aufser Verbindung mit den angetroffenen Knochenbrüchen und dem tiefer liegenden zweiten Extravasat beurtheilen. Schon von aufsen fühlte sich das rechte Seitenwandbein als in mehrere Stücke zerbrochen an. Nach Entfernung des Extravasats und pericranii zeigte sich dasselbe in vier grofse Stücke gebrochen, so dafs diese Stücke durch den Bruch getrennt und wieder in mehrere kleine, noch zusammenhängende Stücke zerbrochen waren. Unter der harten Hirnhaut aber fand sich wieder ausgetretenes geronnenes Blut, womit das ganze Gehirn umkleidet war, in der basis cranii schwarzes dickflüssiges Blut, in den Längen- und Queer-Blutleitern viel Blut. Es ist nicht zu leugnen, dafs Brüche der Kopfknochen eben sowohl die Folge einer nach dem Tode, als einer im Leben zugefügten äufsern Gewalt sein können, und dafs auch Blut aus zerrissenen Blutleitern oder Gefäfsen hierbei austreten kann, dasselbe kann aber nach dem Tode nicht gerinnen, wird vielmehr flüssig angetroffen, daher im vorliegenden Falle die Umkleidung des ganzen Gehirns mit geronnenem Blute für eine Einwirkung äufserer Gewalt während des Lebens spricht. Wir halten es für überflüssig, die Meinung des Medicinal-Collegii zu widerlegen: es könne durch Schläge mit der Schaufel, welche beim Verscharren den Kopf des todten Kindes getroffen, geronnenes Blut, welches ursprünglich die Kopfgeschwulst gebildet, von aufsen durch die Knochenspalten und die vielleicht zerrissene harte Hirnhaut unter letztere so getrieben worden sein, dafs auf solche Weise der bei der Section angetroffene Ueberzug des Gehirns mit coagulirtem Blute entstanden. Man könnte höchstens annehmen, dafs dem Kinde die Kopfverletzung im Zustande des Scheintodes oder in dem Augenblicke, wo das Leben zu erlöschen im Begriff gewesen, zugefügt worden sei.

Stellen wir in Hinsicht auf die fünfte Frage die erwähnte Kopfverletzung in Beziehung sowohl zu den dem Kinde von der Inquisitinn geständlich zugefügten Verletzungen, als auch zu dem Tode desselben, so hat keine dem Kinde von der Inquisitinn geständlich zugefügte Gewalt, so wenig der an dem Halse angebrachte Druck mit dem Daumen, als das Reifsen und Kneifen an der Nabelschnur, diese Kopfbeschädigung hervorbringen können. Vielmehr geht die Art und Weise der Entstehung derselben nirgend aus den Akten hervor, da sie aller Wahrscheinlichkeit nach auch durch das Niederfallen des Kindes auf die Dielen während der Entbindung und den zufälligen Druck gegen einen Pfosten nicht hat bewirkt werden können. Den Tod des Kindes mufste jedoch mehrgedachte Verletzung nothwendig herbeiführen. Insonderheit war dieselbe, sowohl wegen des weit verbreiteten, auf keine Weise zu entfernenden Extravasats, als auch, weil eine Gewalt, wie diejenige, welche jenes Extravasat und die Knochenbrüche hervorgebracht, nothwendig von dem heftigsten, die Lebenskraft beinah augenblicklich zerstörenden Eingriffe

auf

auf das Gehirn, durch Erschütterung desselben, begleitet gewesen sein mufste, so beschaffen, dafs sie unbedingt und unter allen Umständen in dem Alter des Kindes für sich allein den Tod zur Folge haben mufste.

Was die Beantwortung der sechsten Frage betrifft, so ist so eben bereits bemerkt worden, dafs aller Wahrscheinlichkeit nach die mehrerwähnte Knochenverletzung so wenig bei der Geburt durch das Niederfallen auf den Boden, als durch den von der Inquisitinn angegebenen Druck gegen einen Pfosten entstanden war. Letztere schildert Inquisitinn mehr als ein zufälliges Berühren während des eigentlich und absichtlich am Halse angebrachten Druckes und sie weifs nicht zu sagen, ob dieser Druck heftig gewesen sei. Man kann aber wohl nach den in den Akten enthaltenen Angaben über das Benehmen der Inquisitinn hierbei es dreist für unmöglich erklären, dafs durch solch ein zufälliges Berühren der im Vorhergehenden beschriebene Bruch des Seitenwandbeins, in Begleitung des gleichfalls beschriebenen Extravasats unter der harten Hirnhaut, entstanden sein sollte.

Nicht so ganz läfst sich die Möglichkeit leugnen, dafs ein Sturz auf den gedielten Fufsboden jenen Schädelbruch und das Extravasat veranlafst haben konnte, wenn gleich wir auch dieses für unwahrscheinlich halten. Die Geburt ging schnell von statten. Zwischen der dritten und vierten Wehe setzte sich Inculpatinn auf die Kniee, bog sich vorwärts gegen den vor ihr liegenden Haufen Stroh, auf welchen sie sich mit den Händen stützte. Bei der vierten Wehe hob sie sich etwas in die Höhe, wobei das Kind schnell, und bevor sie es mit den Händen fassen konnte, von ihr auf den Boden schoſs. Die Höhe des Falles schätzt Inquisitinn auf $1\frac{1}{4}$ bis $1\frac{1}{2}$ Fuſs. Die Nabelschnur ist um den Hals des Kindes nicht verschlungen und lang genug gewesen, um dasselbe im Fallen nicht aufzuhalten. So ist es allerdings möglich, daſs die Kopfverletzung durch den Sturz auf den Boden hat entstehen können, und ist dann zu erklären, wie Inculpatinn gleich nach dem Falle an der Stirn, der Nase und unter den Augen des Kindes blaue Flecke, die sich auch über beide Wangen erstreckten, wahrgenommen hat, und wie der nachher an dem Halse des Kindes angebrachte Druck keine Erstickung, und das Abreiſsen der ununterbundenen Nabelschnur keine Verblutung zur Folge gehabt hat. Wir halten aber dennoch diese Entstehungsart der Kopfverletzung aus dem Grunde für unwahrscheinlich, weil die Höhe des Falles nicht bedeutend gewesen ist, und weil, wie die Erfahrung lehrt, die elastischen und nachgebenden Schädelknochen bei neugebornen Kindern durch einen Sturz auf den Boden nicht leicht beschädigt zu werden pflegen.

Die siebente Frage setzt voraus, daſs die mehrbesprochene Kopfverletzung erst nach dem Tode des Kindes entstanden ist. Wenn wir aber das Gegentheil dargethan zu haben glauben, so halten wir uns der Beantwortung dieser Frage für überhoben.

Es bleibt uns noch die Erörterung derjenigen Fragen, welche Ein Königl. Ober-Landesgericht an uns besonders zu richten sich veranlaſst gefunden hat.

Die erste dieser Fragen betrifft das Leben des gedachten Kindes nach der Geburt, und hier müssen wir bekennen, dafs wir nach dem Obductionsbefund in seinem Zusammenhange es keineswegs für wahrscheinlich halten können, dafs jenes Kind todt zur Welt gekommen sei. Letzteres kann daraus, dafs, wie die Obducenten sich ausdrücken, die Lungen nicht besonders mit Blut angefüllt gewesen, unmöglich hervorgehen, denn die gewöhnliche Anfüllung mit Blut wird eben hierdurch ausgesprochen. Obducenten fanden wahrscheinlich nur diejenige Anhäufung nicht, die sie in der vorgefafsten Meinung der Statt gefundenen Erstickung anzutreffen erwartet hatten. Es heifst aber im Protokoll ausdrücklich, dafs beim Einschneiden kleine Blutbläschen zum Vorschein gekommen, woraus deutlich ist, dafs Blut in die Zellchen der Lungen gedrungen war und mit der gleichfalls eingedrungenen Luft sich vermischt hatte. Wir finden hierin einen genügenden Beweis für Statt gefundenes Athemholen, und stimmen hiermit auch die übrigen Ergebnisse der, wenn auch nicht in allen Punkten vollständig, doch keineswegs so fehlerhaft angestellten Lungenprobe, dafs sie im Wesentlichen nicht befriedigen sollte, überein. Auch steht hiermit im Einklange der Befund der Schädelhöhle, insofern nemlich der Kopfverletzung das Extravasat, welches nach dem Tode nicht entstehen konnte, sich zugesellt hatte.

In Beziehung auf die zweite Frage mögen wir nicht bestimmt entscheiden, ob der am Halse befundene Flecken nur für einen Todtenflecken anzusehen gewesen. Wir halten dieses jedoch nicht für wahrscheinlich. Es ist allerdings dieser Flecken im Obductionsprotokoll seiner Lage nach sehr undeutlich beschrieben, und es hat sich beim Einschneiden kein extravasirtes Blut gefunden, welches sonst eine Sugillation zu bezeichnen pflegt. Indessen ist es nicht gewöhnlich, daſs irgendwo, und besonders vorn am Halse, solch ein einzelner Todtenflecken sich findet. Sie werden mehrentheils an abhängenden Stellen beisammen angetroffen, wie denn auch im vorliegenden Falle deren mehrere an Armen und Beinen sich zeigten. Der Druck mit dem Daumen, welcher nach der Meinung der Obducenten diesen Fleck veranlaſst hatte, konnte vielleicht wegen Mangels unterliegender harter Theile keine Blutergieſsung zur Folge gehabt und nur eine leichte Röthung veranlaſst haben, und da vollständige Sugillationen auch sonst nicht selten da, wo offenbare Gewalt am Halse verübt worden war, fehlen, so bleibt die von den Obducenten angenommene Entstehungsart des gedachten Flecken nach den Umständen die wahrscheinlichere.

Zur Erledigung der dritten Frage, so finden wir keine Gründe, auch gegen die Aussage der Inquisitinn, es für wahrscheinlich zu halten, daſs die Nabelschnur nicht abgerissen, sondern nur in der Geburt unwillkührlich abgebrochen gewesen. Es scheint im Gegentheil der Obductionsbefund, nach welchem nur einige rothe Fasern die einzigen noch sichtbaren Reste der Nabelschnur waren, die besondern Angaben der Inquisitinn über die Art, wie von ihr mit dem Nagel des Daumen der Nabelstrang getrennt worden, zu bestätigen. Uebrigens wird in der Regel ein absichtliches Abreifsen der Nabelschnur (der Ausdruck abbrechen scheint weniger zu passen) von einem zufälligen während der Geburt nach den am Leichnam zurückgebliebenen Spuren nicht zu unterscheiden sein.

Dafs endlich, was die vierte Frage betrifft, in der als möglich nicht ausgeschlossenen Voraussetzung, dafs dem Kinde durch den Sturz aus den Geburtstheilen auf den Dielenboden der Schädelknochen zerschmettert worden, dasselbe noch wohl bei dem eingestandenen Versuche der Inquisitinn, seinen Hals zuzudrücken, die Glieder habe bewegen können, unterliegt keinem Zweifel, da nach einem solchen Sturz, und selbst nach einer so bedeutenden Verletzung das Leben nicht so augenblicklich erlöschen mufs, dafs nicht nachher einige Aeufserungen desselben, namentlich Bewegungen der Glieder, noch möglich sein sollten.

Wir beantworten daher die verschiedenen uns vorgelegten Fragen dahin:

1) dafs durch das von der Inquisitinn eingestandene Abreifsen der Nabelschnur, ohne deren Unterbindung, und durch den Druck mit dem Daumen auf den Hals des Kindes, Verletzungen von der Beschaffenheit, dafs sie unbedingt und unter allen Umständen in dem Alter des Kindes für sich allein den Tod zur Folge haben mufsten, nicht entstanden sind;

2) dafs die Verletzungen in dem Alter des Kindes nach dessen individueller Beschaffenheit für

sich allein den Tod eben so wenig zur Folge haben mufsten;

3) dafs dieselben in dem Alter des Kindes aus dem Mangel eines zur Heilung erforderlichen Umstandes den Tod zur Folge gehabt haben würden;

4) dafs die an dem Leichnam des Kindes vorgefundenen Kopfverletzungen demselben im Leben beigebracht worden;

5) dafs dieselben so beschaffen, dafs sie unbedingt und unter allen Umständen in dem Alter des Kindes für sich allein den Tod zur Folge haben mufsten, dafs sie aber mit den, von der Inquisitinn dem Kinde geständlich beigebrachten Verletzungen in keine Beziehung zu stellen;

6) dafs es wohl möglich, jedoch nicht wahrscheinlich, dafs diese Kopfverletzung bei der Geburt durch das Niederfallen auf den Boden entstanden, dafs sie aber durch den von der Inquisitinn angegebenen Druck gegen einen Pfosten nicht entstanden;

7) dafs, da die Kopfverletzung nicht erst nach dem Tode des Kindes entstanden, es weder möglich noch wahrscheinlich ist, dafs dieselbe auf die von der Inquisitinn angegebene Art durch Schläge mit einer Schaufel auf den mit Erde bedeckten Kopf des Kindes entstanden.

Ferner:

1) dafs aus dem sonstigen Inhalt des Obductionsbefundes mit Rücksicht auf den Umstand, dafs die Lungen nicht besonders mit Blut angefüllt gewesen, mit Wahrscheinlichkeit nicht geschlos-

sen werden kann, dafs das Kind todt zur Welt gekommen;

2) dafs der am Halse befundene Flecken für einen Todtenflecken mit Wahrscheinlichkeit nicht angesehen werden kann;

3) dafs es gegen die Aussage der Inquisitinn keineswegs wahrscheinlich ist, dafs die Nabelschnur nicht abgerissen, sondern nur in der Geburt unwillkührlich abgebrochen;

4) dafs in der als möglich nicht ausgeschlossenen Voraussetzung, dafs dem Kinde durch den Sturz aus den Geburtstheilen auf den Dielenboden der Schädelknochen zerschmettert worden, dasselbe bei dem eingestandenen Versuche der Inquisitinn seinen Hals zuzudrücken, die Glieder noch hat bewegen können.

Berlin, den 28sten October 1827.

Königl. wissenschaftliche Deputation
für das Medicinal-Wesen.

FSC
www.fsc.org
MIX
Papier | Fördert
gute Waldnutzung
FSC® C083411

Kolibri 360 GmbH
Ferdinand-Jühlke-Straße 7
99095 Erfurt, Deutschland
produktsicherheit@kolibri360.de